H. Schunkert

J. Weil

Rationelle Diagnostik und Therapie bei Herzinsuffizienz

H. Schunkert

J. Weil

Rationelle Diagnostik und Therapie bei Herzinsuffizienz

Mit 120 Abbildungen und 113 Tabellen

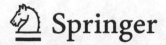
Springer

Professor Dr. med. Heribert Schunkert
Universitätsklinikum Schleswig-Holstein
Campus Lübeck
Ratzeburger Allee 160
23538 Lübeck

Priv.-Doz. Dr. med. Joachim Weil
Universitätsklinikum Schleswig-Holstein
Campus Lübeck
Ratzeburger Allee 160
23538 Lübeck

ISBN-10   3-540-23762-3 Springer Medizin Verlag Heidelberg
ISBN-13   978-3-540-24032-4 Springer Medizin Verlag Heidelberg

Bibliografische Information der Deutschen Bibliothek
Die Deutsche Bibliothek verzeichnet diese Publikation in der Deutschen Nationalbibliografie;
detaillierte bibliografische Daten sind im Internet über http://dnb.ddb.de abrufbar.

Springer Medizin Verlag.
Ein Unternehmen von Springer Science+Business Media
springer.de
© Springer Medizin Verlag Heidelberg 2005
Printed in Germany

Planung: Hinrich Küster, Heidelberg
Projektmanagement: Gisela Zech, Heidelberg
Copyediting: Christine Bier, Nußloch
Design: deblik, Berlin
Titelbild: deblik, Berlin

SPIN 10819493
Satz: TypoStudio Tobias Schaedla, Heidelberg
Druck: Strauss, Mörlenbach

Gedruckt auf säurefreiem Papier   2126 – 5 4 3 2 1 0

Vorwort

In Deutschland leben etwa 1,2 Mio Menschen mit einer Herzmuskelschwäche. Für die Lebensqualität und Prognose der vielen Betroffenen sind die Implikationen erheblich. So liegt die mittlere Überlebenszeit eines herzinsuffizienten Patienten bei unter 5 Jahren. Für unsere Gesellschaft ist darüber hinaus die finanzielle Bürde der stationären und ambulanten Behandlungskosten sowie der indirekten Kosten durch Arbeitsausfall kaum zu überblicken.

Aktuelle Fortschritte verheißen jedoch betroffenen Patienten eine Linderung der Symptome bis hin zur Vermeidung von Krankenhausaufenthalten und eine deutliche Verbesserung der Prognose. Allerdings ist für das Erreichen dieser Behandlungserfolge die individuelle Umsetzung einer recht komplexen Therapie erforderlich. Für den klinisch und – vielleicht mehr noch – für den hausärztlich tätigen Arzt treffen diese Entwicklungen auf ein Spannungsfeld zwischen medizinischen Erfordernissen und budgetbedingten Limitationen. Dieses Buch soll daher praxisnah die aktuellen Neuerungen in Diagnostik und Therapie der Herzinsuffizienz aufzeigen. Die Grundlagen bilden bedeutende klinische Studien sowie die aktuellen Richtlinien der nationalen und internationalen Fachgesellschaften zur Behandlung der Herzinsuffizienz. Konzeptionell wichtige basiswissenschaftliche Erkenntnisse werden diskutiert, soweit deren Wissen für die Behandlung herzinsuffizienter Patienten praktische Relevanz besitzen kann.

So wünschen wir, dass dieses Buch sowohl von Ärzten in ihrer Ausbildung als auch von Ärzten, die herzinsuffiziente Patienten in ihrer Praxis betreuen, als kleiner Leitfaden aufgenommen wird.

Unser Dank gilt dem Springer Verlag für die professionelle Verwirklichung dieses Projektes. Insbesondere sei Herrn Küster für seine langmütige Unterstützung sowie Herrn Prof. Dr. U. Wiegand und Herrn PD Dr. F. Hartmann für die Kapitel Herzrhythmusstörungen und Herztransplantation bei Herzinsuffizienz gedankt. Besonderer Dank gilt Frau R. Domeier für die kritische Durchsicht des Manuskriptes. Schließlich wurde die Verwirklichung des Buches durch Unterstützung des Kompetenznetzes Herzinsuffizienz des Bundesministeriums für Bildung und Forschung wesentlich befördert.

H. Schunkert und J. Weil
Lübeck, im Frühjahr 2005

Inhaltsverzeichnis

Autorenverzeichnis

Hartmann, F., Priv.-Doz. Dr.
Universitätsklinikum Schleswig-Holstein,
Campus Lübeck, Medizinische Klinik II,
Ratzeburger Allee 160, 23538 Lübeck

Schunkert, H., Prof. Dr. med.
Universitätsklinikum Schleswig-Holstein
Campus Lübeck
Ratzeburger Allee 160
23538 Lübeck

Weil, J., Priv.-Doz. Dr. med.
Universitätsklinikum Schleswig-Holstein
Campus Lübeck
Ratzeburger Allee 160
23538 Lübeck

Wiegand, U., Prof. Dr.
Universitätsklinikum Schleswig-Holstein,
Campus Lübeck, Medizinische Klinik II,
Ratzeburger Allee 160, 23538 Lübeck

Definition und Epidemiologie

1.1 Definitionen

1.1.1 Herzinsuffizienz

Die Diagnose *Herzinsuffizienz* umschreibt einen Komplex verschiedener kardialer Erkrankungen und Symptome, aber keine pathogenetische Entität. Dies spiegelt sich auch in den deskriptiven Definitionen wider, die dem Syndrom gegeben worden sind.

Die Definition der Europäischen Gesellschaft für Kardiologie (ESC) orientiert sich an den klinischen Erfordernissen:

Die Diagnose *Herzinsuffizienz* kann gestellt werden, wenn

1. typische Symptome der Herzinsuffizienz vorliegen (entweder in Ruhe oder unter Belastung) *und*
2. der objektive Nachweis einer kardialen Dysfunktion (in Ruhe) vorliegt. Im Zweifelsfall kann
3. ein Ansprechen auf therapeutische Maßnahmen letzte Zweifel beseitigen (◻ Abb. 1.1).

Die Definition des National Heart Lung and Blood Institutes, USA (NHLBI) orientiert sich stärker an der Pathophysiologie der Erkrankung:

Eine *Herzinsuffizienz* tritt ein, wenn eine Störung der kardialen Funktion Ursache dafür wird, dass die Peripherie unzureichend mit Blut versorgt wird oder die periphere Versorgung nur durch eine Erhöhung der Füllungsdrücke aufrechterhalten werden kann. Ursache hierfür können Störungen in der Füllung, der Kontraktilität oder der Entleerung des Ventrikels sein. Kompensatorische Mechanismen führen zu einer Erhöhung des Blutvolumens, der Füllungsdrücke, der Herzfrequenz und/oder der Muskelmasse, um die Pumpfunktion aufrechtzuerhalten. Dabei kommt es zur Umverteilung des Blutflusses. Trotz der Kompensationsmechanismen

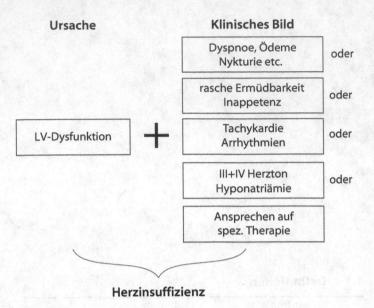

Abb. 1.1. Diagnostische Kriterien bei der Herzinsuffizienz. Definition der Europäischen Gesellschaft für Kardiologie

kann sich ein progressives Versagen der Kontraktilität und Relaxation des Herzens entwickeln.

Die Definition der World Health Organization (WHO) stellt eine vereinfachte Synthese der ESC- und NHLBI-Definitionen dar:

Herzinsuffizienz bezeichnet die Unfähigkeit des Herzens, Blut und damit Sauerstoff in ausreichender Menge zu den Organsystemen zu transportieren. Klinisch ist ein Symptomenkomplex mit Luftnot, rascher Ermüdbarkeit und Flüssigkeitsretention die Folge.

M. Packer hebt in seiner Definition auf periphere Adaptationsmechanismen ab:

Die Herzinsuffizienz repräsentiert ein komplexes klinisches Syndrom, das durch Störungen der linksventrikulären Funktion und der neurohormonalen Regulation gekennzeichnet ist und zur verminderten körperlichen Belastbarkeit, Flüssigkeitsretention sowie eingeschränkter Lebenserwartung führt.

Gemein haben heutzutage alle Begriffsbestimmungen zur chronischen Herzinsuffizienz, dass eine Verknüpfung aus kardialer Erkrankung und klinischen, funktionellen oder neurohumoralen Folgen in der peripheren Zirkulation hergestellt werden sollte.

Diese Definitionen stellen trotz ihrer Einfachheit eine gewisse Herausforderung für die tägliche Praxis dar. So sind laut der ESC-Definition die Diagnosekriterien nur unvollständig erfüllt, wenn z. B. bei einem Patienten Luftnot unter Belastung, prätibiale Ödeme und ein dritter Herzton bestehen, aber der objektive Nachweis einer kardialen Dysfunktion (meist ein pathologisches Echokardiogramm) noch aussteht. Eine solchermaßen restriktive Auslegung der

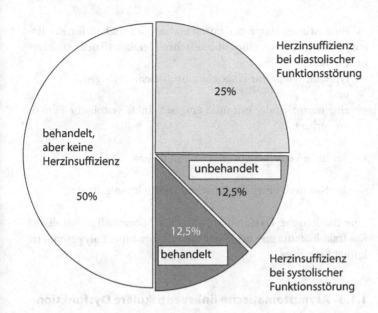

Herzinsuffizienz
bei diastolischer
Funktionsstörung

25%

behandelt,
aber keine
Herzinsuffizienz

50%

unbehandelt

12,5%

12,5%

behandelt

Herzinsuffizienz
bei systolischer
Funktionsstörung

■ **Abb. 1.2.** Diagnostik und Therapie der Herzinsuffizienz in der Gesamtpopulation. Viele Patienten werden therapiert, ohne eine Herzinsuffizienz zu haben; andere mit manifester Herzinsuffizienz bleiben unbehandelt. (Nach Cleland et al. 1998)

Diagnose *Herzinsuffizienz* mag kritikwürdig erscheinen. So bedeutet die Definition, dass die enorme Zahl der meist älteren Patienten mit typischer klinischer Symptomatik zur Diagnosestellung formell einer Untersuchung zugeführt werden sollte, die in vielen hausärztlichen Praxen nicht erbracht werden kann. Außerdem bringt die Definition ein gewisses Misstrauen gegenüber der klinischen Urteilsfähigkeit zum Ausdruck (■ Abb. 1.2).

Allerdings haben Studien wiederholt gezeigt, dass eine ausschließlich klinische Evaluation, wie sie z. B. bei englischen und amerikanischen Hausärzten erfolgte, nur bei etwa 50% der Patienten mit entsprechendem Verdacht zur richtigen Diagnose führt. Eine präzise Diagnose ist aber die Voraussetzung, um bei der prognostisch ungünstigen Erkrankung den optimalen therapeutischen Nutzen zu erzielen. Nicht zuletzt ist die moderne medikamentöse Kombinationstherapie aufwändig, kostspielig und nicht risikolos, so dass der objektive Nachweis einer kardialen Dysfunktion durchaus bei den meisten Patienten empfehlenswert erscheint.

1.1.2 Diastolische Herzinsuffizienz

Die echokardiographische Abklärung von Patienten mit typischen Symptomen der Herzinsuffizienz überrascht nicht selten mit einer normalen systolischen Ventrikelfunktion. Die Ursache der Beschwerden ist dann oft eine diastolische Herzinsuffizienz, wobei eine Füllungsstörung des linken Ventrikels ein Rückwärtsversagen und damit Symptome hervorruft.

1

Eine Arbeitsgruppe der Europäischen Gesellschaft für Kardiologie schlägt vor, von einer diastolischen Herzinsuffizienz auszugehen, wenn:

— typische Symptome einer Herzinsuffizienz vorliegen

und

— eine normale oder nur mild eingeschränkte systolische Funktion vorliegt

und

— der linke Ventrikel normale Volumina hat

und

— der Nachweis einer diastolischen Dysfunktion gelingt.

Eine diastolische Dysfunktion, die eine höhergradige systolische Kontraktilitätsstörung begleitet, wird dagegen nicht als gesonderte Entität betrachtet.

1.1.3 Asymptomatische linksventrikuläre Dysfunktion

Per definitionem (ESC) liegt bei objektivem Nachweis einer systolischen Dysfunktion und Fehlen einer klinischen Symptomatik eine *asymptomatische kardiale Dysfunktion* vor.

Eine asymptomatische systolische Dysfunktion findet sich z. B. dann, wenn im Echokardiogramm als Zufallsbefund eine eingeschränkte Kontraktilität des Herzens festgestellt wird, ohne dass der Patient in Ruhe oder unter Belastung Symptome der Herzinsuffizienz entwickelt. Untersuchungen an Bevölkerungsstichproben haben gezeigt, dass Patienten mit asymptomatischer linksventrikulärer Dysfunktion annähernd gleich häufig wie Patienten mit typischer, d. h. symptomatischer Herzinsuffizienz anzutreffen sind. Die Prognose von symptomatischen Patienten ist besser als die von Patienten mit klinisch manifester Herzinsuffizienz. So manche Fragen zur optimalen Therapie in dieser Patientengruppe sind allerdings derzeit noch offen (◘ Abb. 1.3).

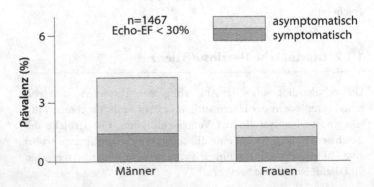

◘ **Abb. 1.3.** Anteil von Patienten mit asymptomatischer linksventrikulärer Dysfunktion und manifester Herzinsuffizienz in der Gesamtpopulation, echokardiographisch ermittelte Ejektionsfraktion (Echo)

1.2 Epidemiologie

Die Qualität der epidemiologischen Daten zur Herzinsuffizienz unterscheidet sich erheblich zwischen den vorliegenden Studien. So basieren die initialen Ergebnisse der »Framingham Heart Study« weitgehend auf klinischen Angaben bzw. wenig präzisen physikalischen Befunden. Eine genaue Differenzierung von pulmonalen, diastolischen und systolischen Funktionsstörungen als Ursache einer Symptomatik war im Einzelfall sicherlich schwierig. Neuere Studien, wie die aus den europäischen MONICA-Zentren, setzen eine definitive, echokardiographisch dokumentierte Funktionsstörung des Herzens entsprechend der o. g. Herzinsuffizienz-Definitionen als Grundlage für die Kategorisierung voraus. So ist leicht erklärbar, dass bei Prävalenzangaben oder der Zuordnung ätiologischer Faktoren eine gewisse Varianz zwischen den Studien festzustellen ist.

1.2.1 Linksventrikuläre Dysfunktion

Die Prävalenz der echokardiographisch diagnostizierten systolischen Dysfunktion liegt in der erwachsenen Bevölkerung Deutschlands bei insgesamt 2,7%. Mit dem Alter wird ein deutlicher Anstieg beobachtet (◘ Abb. 1.4). Bei Männern findet sich eine um etwa 30–50% höhere Prävalenz als bei Frauen.

Inwieweit diese Patienten auch an einer (symptomatischen) Herzinsuffizienz leiden, ist bei z. T. wechselnden klinischen Angaben und Fehlen eines für epidemiologische Fragestellungen anerkannten Fragebogens schwer zu beantworten. Immerhin nahmen die Probanden mit höhergradig eingeschränkter Ventrikelfunktion (Ejektionsfraktion <30%) allesamt Diuretika ein, was auf das Vorliegen von Symptomen schließen lässt. Der relative Anteil asymptomatischer Patienten scheint in Ländern mit höherem Vorkommen der koronaren Herzkrankheit (z. B. Schottland) deutlich höher zu sein (◘ Abb. 1.3).

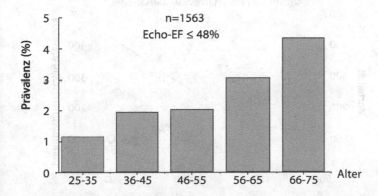

◘ **Abb. 1.4.** Prävalenz der linksventrikulären systolischen Dysfunktion in Deutschland, echokardiographisch ermittelte Ejektionsfraktion

1.2.2 Manifeste Herzinsuffizienz

Von 100.000 Erwachsenen entwickeln jedes Jahr etwa 130 Personen eine symptomatische Herzinsuffizienz. Erwartungsgemäß findet sich eine starke Abhängigkeit vom Alter (20/100.000 im Alter von 25–34 Jahren gegenüber 1.160/100.000 im Alter von über 85 Jahren) und vom Geschlecht (Männer haben ein um 50–75% höheres Risiko). Die Prävalenz der manifesten Herzinsuffizienz liegt in einer westeuropäischen Population oder in den USA aktuell bei etwa 2% (◻ Abb. 1.5).

Eine interessante Perspektive bieten Verlaufsbeobachtungen der letzten 30 Jahre, die eine drastische Zunahme in der Prävalenz bzw. der Mortalität der Herzinsuffizienz dokumentieren (◻ Abb. 1.6).

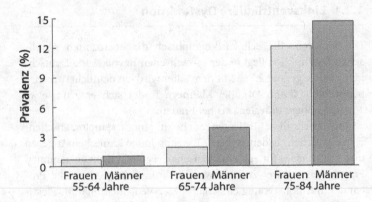

◻ **Abb. 1.5.** Prävalenz der Herzinsuffizienz in den Niederlanden, echokardiographisch ermittelte Ejektionsfraktion (Echo)

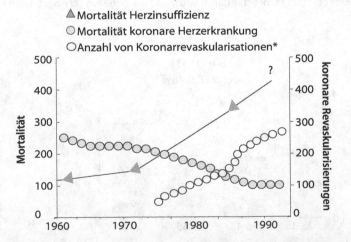

◻ **Abb. 1.6.** Wesentliche Trends in der Häufigkeit von kardiovaskulären Todesursachen und invasiven Maßnahmen zur Myokardrevaskularisierung. Während die Mortalität an der *koronaren Herzkrankheit* abnimmt, wird bei *Koronarrevaskularisationen* (°operativ oder interventionell [PTCA]) und der Mortalität an der *Herzinsuffizienz* eine rasch steigende Tendenz beobachtet

Grundlage für diese Einschätzung ist einerseits der wachsende Anteil älterer Menschen in unserer Gesellschaft. Andererseits wird erwartet, dass sich die verbesserten Ergebnisse in der Behandlung der Herzinsuffizienz oder der koronaren Herzkrankheit langfristig in einem prolongierten Verlauf dieser chronischen Erkrankungen und damit höheren Prävalenzzahlen niederschlagen.

1.3 Ätiologie

Die koronare Herzkrankheit und die arterielle Hypertonie sind in Industrienationen die wesentlichen Prädiktoren der chronischen Herzinsuffizienz (◘ Abb. 1.7).

Da die Hypertonie als Risikofaktor auch bei der Entstehung der koronaren Herzkrankheit eine große Rolle spielt, findet sich ein gewisser Übergangsbereich. Dieser Umstand trägt u. a. dazu bei, dass Schätzungen in den USA und Europa – je nach Gewichtung der Daten – unterschiedliche »Spitzenreiter« auf der Ursachenliste der Herzinsuffizienz angeben (◘ Tabelle 1.1).

Normalerweise sollte bei jedem Patienten mit Herzinsuffizienz eine ätiologische Abklärung angestrebt werden (◘ Tabelle 1.1), nicht zuletzt, weil die revaskularisierende Therapie bei koronarer Herzkrankheit neben der Behandlung der Herzinsuffizienz eine eigenständige Rolle spielt. Die Differenzialtherapie der Herzinsuffizienz richtet sich schließlich nach den Symptomen, der Art und dem Ausmaß der kardialen Funktionsstörung *und* der zugrunde liegenden Ätiologie der Krankheit.

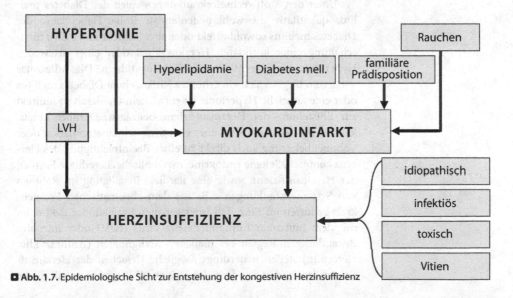

◘ **Abb. 1.7.** Epidemiologische Sicht zur Entstehung der kongestiven Herzinsuffizienz

1

◘ Tabelle 1.1. Wesentliche ätiologische Faktoren der Herzinsuffizienz in Europa (London; Cowie et al. 1999), den USA (»Framingham Heart Study«; Levy et al. 1996) und klinischen Interventionsstudien bei Herzinsuffizienz (Teerlink et al. 1991)

West-London	»Framingham Heart Study«	Klinische Studien
koronare Herzkrankheit 36%	Hypertonie 49%	koronare Herzkrankheit 50,3%
unklare Ursache 33%	koronare Herzkrankheit 29%	idiopathische Kardio-myopathie 18,2%
Hypertonie 14%	Diabetes mellitus 9%	Herzklappenerkrankungen 4%
Herzklappenerkrankungen 7%	Herzklappenerkrankungen 8%	Hypertonie 3,8%
Vorhofflimmern 5%	LV-Hypertrophie 5%	alkoholische Kardio-myopathie 1,8%
Cor pulmonale 2%		Viruserkrankung 0,4%
alkoholische Kardiomyopathie 2%		Postpartum 0,4%
Hypertrophe Kardiomyopathie 0,5%		Amyloidose 0,1%
restriktive Kardiomyopathie 0,5%		andere/unklar 20,9%

Neben der koronaren Herzkrankheit und der arteriellen Hypertonie sind Kardiomyopathien, Vitien und entzündliche Herzmuskelerkrankungen weitere wichtige kausale Faktoren bei der Entstehung der Herzinsuffizienz. Die linksventrikuläre Hypertrophie ist oft Folge einer arteriellen Hypertonie und spielt daher als eigenständige (primäre) Ursache der Herzinsuffizienz zahlenmäßig eine untergeordnete Rolle. Findet sich allerdings bei einem Patienten mit arterieller Hypertonie komplizierend eine linksventrikuläre Hypertrophie, stellt diese Konstellation den vielleicht stärksten Prädiktor für die konsekutive Manifestation einer Herzinsuffizienz dar (◘ Abb. 1.8).

Unter den Stoffwechselerkrankungen spielt der Diabetes mellitus quantitativ die wohl bedeutendste Rolle. Dabei kann der Diabetes mellitus sowohl direkt oder aber indirekt unter Zwischenschaltung einer koronaren Herzkrankheit oder einer arteriellen Hypertonie zu einer Myokardschädigung führen. Die Adipositas wiederum birgt in sich ein erhöhtes Risiko, einen Diabetes mellitus oder eine arterielle Hypertonie zu entwickeln und kann so indirekt zur Entstehung der Herzinsuffizienz beitragen. Darüber hinaus kann es bei der Adipositas über eine Sympathikusstimulation oder Volumenbelastung auch direkt zu einer Beeinträchtigung des Herzens kommen. Seltene endokrine, metabolische, hereditäre Formen der Herzinsuffizienz sowie eine kardiale Beteiligung im Rahmen von Systemerkrankungen z. B. aus dem rheumatischen Formenkreis bedürfen im Einzelfall einer genauen Evaluation. Infektionen mit dem humanen Immundefizienz-Virus (HIV) oder intensive Behandlungsstrategien bei manchen Malignomen (Anthrazyklin, Herceptin) stellen neuerdings mögliche Ursachen der Herzinsuffizienz dar. In den Ländern der Dritten Welt spielen entzündliche

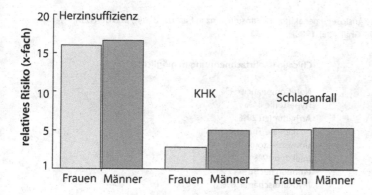

Abb. 1.8. Prädiktiver Wert der linksventrikulären Hypertrophie im EKG für die Manifestation der kongestiven *Herzinsuffizienz* sowie der KHK und des apoplektischen Insultes

Erkrankungen (Chagas-Krankheit, Bilharziose etc.) und die Mangelernährung eine führende Rolle für die Entstehung der Herzinsuffizienz.

1.4 Präzipitierende Faktoren

Die akute Dekompensation einer Herzinsuffizienz lässt sich in vielen Fällen mit auslösenden Ereignissen in Verbindung bringen. Die meisten Ereignisse sind vermeidbar. Bei jeder zweiten Linksherzdekompensation ist eine unzureichende Umsetzung der Therapieempfehlungen mit anzuschuldigen. Eine übermäßige Flüssigkeitszufuhr, ein zu hoher Kochsalzkonsum und eine Nichteinhaltung der Medikation können dabei als wesentliche Ursachen angesehen werden. In manchen Fällen wird auch eine inadäquate Medikamentenverordnung zum Auslöser für eine akute Dekompensation der Herzinsuffizienz (□ Tabelle 1.2).

Unvermeidbare Auslöser einer akuten Herzinsuffizienz sind akut auftretende kreislaufwirksame Erkrankungen. Hierzu zählen vor allen Dingen

- kardiale Ischämien,
- (Tachy-)Arrhythmien,
- Infektionen und
- Blutdruckentgleisungen.

Ein unspezifisches Fieber oder eine Anämie mit begleitender Tachykardie reicht in vielen Fällen als Auslöser schon aus. Selten kann auch eine extreme Bradykardie klinisch als Herzinsuffizienz imponieren. Weitere mögliche Auslöser sind eine

- Schilddrüsendysfunktion,
- Lungenembolie,
- Operation oder
- Schwangerschaft.

1

◘ Tabelle 1.2. Wesentliche Auslöser einer akuten Herzinsuffizienz in Europa (Berlin) und den USA. (Nach Michalsen et al. 1998; Ghali et al. 1988)

Berlin	Chicago (Mehrfachnennungen möglich)
Non-Compliance 41,9%	Non-Compliance 64%
Myokardischämie 13,4%	Hypertonie 44%
inadäquate Therapie 12,3%	Arrhythmien 29%
Arrhythmien 6,1%	inadäquate Therapie 21%
Hypertonie 5,6%	Umweltfaktoren 19%
andere/unklar 20,6%	Infektion 12%
	emotionaler Stress 7%
	Myokardischämie 6%
	Thyreotoxikose 1%

Machen interkurrente Erkrankungen die Gabe von nichtsteroidalen Antiphlogistika, Kortikosteroiden oder Östrogenen erforderlich, ist bei eingeschränkter linksventrikulärer Funktion eine renale Flüssigkeitsretention und somit eine medikamentös-induzierte Dekompensation zu befürchten.

1.5 Prävention

Das terminale Herzversagen wird heute als der Endpunkt eines Prozesses angesehen, der eine oft Jahre oder Jahrzehnte lange, meist inapparente Vorgeschichte hat. Die Wurzeln liegen bei den vielen Patienten in einer progredienten Myokard- oder Koronarschädigung, welche durch die klassischen Risikofaktoren eingeleitet wird (◘ Abb. 1.7). Hier bietet sich ein erster Ansatz zur Prävention der Herzinsuffizienz. Gelingt dies nicht, werden oft die linksventrikuläre Hypertrophie oder die koronare Atherosklerose bis hin zum Myokardinfarkt zu den nächsten »Meilensteinen« auf dem Wege zur Herzinsuffizienz. Es folgt meist eine charakteristische strukturelle und funktionelle Adaptation des Herzens (»Remodeling«), die eine unterschiedlich lange, symptomarme Episode erlaubt (◘ Abb. 1.9).

Dieses pathologische »Remodeling« zu verhindern, eröffnet neue Ansätze zur Prävention der Herzinsuffizienz. Hat sich schließlich eine symptomatische Herzinsuffizienz manifestiert, bleibt noch die Möglichkeit, deren Progression zu bremsen und eine möglichst weitgehende Beschwerdefreiheit zu erzielen. Diese Form der Sekundärprävention der Herzinsuffizienz setzt eine optimale Umsetzung der nichtpharmakologischen und pharmakologischen Therapieprinzipien voraus.

Die hohe Prävalenz und die ungünstige Prognose der Herzinsuffizienz lassen erwarten, dass bevölkerungsweit implementierte, primärpräventive Maßnahmen von großem sozialmedizinischem Nutzen sind. Dabei richtet sich die Primärprävention im Wesentlichen auf die zugrunde liegenden ätiologischen Faktoren: koronare Herzkrankheit und arterielle Hypertonie. So dokumentieren zwei große Hypertonie-Interventionsstudien, dass unter der aktiven Behandlung des Bluthochdruckes eine 50-prozentige Reduktion der Herzinsuffizienz-Inzidenz erreicht werden kann (◘ Abb. 1.10).

Auch ist zu erwarten, dass Maßnahmen, die erfolgreich in der Prävention der koronaren Herzkrankheit eingesetzt werden, nicht

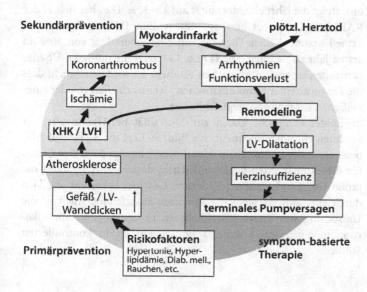

◘ Abb. 1.9. Ansätze zur Prävention der Herzinsuffizienz

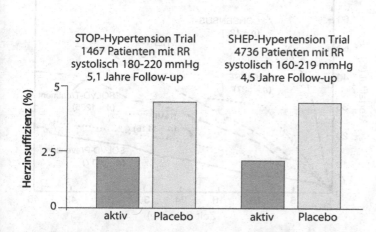

◘ Abb. 1.10. Ausbildung einer manifesten Herzinsuffizienz im »Swedish Trial in old Patients with Hypertension« (*STOP*; Dahlof et al. 1991) und im »Systolic Hypertension in the Elderly Program« (*SHEP*; JAMA 1997)

nur zu einer Reduktion der Herz**infarkt**-Inzidenz, sondern indirekt auch zu einer Reduktion in der Herz**insuffizienz**-Inzidenz führen werden.

1.6 Prognose

Die mittleren Überlebensraten von Patienten mit einer Herzinsuffizienz sind wesentlich vom Stadium der Krankheit abhängig. So liegt die jährliche Mortalität von Patienten mit asymptomatischer linksventrikulärer Dysfunktion bei 5–10% (◘ Abb. 1.11).

Treten auf dem Boden der eingeschränkten Ejektionsfraktion Beschwerden auf (Stadium II–III der New York Heart Association), steigt die jährliche Mortalität auf 15–30%. Dies hat sich in der RALES-Studie erneut bestätigt. Im Stadium IV ist selbst bei der aktuell bestmöglichen Therapie mit einer Mortalität von 50% im ersten Jahr zu rechnen. Die ◘ Abb. 1.11 zeigt die mittleren Überlebenszeiten in großen klinischen Studien. Es wird ersichtlich, dass die Prognose einer symptomatischen Herzinsuffizienz mit der einer malignen Erkrankung vergleichbar ist.

Epidemiologische Daten zur Mortalität bei Herzinsuffizienz zeichnen ein noch ungünstigeres Bild. So liegt die 5-Jahresüberlebensrate in der Framingham-Heart-Studie bei nur 30%. Der Grund für dieses Phänomen liegt wohl darin, dass hierbei verstärkt die große Gruppe der älteren Patienten Gewicht bekommt, die sich durch eine äußerst schlechte Prognose auszeichnet. Auch ist die Umsetzung von Therapiemaßnahmen in der Allgemeinbevölkerung möglicherweise weniger konsequent als in kontrollierten Studien.

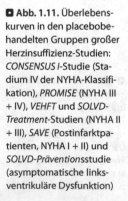

◘ **Abb. 1.11.** Überlebenskurven in den placebobehandelten Gruppen großer Herzinsuffizienz-Studien: *CONSENSUS I*-Studie (Stadium IV der NYHA-Klassifikation), *PROMISE* (NYHA III + IV), *VEHFT* und *SOLVD-Treatment*-Studien (NYHA II + III), *SAVE* (Postinfarktpatienten, NYHA I + II) und *SOLVD-Prävention*sstudie (asymptomatische linksventrikuläre Dysfunktion)

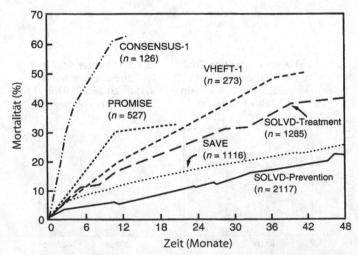

Die unmittelbaren Todesursachen von Patienten mit Herzinsuffizienz erklären sich zu gleichen Teilen durch ein progressives Pumpversagen und den plötzlichen Herztod. Allerdings gibt es stadienabhängige Unterschiede im Vorkommen der beiden Formen. Während bei Patienten mit hochgradig eingeschränkter Ventrikelfunktion vorrangig das terminale Pumpversagen zu befürchten ist, sind Patienten mit leichtgradig eingeschränkter Ventrikelfunktion *relativ* häufiger durch den arrhythmogenen Sekundentod bedroht (◘ Abb. 1.12).

FAZIT

Die Herzinsuffizienz wird meist auf dem Boden einer koronaren Herzkrankheit oder einer arteriellen Hypertonie manifest und betrifft etwa 2% unserer Bevölkerung. Die Krankheit ist als kardiale Funktionsstörung definiert, die trotz Aktivierung peripherer Kompensationsmechanismen zu Beschwerden führt und mit einer mittleren Überlebensrate von unter 50% in fünf Jahren einhergeht. Die Primärprävention (Verhinderung der Entstehung) und Sekundärprävention (Verhinderung der Progession bzw. akuten Manifestation) bieten therapeutische Ansätze.

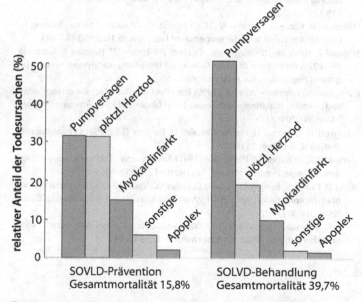

◘ **Abb. 1.12.** Todesursachen in den SOLVD-Studien (Placebo-Arme), welche über 48 Monate Patienten mit eingeschränkter Ejektionsfraktion (≤ 35%) und gering symptomatischer Herzinsuffizienz (überwiegend NYHA I und II; *SOLVD-Prävention*) oder symptomatischer Herzinsuffizienz (überwiegend NYHA II und III; *SOLVD-Behandlung*) untersucht haben

1

Weiterführende Literatur

Baessler A, Fischer M, Schunkert H (2003) Die chronische Herzinsuffizienz – ein oft vermeidbares Schicksal. Dtsch Med Wochenschr 128:1489–1493

Cleland IG ; Swedberg K, Poole-Wilson PA (1998) Successes and failures of current treatment of heart failure. Lancet 352 (Suppl): SI19–28

Cowie MR, Wood DA, Coats AJS, Thompson SG, Poole-Wilson PA, Suresh V, Sutton GC (1999) Incidence and prevalence of heart failure; a population-based study. Eur Heart J 20:421–428

Dahlof B, Lindholm LH, Hansson L, Schersten B, Ekbom T, Wester PO (1991) Morbidity and mortality in the Swedish Trial in Old Patients with Hypertension (STOP-Hypertension). Lancet 338:1281–1285

Fischer M, Baessler A, Holmer SR et al. (2003) Epidemiologie der linksventrikulären systolischen Dysfunktion in der Allgemeinbevölkerung Deutschlands: Ergebnisse echokardiografischer Untersuchungen einer großen Bevölkerungsstichprobe. Z Kardiol 92:294–302

Fischer M, Baessler A, Hense HW et al. (2003) Prevalence of left ventricular diastolic dysfunction in the community. Results from a Doppler echocardiographic-based survey of a population sample. Eur Heart J 24:320–328

Ghali JK, Kadakia S, Cooper R, Ferlinz J (1988) Precipitating factors leading to decompensation of heart failure. Arch Intern Med 148:2013–2016

Kalantar-Zadeh K, Block G, Horwich T, Fonarow GC (2004) Reverse epidemiology of conventional cardiovascular risk factors in patients with chronic heart failure. J Am Coll Cardiol 43:1439–1444

Kannel WB, Dannenberg AL, Levy D (1987) Population implications of electrocardiographic left ventricular hypertrophy. Framingham Heart Study. Am J Cardiol 60:85I–93I

McDonagh TA, Woodward M, Morrison CE (1997) Helicobacter pylori infection and coronary heart disease in the North Glasgow MONICA population. Eur Heart J 18:1257–1260

Michalsen A, Konig G, Thimme W (1998) Preventable causative factors leading to hospital admission with decompensated heart failure. Heart 80:437–441

Mosterd A, Hoes AW, deBruyne MC, Deckers JW, Linker DT, Hofman A, Grobbee DE (1999) Prevalence of heart failure and left ventricular dysfunction in the general population. Eur Heart J 20:447–455

Pitt B, Zannad F, Remme WJ et al. (1999) The effect of spironolactone on morbidity and mortality in patients with severe heart failure. RALES Investigators. N Engl J Med 341:709–717

Schunkert H, Broeckel U, Hense HW, Keil U, Riegger GA (1998) Left-ventricular dysfunction. Lancet 351:372

Teerlink JR, Goldhaber SZ, Pfeffer MA (1991) An overview of contemporary etiologies of congestive heart failure. Am Heart J 121:1852–1853

Wang TJ, Evans JC, Benjamin EJ, Levy D, LeRoy EC, Vasan RS (2003) Natural history of asymptomatic left ventricular systolic dysfunction in the community. Circulation 108:977–982

Wirth A, Sharma A, Schunkert H (2000) Kardiomyopathie bei Adipositas – eine Krankheitsentität. Dtsch Med Wochenschr 125:944–949

Kardiale Funktionsstörungen bei Herzinsuffizienz

Ätiologische, klinische und pathophysiologische Aspekte einer kardialen Funktionsstörung lassen verschiedene Einteilungen zu. Ganz im Vordergrund steht dabei die Unterscheidung zwischen einer *systolischen* und/oder *diastolischen* Herzinsuffizienz. Die ◘ Abb. 2.1 zeigt die epidemiologische Sichtweise zur Entstehung der beiden Formen, die ◘ Abb. 2.2 zeigt das Profil von zwei typischen Patienten.

Die Herzinsuffizienz kann stärker den *linken* oder den *rechten* Ventrikel betreffen. In der Peripherie kann ein *Vorwärts-* oder *Rückwärtsversagen* des Herzens das klinische Bild bestimmen. Meist geht die Herzinsuffizienz mit erniedrigtem Herzminutenvolumen einher, besondere Formen weisen dagegen eine normale oder sogar erhöhte Auswurfleistung auf (*»low«* vs. *»high output«*). Diese *funktionellen* Störungen sind schließlich mit *strukturellen* Veränderungen wie einer linksventrikulären Dilatation und/oder Hypertrophie vergesellschaftet. Schließlich kann die Herzinsuffizienz plötzlich in Form von Herzrhythmusstörungen zutage treten, sich *akut* manifestieren oder *chronisch* bestehen.

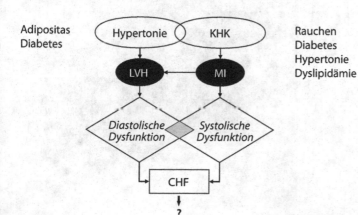

◘ Abb. 2.1. Ätiologie der systolischen und diastolischen Herzinsuffizienz (CHF). *KHK* koronare Herzkrankheit, *LVH* linksventrikuläre Hypertrophie, *MI* Myokardinfarkt

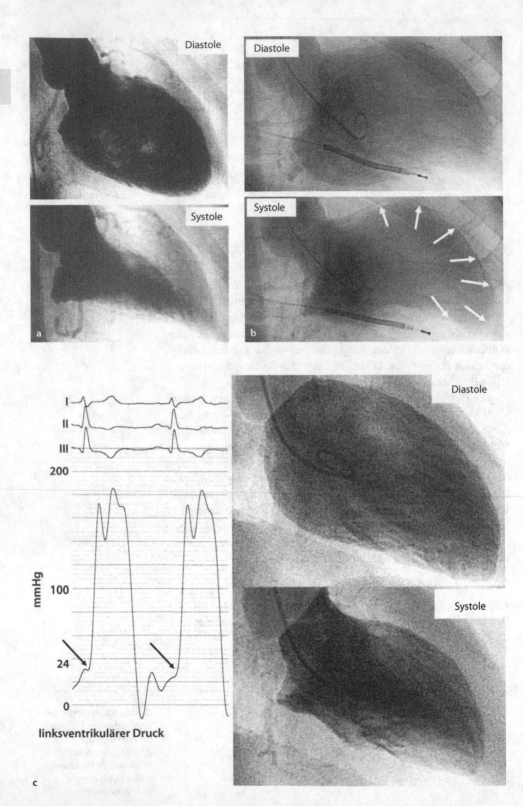

Diastole

Diastole

Systole

Systole

a

b

200

mmHg

100

24

0

linksventrikulärer Druck

Diastole

Systole

c

2.1   Systolische Dysfunktion

Die Quantifizierung der systolischen Ventrikelfunktion erfolgt meist durch Bestimmung der linksventrikulären Ejektionsfraktion (EF) oder Verkürzungsfraktion, um bei entsprechender Klinik Aussagen machen zu können zur:

- Diagnose,
- Indikationsstellung bzw. Steuerung von therapeutischen Maßnahmen,
- Verlaufsbeurteilung und
- Prognose.

2.1.1   Ejektionsfraktion

Die Ejektionsfraktion wird berechnet, indem das Schlagvolumen durch das enddiastolische Volumen dividiert wird (× 100, falls in Prozent angegeben). Die entsprechenden Volumina können mittels Echokardiographie oder Ventrikulographie bestimmt werden. Die Volumina werden entweder unter Annahme einer sphärischen Ventrikelform aus den linksventrikulären Diametern (Echokardiographie) oder planimetrisch aus dem apikalen Vierkammerblick (Echokardiographie) bzw. aus der rechtslateralen Angulation (Laevokardiographie) durch die Teichholz-Formel bzw. Flächen-Längen-Methode errechnet (◘ Tabelle 2.1).

Verfahren, in denen mindestens zwei Ebenen Berücksichtigung finden, sind insbesondere bei apikalen Wandbewegungsstörungen vorzuziehen, da diese in der Teichholz-Formel nicht berücksichtigt werden. Die Radionukleidventrikulographie erlaubt EKG-getriggert durch Subtraktion der linksventrikulären Nukleiddichte in der Systole bzw. Diastole die Ejektionsfraktion zu berechnen. Aufgrund methodischer Unterschiede wird die Untergrenze einer normalen systolischen Funktion echokardiographisch bei 50% und ventrikulographisch bei 60% angesetzt (s. ◘ Tabelle 2.1).

◀───────────────

◘ **Abb. 2.2. a** Normale Laevokardiographie in der Diastole und Systole. **b** Systolische Dysfunktion: Patient mit Zustand nach Vorderwandinfarkt. In den folgenden beiden Jahren klinisch progrediente Herzinsuffizienz (NYHA III). Zum Zeitpunkt der Laevokardiographie verkalktes Vorderwandaneurysma, Dilatation des linken Ventrikels und deutlich eingeschränkte systolische Ventrikelfunktion, erhaltene Kontraktilität der basalen Hinterwand, globale Ejektionsfraktion 35%. Die *Pfeile* markieren das Aneurysma. *Im rechten Ventrikel* Sonde eines implantierten Cardioverter/Defibrillators (ICD). **c** Diastolische Dysfunktion: Patientin mit langjährigem arteriellem Hypertonus, »non insulin dependent« Diabetes mellitus und Herzinsuffizienz (NYHA III). Grenzwertige systolische Funktion, Ejektionsfraktion 58%, massive Myokardhypertrophie, deutlich erhöhter enddiastolischer Druck (LVEDP 24 mm Hg)

2

◻ Tabelle 2.1. Norm- bzw. Grenzwerte zu linksventrikulären Volumina und Funktion

Echokardiographie	Ejektionsfraktion	Verkürzungs-fraktion	LVEDD	LVEDV
normal	>50%	>25%	50/45 ± 5 mm (Männer/ Frauen)	140/106 ± 16 ml (Männer/Frauen)
leicht eingeschränkt	35–50%	20–24%		
moderat eingeschränkt	25–35%	15–19%		
hochgradig eingeschränkt	<25%	<15%		
Laevokardiographie	Ejektionsfraktion	LVEDVI		
normal	>60%	70 ± 20 ml/m²		
leicht eingeschränkt	45–60%			
moderat eingeschränkt	30–45%			
hochgradig eingeschränkt	<30%			
Formeln				
Ejektionsfraktion	(LVEDV–LVESV)/LVEDV × 100			
Verkürzungsfraktion	(LVEDD–LVESD)/LVEDD × 100			
Teichholz-Formel für M-mode Messungen	LVEDV = (7 / (2.4 + EDD)) * EDD³, LVESV = (7 / (2.4 + ESD)) * ESD³			
Flächen-Längen-Methode Laevokardiographie	LV–V = (A_{RAO}–A_{LAO} / L_{min}) × (8 / 3π)			
Echokardiographie, Höhe Papillarmuskel	LV–V = 5/6 LV-Länge (parasternaler Längsschnitt) × LV–Fläche (parasternaler Querschnitt)			
Simpson-Formel (komplex)	basiert auf Planimetrie im 2D-Bild (Vierkammer-blick) und ist in moderne Echokardiographiegeräte integriert.			

A Fläche in der rechts-schrägen (RAO) bzw. links-schrägen (LAO) Angulation, L_{min} minimale Länge des LVs (in der LAO bzw. RAO) jeweils bei der Laevokardiographie, *LVEDD* linksventrikulärer enddiastolischer Diameter, *LVEDV* linksventrikuläres enddiastolisches Volumen, *LVESD* linksventrikulärer endsystolischer Diameter, *LVEDVI* auf die Körperoberfläche indexierter linksventrikulärer enddiastolischer Volumenindex, *V* Volumen des linken Ventrikels

2.1.2 Verkürzungsfraktion

Die einfachste Methode zur Dokumentation der systolischen Ventrikelfunktion ist die echokardiographisch determinierte Verkürzungsfraktion. Zur Berechnung wird die Differenz zwischen enddiastolischen und endsystolischen Diametern (in der parasternalen

Längsachse) in Prozent des enddiastolischen Diameters ausgedrückt (Normwerte s. ◨ Tabelle 2.1). Insbesondere für die Verlaufsbeurteilung ist die Verkürzungsfraktion wegen ihrer raschen und guten Reproduzierbarkeit gut geeignet.

2.1.3 Regionale vs. globale Störung der systolischen Funktion

Die systolische Funktion des Herzens kann regional oder global eingeschränkt sein (◨ Abb. 2.3). Je nach Ausprägung der Wandbewegungsstörung wird von einer Hypo- oder Akinesie gesprochen. Findet sich in der Systole regional eine Auswärtsbewegung der Herzhöhle, liegt eine Dyskinesie vor (◨ Abb. 2.4).

Bei *regionalen* Störungen der systolischen Funktion ist als Ursache meist eine koronare Herzkrankheit anzunehmen. Diese regionalen Wandbewegungsstörungen lassen sich meist auf einen abgelaufenen Myokardinfarkt zurückführen, insbesondere wenn das Myokard als Folge der Vernarbung verdünnt ist. Tritt eine systolische Funktionsstörung nur unter physiologischer Mehrbelastung auf, ist eine transiente Ischämie die wahrscheinliche Ursache.

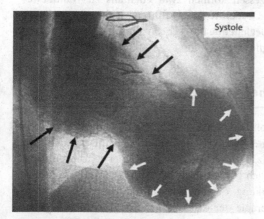

Systole

◨ Abb. 2.3. a Regionales Vorderwandaneurysma. **b** Globaler Kontraktilitätsverlust

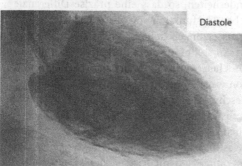

Diastole

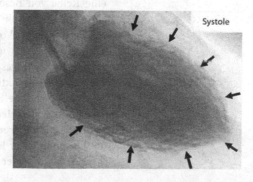

Systole

2

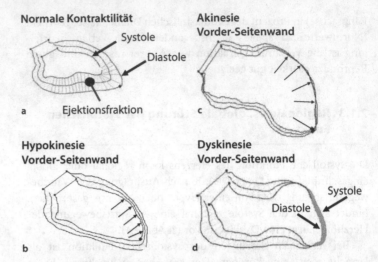

Normale Kontraktilität

Systole

Diastole

a   Ejektionsfraktion

**Akinesie
Vorder-Seitenwand**

c

**Hypokinesie
Vorder-Seitenwand**

**Dyskinesie
Vorder-Seitenwand**

Systole

Diastole

b

d

◻ **Abb. 2.4a–d.** Schematische Darstellung von normaler Kontraktilität (a), Hypo- (b), A- (c) und Dyskinesie (d) des linken Ventrikels

Auch bei einer *global* reduzierten Kontraktilität des Herzens liegt ursächlich oft eine koronare Herzkrankheit zugrunde, wenn auch in dieser Situation eine Reihe von Differenzialdiagnosen wie primäre Herzmuskelerkrankungen, Hochdruckherz oder Vitien zu bedenken sind. Infiltrationen des Myokards bei entzündlichen oder neoplastischen Prozessen können zwar ebenfalls zu Wandbewegungsstörungen (u. U. auch regional) führen, doch weist in diesen seltenen Fällen die begleitende klinische Symptomatik meist auf die entsprechende Diagnose hin.

2.2   Diastolische Dysfunktion

Eine isolierte diastolische Funktionsstörung des linken Ventrikels findet sich etwa bei 30–50% der Patienten mit klinischen Zeichen der Herzinsuffizienz. Die Prognose ist mit einer jährlichen Mortalität von 8% deutlich günstiger als bei Patienten mit systolischer Funktionseinschränkung, obwohl meist ältere Patienten betroffen sind. Auch die Therapie der diastolischen Herzinsuffizienz bietet eine Reihe von Besonderheiten, so dass eine präzise Differenzierung von der systolischen Dysfunktion angestrebt werden sollte.

Verschiedene Voraussetzungen sollten erfüllt sein, bevor die Diagnose gestellt wird. So sollte nur dann von einer diastolischen Herzinsuffizienz gesprochen werden, wenn bei normaler systolischer Ventrikelfunktion wegen einer abnormen Füllung des linken Ventrikels typische Beschwerden auftreten (s. auch die Definition der diastolischen Herzinsuffizienz ▶ Abschn. 1.1.2). Konkret sollten zumindest vorübergehend

1. Dyspnoe unter Belastung, ein III. oder IV. Herzton, eine Lungenstauung oder periphere Ödeme festzustellen sein,

2. die Ejektionsfraktion über 45% liegen und die Diameter oder Volumina des linken Ventrikels in der Diastole normal oder relativ klein sein (Normwerte s. ◘ Tabelle 2.1).

2.2.1 Phasen der Diastole

Die Diastole kann in drei physiologisch distinkte Phasen gegliedert werden. Mit dem Schluss der Aortenklappe beginnt die *isovolumische Relaxation*, deren maximale Geschwindigkeit als Druckdifferenz pro Zeitintervall (dP/dt) angegeben wird. Die Öffnung der Mitralklappe markiert das Ende der isovolumischen Relaxation. Die Relaxation reflektiert die Umkehr der Kontraktion und ist von der aktiven Ausschleusung der Kalziumionen abhängig. Eine Ischämie verlangsamt diesen Prozess, während Katecholamine ihn beschleunigen.

Der isovolumischen Relaxation folgt die *linksventrikuläre Füllung*, wobei insbesondere echokardiographisch die *frühe Füllung* (E-Welle im Dopplerprofil über der Mitralklappe) und die *späte Füllung* (A-Welle) unterschieden werden können. Die Füllung des linken Ventrikels wird wesentlich von der Dehnbarkeit des Herzmuskels determiniert. Diese wiederum reflektiert stark die Wandbeschaffenheit des Ventrikels. Neben einer Zunahme der A-Welle lässt sich eine verminderte Dehnbarkeit (Compliance) anhand eines erhöhten enddiastolischen Druckes im linken Ventrikel abschätzen. Von einer verringerten Dehnbarkeit des Herzmuskels kann noch eine gesteigerte Steifigkeit der Kammer bzw. des Herzmuskels unterschieden werden, wobei deren direkte Messung technisch aufwändig ist. Eine Myokardfibrose oder -hypertrophie führt zu einer Zunahme der Steifigkeit.

Entsprechend der verschiedenen funktionellen Phasen kann eine diastolische Dysfunktion als
1. abnormale Relaxation,
2. abnormale Füllung des linken Ventrikels oder
3. abnormale diastolische Distensibilität bzw. Steifigkeit,

manifest werden (► nachfolgende Übersicht) wobei Überlappungen möglich sind. Eine fehlende Vorhofkontraktion kann die klinische Symptomatologie zwar verstärken, wird allerdings definitionsgemäß nicht zu den diastolischen Funktionsstörungen gezählt. ◘ Abbildung 2.5 zeigt beispielhafte Befunde für diastolische Funktionsstörungen.

Kriterien zur Definition der diastolischen Dysfunktion

- Abnormale Relaxation (z. B. LV dP/dt_{min} <1.100 mm Hg/s oder τ >48 ms oder $IVRT_{<30\,Jahre}$ >92 ms; $IVRT_{30-50\,Jahre}$ >100 ms; $IVRT_{>50\,Jahre}$ >105 ms)

— Abnormale Füllung des linken Ventrikels (z. B. PFR <160 ml/s/
m^2, E-/A-Ratio$_{<50\ Jahre}$ <1.0, E-/A-Ratio$_{>50\ Jahre}$ <0.5)
— Abnormale diastolische Distensibilität bzw. Steifigkeit
(z. B. LVEDP >16 mm Hg oder mittlerer PCW >12 mm Hg)

LV dP/dt$_{min}$ diastolische linksventrikuläre dP/dt [delta Druck/delta
Zeit]; τ Zeitkonstante für den linksventrikulären Druckabfall; P_t
$P_0 e^{-t/\tau} + P_\infty$, wobei P_t dem linksventrikulären Druck zur Zeit t, P_0 dem
LV dP/dt$_{min}$ und P_∞ dem asymptotischen Druck, d. h. dem Druck bei
fehlender Füllung entspricht (Normalbereich für τ = 24–45 ms); *IVRT*
isovolumetrische Relaxationszeit, d. h. das Zeitintervall zwischen
Schluss der Aortenklappe und Öffnung der Mitralklappe (echokardiographische Doppler-Signale); *PFR* »early peak filling rate«, z. B.
als Änderung der Füllungsvolumina in der Laevokardiographie bei
einer definierten Filmgeschwindigkeit (50 Bilder/s = 20 ms pro Bild)
V(t+0.02)–V(t−0.02)/0.04 indexiert auf die Körperoberfläche, falls
eine weitere Indexierung auf das enddiastolische Volumen erfolgt,
sollte der Wert <1.6 EDV/s sein; *E-/A-Ratio* Quotient aus maximaler
früher zu maximaler atrialer Doppler-echokardiographischer Flussgeschwindigkeit über der Mitralklappe; *LVEDP* linksventrikulärer
enddiastolischer Druck; *PCW* pulmonalkapillärer Verschlussdruck

Bei der Abschätzung der diastolischen Funktion ist zu berücksichtigen, dass insbesondere die nichtinvasiv gemessenen Parameter z. T.
vorlast- und nachlastabhängig sind. Steigt zum Beispiel der Druck
im linken Vorhof als Folge der Herzinsuffizienz an, kann es zu einem
Anstieg der E-Welle und damit einer »Pseudonormalisierung« des
frühen Mitraleinstroms kommen. Im Extremfall findet sich eine

◘ **Abb. 2.5a–d.** Diastolische Funktionsstörungen
anhand von Druck-Volu-
menschleifen. **a** Verzögerter Druckabfall im linken
Ventrikel als Ausdruck einer
frühdiastolischen *Relaxati-
onsstörung* (z. B. Ischämie).
b *Erhöhte* passive *Steifigkeit*
des linken Ventrikels (z. B.
Fibrose bei Hypertrophie
oder Diabetes mellitus).
c Verzögerter Druckabfall
und *inkomplette Relaxation*
(z. B. schwere Ischämie).
d Verschiebung der Druckkurve zu höheren Werten
(z. B. *Perikardtamponade*)

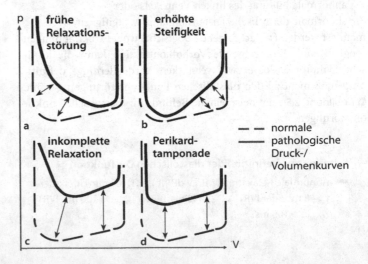

hohe, spitze E-Welle, die auf eine restriktive Füllungsstörung hinweist. Steigt dagegen der enddiastolische Druck im linken Ventrikel stark an, kann dies den durch die Vorhofkontraktion erzeugten Fluss und damit die A-Welle reduzieren. So sind im Einzelfall Fehleinschätzungen bei der nichtinvasiven Evaluation der diastolischen Funktion möglich (s. auch ► Abschn. 5.4.3; ◘ Abb. 2.6).

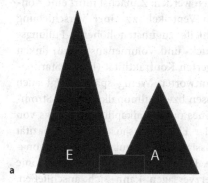

a   E/A 1–1,5

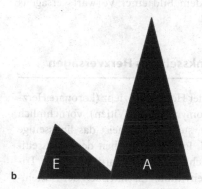

b   E/A < 1

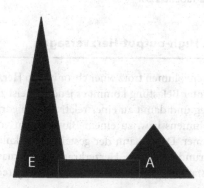

c   E/A > 2

◘ Abb. 2.6 Schematische Darstellung des Mitralklappenflussprofils zur Untersuchung der diastolischen Funktion des Herzens. a normal b diastolische Funktionsstörung c restriktive Funktionsstörung. E E-Welle; A A-Welle

2.3   Vorwärts- vs. Rückwärtsversagen des Herzens

Die Herzinsuffizienz kann klinisch als inadäquater Rückstau des Blutes vor dem Herzen (Rückwärtsversagen), als inadäquat-niedriges Herzminutenvolumen (Vorwärtsversagen) oder als Kombination der beiden Phänomene manifest werden. Unter Einbeziehung der kardialen Adaptationsmechanismen kann von folgender Sequenz ausgegangen werden: Zunächst führt eine Kontraktilitätsstörung des linken Ventrikels zu einer Verschiebung auf der Druck-Volumen-Schleife zugunsten höherer Füllungsdrücke. Die Folge ist ein Druck- und Volumenanstieg im linken Vorhof, der mit einer gesteigerten Kontraktilität (Frank-Starling-Mechanismus im Vorhof) antwortet. Wenig später steigt auch der Druck im pulmonalvenösen bzw. pulmonalkapillären Strombett an. Bei Überschreiten eines pulmonalkapillären Drucks von etwa 32 mm Hg übersteigt der Flüssigkeitsaustritt die Kapazität zur Rückresorption, eine Flüssigkeitsakkumulation im pulmonalen Interstitium ist die Folge. Die pulmonalarterielle Hypertonie mit konsekutivem Rechtsherzversagen kann sich anschließen. Fällt schließlich das Herzminutenvolumen weiter ab, tritt das Vorwärtsversagen hinzu. Beim unbehandelten Patienten ist eine primäre Manifestation unter dem Bild eines Vorwärtsversagens dagegen selten (◘ Tabelle 2.2).

2.4   Rechtsseitiges vs. linksseitiges Herzversagen

Da die wesentlichen Ursachen der Herzinsuffizienz (koronare Herzkrankheit, Hypertonie, Kardiomyopathien, Vitien) vornehmlich den linken Ventrikel betreffen, steht initial meist das linksseitige Herzversagen im Vordergrund. Primäre Ursachen des rechtsseitigen Herzversagens sind der rechtsseitige Myokardinfarkt, ein Trikuspidal- oder Pulmonalklappenvitium einschließlich der Ebstein-Anomalie, ein Shuntvitium oder eine pulmonale Hypertonie z.B. im Rahmen einer Lungenembolie oder einer chronisch-obstruktiven Lungenerkrankung (◘ Tabelle 2.3).

2.5   Low-output- vs. High-output-Herzversagen

In Ruhe ist das Herzminutenvolumen trotz einer chronischen Herzinsuffizienz oft normal. Unter Belastung kommt es jedoch meist zu einem inadäquaten Anstieg und damit zu einer relativen Erniedrigung des Herzminutenvolumens bzw. zu einem Blutrückstau vor der betroffenen Herzkammer. Dabei kann der gesteigerte zirkulatorische Bedarf eine zugrunde liegende Herzerkrankung demaskieren und so die Manifestation der Herzinsuffizienz präzipitieren.

2.5 · Low-output- vs. High-output-Herzversagen

25

2

Bei schwerer Herzinsuffizienz kann auch in Ruhe das Herzminutenvolumen erniedrigt sein. Seltener können auch bei erhöhtem Herzminutenvolumen Symptome der Herzinsuffizienz auftreten (◘ Tabelle 2.4).

◘ **Tabelle 2.2.** Klinische Zeichen der Herzinsuffizienz

Rückwärtsversagen	Vorwärtsversagen
Anstieg des LV-Füllungsdruckes bzw. des LV-Volumens Stauungszeichen/Ödeme – Lunge – Leber – Extremitäten Dyspnoe	niedriges Herzminutenvolumen Hypotonie rasche Ermüdbarkeit, Verwirrtheit Muskelschwäche

◘ **Tabelle 2.3.** Klinische Manifestation der Herzinsuffizienz

Linksseitiges Herzversagen	Rechtsseitiges Herzversagen
Anstieg des LV-Füllungsdruckes bzw. des LV-Volumens Lungenstauung, -ödem Dyspnoe	Vergrößerung des rechten Ventrikels Unterschenkelödem Leberstauung Aszites Pleuraergüsse

◘ **Tabelle 2.4.** Low-output- vs. High-output-Herzversagen

Low-output-Herzversagen	High-output-Herzversagen
Ursachen koronare Herzkrankheit Hypertonie Kardiomyopathie Klappenvitien etc.	**Ursachen** arteriovenöse Fisteln Thyreotoxikose Shuntvitium Anämie Sepsis Schwangerschaft Beriberi M. Paget
Zeichen niedrige Pulsamplitude kühle, blasse oder zyanotische Haut hohe arteriovenöse Sauerstoffdifferenz	**Zeichen** normale oder hohe Pulsamplitude warme oder rosa Haut niedrige arteriovenöse Sauerstoffdifferenz

2.6   Elektrische Instabilität

Neben der Kontraktilität kann auch die elektrophysiologische Stabilität des Herzens bei Patienten mit Herzinsuffizienz funktionell gestört sein. Schon bei der Myokardhypertrophie wird eine deutliche Häufung höhergradiger Herzrhythmusstörungen gefunden. Darüber hinaus ist das Risiko eines plötzlichen Herztodes bei Patienten mit Myokardhypertrophie um den Faktor 3–4 höher als bei Individuen mit strukturell und funktionell normalem Myokard. Bei Patienten mit linksventrikulärer Dysfunktion oder manifester Herzinsuffizienz wird ein weiterer Anstieg in der Prävalenz höhergradiger Herzrhythmusstörungen gefunden. Immerhin stirbt fast jeder zweite Patient mit Herzinsuffizienz am plötzlichen Herztod (s. ◘ Abb. 1.12).

2.6.1 Ursachen für die elektrische Instabilität

Strukturelle und molekulare Veränderungen im insuffizienten Herzen begünstigen das Auftreten von kreisenden Erregungen (»reentry«), die die wesentliche Ursache von Arrhythmien bei betroffenen Patienten darstellen. Weitere Ursachen sind eine gesteigerte Automatizität oder eine getriggerte Automatizität, d. h. die Entstehung von zusätzlichen Schrittmacherzentren. Neben den kardialen Veränderungen wie der Myokardhypertrophie können

- Elektrolytverschiebungen (insbesondere Kalium und Magnesium betreffend),
- hämodynamische Besonderheiten (vermehrte Wandspannung im insuffizienten Herzen),
- neurohormonale Faktoren (aktiviertes Renin-Angiotensin-System, gesteigerter Sympathikotonus) und
- manche Medikamente (Digitalis, Diuretika, Betamimetika, Antiarrhythmika)

zur elektrischen Instabilität des insuffizienten Myokards beitragen.

2.6.2 Supraventrikuläre Rhythmusstörungen

Eine chronische Herzinsuffizienz geht meist mit einer Dilatation der Vorhöfe einher. Supraventrikuläre Extrasystolen, Vorhoftachykardien und Vorhofflimmern können die Folge sein. Umgekehrt können diese Rhythmusstörungen eine Aggravierung der Herzinsuffizienz bedingen, da die aktive Füllung des linken Ventrikels bei fehlender Vorhofkontraktion verloren geht. Darüber hinaus führen tachyarrhythmische Episoden zu einer zeitlichen Verkürzung der diastolischen Ventrikelfüllung und zu einer Verkürzung der Ejektionszeit. Weitere Konsequenzen der Tachyarrhythmie können durch eine Mitralinsuffizienz, eine zunehmende Dilatation des linken Ventrikels oder eine progressive Verschlechterung der Ventrikelfunktion manifest werden.

2.6.3 Ventrikuläre Rhythmusstörungen

Ventrikuläre Extrasystolen treten mit zunehmender Einschränkung der Ventrikelfunktion gehäuft auf. Insbesondere (selbstlimitierende) ventrikuläre Tachykardien sollten bei Patienten mit Herzinsuffizienz sowohl aus prognostischer als auch aus therapeutischer Sicht besondere Aufmerksamkeit erfahren (◘ Abb. 2.7).

Dabei scheint auch die Ätiologie der Herzinsuffizienz eine Rolle zu spielen, wobei ventrikuläre Herzrhythmusstörungen auf dem Boden einer koronarer Herzkrankheit auch nach Berücksichtigung von Kofaktoren eine eigenständige Bedeutung haben.

FAZIT

Einer Herzinsuffizienz können Störungen der systolischen oder diastolischen Funktion zugrunde liegen. Das klinische Bild der Herzinsuffizienz wird wesentlich durch die funktionellen Auswirkungen auf die peripheren Organe bestimmt. Die morphologischen Veränderungen und die wachsende elektrische Instabilität des erkrankten Herzens haben wesentlichen Einfluss auf die Prognose.

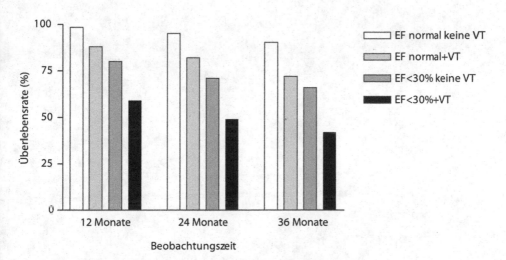

◘ **Abb. 2.7.** Überlebensraten (in %) bei Patienten nach Herzinfarkt ohne und mit *(EF <30%)* eingeschränkter Ventrikelfunktion bzw. selbstlimitierenden ventrikulären Tachykardien *(VT)*

2

Weiterführende Literatur

Bigger JT Jr, Fleiss JL, Rolnitzky LM (1986) Prevalence, characteristics and significance of ventricular tachycardia detected by 24-hour continuous electrocardiographic recordings in the late hospital phase of acute myocardial infarction. Am J Cardiol 58:1151–1160

Haider AW, Larson MG, Benjamin EJ, Levy D (1998) Increased left ventricular mass and hypertrophy are associated with increased risk for sudden death. J Am Coll Cardiol 32:1454–1459

Schunkert H (2003) Herzinsuffizienz. In: Classen M, Diehl V, Kochsiek K (Hrsg) Innere Medizin. Urban & Fischer, München, S 210–220

Schunkert H (2004) Diastolische Herzinsuffizienz. In: Rosenthal J, Kolloch R (Hrsg) Arterielle Hypertonie. Springer, Berlin Heidelberg New York Tokyo, S 765–771

Tin LL, Beevers DG, Lip GY (2002) Hypertension, left ventricular hypertrophy, and sudden death. Curr Cardiol Rep 4:449–457

Vasan RS, Levy D (1996) The role of hypertension in the pathogenesis of heart failure. A clinical mechanistic overview. Arch Intern Med 156:1789–1796

Kardiale Adaptationsmechanismen bei Herzinsuffizienz

Die Entwicklung einer Herzinsuffizienz geht mit der Ausschöpfung der kardialen Funktionsreserven sowie der Aktivierung von funktionellen, strukturellen und molekularen Adaptationsmechanismen einher (►folgende Übersicht). Diese Mechanismen ermöglichen temporär die Aufrechterhaltung einer (fast) normalen Zirkulation. Insbesondere erlauben der Frank-Starling-Mechanismus, das von Bowditch erstmals beschriebene Treppe-Phänomen und die Aktivierung neurohormonaler Systeme eine Steigerung des Herzminutenvolumens und des Blutdruckes. Chronisch aktiviert können diese Mechanismen jedoch strukturelle und molekulare Anpassungen hervorrufen (kardiales »Remodeling«), die nachfolgend eine progrediente Verschlechterung der Ventrikelfunktion bedingen.

Wichtige kardiale (Mal-)Adaptationen bei Herzinsuffizienz
- *Funktionell*
  - Frank-Starling-Mechanismus
  - Treppe-Phänomen
- *Strukturell*
  - LV-Dilatation
  - LV-Hypertrophie
  - Zelltod (Apoptose)
  - Fibrose
- *Elektrophysiologisch*
  - Tachykardie
  - Arrhythmie
- *Neurohormonal*
  - Aktivierung des Renin-Angiotensin-Systems
  - Sympathikusaktivierung
  - Steigerung der Endothelinsynthese

3

- – Synthese-Steigerung der natriuretischen Peptide
- – Reduktion der Stickstoffmonoxid-(NO-)Synthese (peripher)
- — *Zellulär*
  - – Kalziumüberladung
  - – prolongierte Relaxation
- — *Molekular*
  - – Expression fetaler Gen-Isoformen
  - – Induktion von Neurohormonen
  - – Desensitivierung β-adrenerger Rezeptoren
  - – Verminderte Expression der sarkoplasmatischen Kalzium-ATPase etc.

3.1 Funktionelle Adaptation des Herzens

3.1.1 Frank-Starling-Mechanismus

Der Frank-Starling-Mechanismus beschreibt den Zusammenhang zwischen Vordehnung und Kraftentwicklung des Herzmuskels (◘ Abb. 3.1).

Konkret wird eine Zunahme der (diastolischen) Dehnung des Muskels über einen weiten Bereich mit einer kräftigeren (systolischen) Kontraktion erwidert. Da es sich beim Herzen funktionell um eine Pumpe handelt, lässt sich dieses Verhältnis auch als eine Serie von Druck-Volumen-Schleifen wiedergeben (◘ Abb. 3.2).

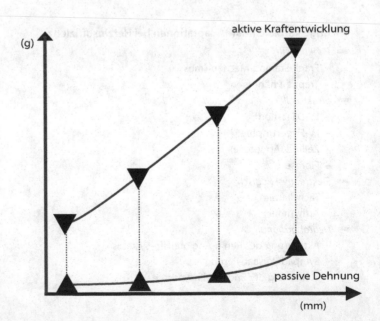

◘ **Abb. 3.1.** Beziehung zwischen der Vorlast (d. h. der *Dehnung* in relaxiertem Zustand) und *entwickelter Kraft* (aktiver Kontraktion) eines normalen Papillarmuskels (Frank-Starling-Mechanismus)

Im insuffizienten Herzen kommt es zur Verschiebung der Druck-Volumen-Beziehung. Bei der systolischen Herzinsuffizienz wird eine Steigerung der Druckentwicklung nur durch eine überproportionale Zunahme der Vorlast (Druck bzw. Volumen zur Enddiastole) erreicht, was zu einer Dilatation des Ventrikels beiträgt (□ Abb. 3.3a).

Umgekehrt besteht bei der diastolischen Herzinsuffizienz eine Intoleranz, das enddiastolische Volumen zu expandieren. Bei wachsender Vorlast ist ein rasches Ansteigen des enddiastolischen Druckes die Folge, wodurch es trotz ungestörter systolischer Funktion zu einem Rückwärtsversagen des Ventrikels kommen kann (□ Abb. 3.3b).

□ **Abb. 3.2.** Druck-Volumen-Beziehung eines normalen sowie eines insuffizienten Herzens *(CHF)*. Das insuffiziente Herz ist durch eine diastolische (erhöhter enddiastolischer Druck für ein gegebenes enddiastolisches Volumen) und eine systolische Funktionsstörung (verminderte maximale systolische Druckentwicklung für ein gegebenes enddiastolisches Volumen) gekennzeichnet. **a** Beginn der isovolumischen Kontraktion; **b** Beginn der Ejektion; **c** Beginn der isovolumischen Relaxation; **d** Beginn der Ventrikelfüllung bis **a** entsprechend enddiastolischem Druck

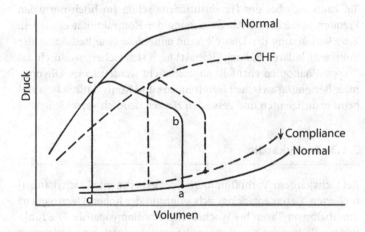

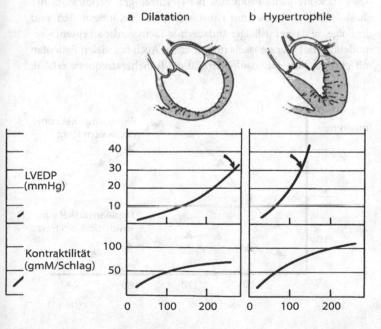

□ **Abb. 3.3. a** Dilatation und systolische Funktionsstörung: verminderte Druckentwicklung für eine gegebene Vorlast, zudem geringgradige Zunahme des enddiastolischen Druckes bei Expansion des enddiastolischen Volumens. Der *Pfeil* markiert die Schwelle zum Lungenödem. **b** Hypertrophie und diastolische Funktionsstörung: normale Druckentwicklung für eine gegebene Vorlast, jedoch überproportionale Zunahme des enddiastolischen Druckes *(LVEDP)* bei Expansion des enddiastolischen Volumens. Der *Pfeil* markiert die Schwelle zum Lungenödem

3.1.2 Treppe-Phänomen bei Herzinsuffizienz

Ein gesundes Herz beantwortet im physiologischen Bereich eine Steigerung der Herzfrequenz mit einer Steigerung der Kontraktilität (Treppe-Phänomen). Der zugrunde liegende Mechanismus ist am ehesten durch die Verkürzung der Diastole und einer konsekutiven intrazelluären Kalziumakkumulation zu sehen. Dieses von Bowditch erstmals beschriebene Phänomen ist bei der Herzinsuffizienz abgeschwächt oder sogar ganz aufgehoben (◘ Abb. 3.4).

Dabei sind im insuffizienten Herzen sowohl der maximale Effekt des Treppe-Phänomens als auch die Herzfrequenz, bei der sich die maximale Kontraktilität findet, deutlich reduziert. In der Tat kann sich bei der Herzinsuffizienz schon im hoch-normalen Frequenzbereich eine Abschwächung der Kontraktilität einstellen. Eine Verkürzung der Diastole kann außerdem eine Reduktion der linksventrikulären Füllung (Vorlast) nach sich ziehen, wodurch das Treppe-Phänomen ebenfalls abgeschwächt werden kann. Die optimale Beziehung zwischen Herzfrequenz und Kontraktilität ist somit beim insuffizienten und gesunden Herzen deutlich verschieden.

3.1.3 Tachykardie

Bei tachykardem Vorhofflimmern oder experimentell tachykardstimulierten Tieren entwickelt sich aufgrund der hohen Herzfrequenz innerhalb von Tagen bis Wochen eine Kardiomyopathie. Die funktionelle Bedeutung der Tachykardie entsteht durch eine Steigerung des Druck-Frequenz-Produktes bei gleichzeitiger Verkürzung der Diastole. Metabolische und neurohormonale Veränderungen sind die Folge, so dass eine länger andauernde Tachykardie zu einem »Remodeling« des Herzmuskels führen kann. Auch bei vielen Patienten mit chronischer Herzinsuffizienz ist die Ruheherzfrequenz erhöht.

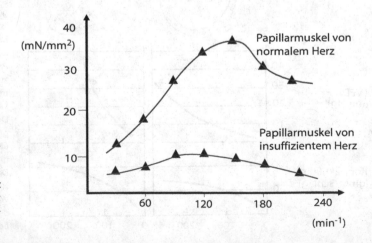

◘ **Abb. 3.4.** Abschwächung des Treppe-Phänomens bei der Herzinsuffizienz. Ein *normales* isoliertes *Herz* steigert die Kontraktilität in einem weiten Frequenzbereich. Dagegen ist ein *insuffizientes Herz* nicht zu einer Kontraktilitätssteigerung in der Lage.

Gleichsam ist der Frequenzabfall nach einer körperlichen Belastung verlangsamt. Beide Phänomene sind invers mit der Prognose assoziiert. So wird auch diskutiert, dass positiv chronotrope Faktoren (Katecholamine) durch die ständige Erhöhung der Herzfrequenz den Verlauf der chronischen Herzinsuffizienz akzelerieren können.

3.1.4 Adaptation neurohormonaler Systeme im Herzen

Adrenerges System

Durch Aktivierung des sympathischen Nervensystems im Herzen (◘ Abb. 3.5a) kann eine erhebliche Zunahme der Kontraktilität und der Herzfrequenz erzielt werden. Im Zentrum des Geschehens

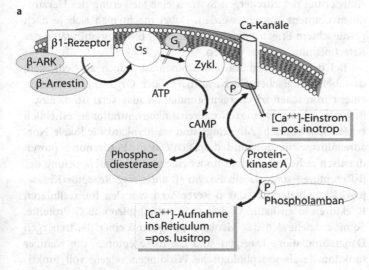

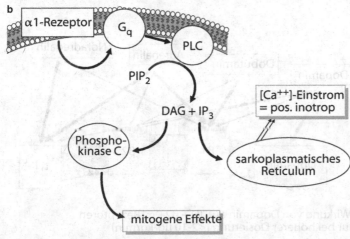

◘ **Abb. 3.5. a** Wichtige Komponenten des β-adrenergen Systems. *β-ARK* β-adrenerge Rezeptor-Kinase; *G$_s$* stimulierendes G-Protein; *G$_i$* inhibierendes G-Protein; *Zykl.* Adenylylzyklase. **b** Komponenten des α-adrenergen Systems. *G$_q$* G-Protein der G$_q$-Familie; *PLC* Phospholipase C; *PKC* Proteinkinase C; *PIP$_2$* Phosphatidylinositolphosphat; *DAG* Diacylglycerol; *IP$_3$* Inositolphosphat

steht die Stimulation der β-Adrenorezeptoren, wobei im menschlichen Myokard wiederum die β1-Adrenorezeptoren quantitativ die größte Rolle spielen. Das Signal wird über stimulierende G-Proteine an die Adenylylzyklase weitergeleitet, wodurch die Produktion von cAMP gesteigert wird. cAMP kann durch Phosphodiesterasen wieder abgebaut werden oder cAMP-abhängige Proteinkinasen aktivieren. Ein wichtiges Zielmolekül dieser cAMP-abhängigen Proteinkinasen sind Kalziumkanäle, die durch Phosphorylierung effektiver geöffnet werden können und so das intrazelluläre Kalziumangebot steigern. Daneben bringt eine Aktivierung des α-adrenergen Systems (■ Abb. 3.5b) über Stimulation der Phospholipase C und der Proteinkinase C auch morphologische Anpassungen im Herzen mit sich, da durch diese Enzyme eine Reihe von Wachstumsprozessen stimuliert werden.

Bei der akuten Herzinsuffizienz kann pharmakologisch über Aktivierung des adrenergen Systems eine Steigerung des Herzminutenvolumens erreicht werden. Dabei macht man sich je nach gewünschtem Effekt die unterschiedlichen Bindungsaffinitäten der Katecholamine nutzbar (■ Abb. 3.6).

Bei der Gabe von Katecholaminen ist jedoch zu bedenken, dass bei chronischer Herzinsuffizienz der Organismus ohnehin einer chronischen adrenergen Stimulation ausgesetzt ist, da zirkulierende Adrenalin- und Noradrenalinkonzentrationen erheblich erhöht sein können. Allerdings sind im Myokard die lokale Noradrenalinspeicherung und die Dichte der β1-Adrenorezeptoren drastisch reduziert. Zudem findet eine partielle Entkoppelung der β-Rezeptoren statt, da ein Enzym (β-adrenerge Rezeptor-Kinase, β-ARK) induziert ist, das β-Rezeptoren von den intrazellulären Effektoren lösen kann. Gleiches gilt für inhibierende G-Proteine. Somit entzieht sich das Myokard weitgehend einer β-adrenergen Dauerstimulation. Dagegen sind die α-Rezeptoren, die weniger funktionelle als morphologische Wirkungen zeigen, voll funkti-

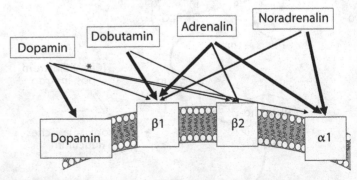

■ **Abb. 3.6.** Ansatzpunkte der verschiedenen Katecholamine

*Wirkung von Dopamin auf β1+ β2+ α1Rezeptoren nur bei höherer Dosierung (<2-10 μg/kg/min)

Adrenerges System bei Herzinsuffizienz

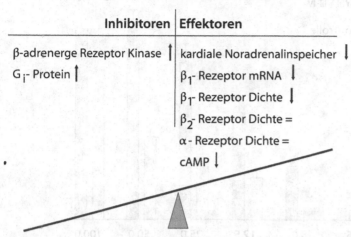

Inhibitoren	Effektoren
β-adrenerge Rezeptor Kinase ↑	kardiale Noradrenalinspeicher ↓
G_i- Protein ↑	β_1- Rezeptor mRNA ↓
	β_1- Rezeptor Dichte ↓
	β_2- Rezeptor Dichte =
	α- Rezeptor Dichte =
	cAMP ↓

◘ **Abb. 3.7.** Myokardiale Veränderungen des adrenergen Systems bei der Herzinsuffizienz

onstüchtig. ◘ Abbildung 3.7 zeigt schematisch die Veränderungen wichtiger Komponenten des adrenergen Systems bei der Herzinsuffizienz.

Renin-Angiotensin-Aldosteron-System

Bei einer Herzinsuffizienz ist das kardiale Renin-Angiotensin-System aktiviert. Im Gegensatz zum adrenergen System, das im Herzen teilweise herabreguliert wird, findet sich bzgl. des Renin-Angiotensin-Systems im Myokard also eine Stimulation. So belegen neuere Untersuchungen, dass das Angiotensin-Konversionsenzym bei der Myokardhypertrophie stark induziert wird und so lokal die Synthese von Angiotensin II steigern kann. Erst bei fortgeschrittener oder akuter Herzinsuffizienz zeigt sich eine Aktivierung des zirkulierenden Systems (◘ Abb. 3.8; s. auch ◘ Abb. 4.9).

Angiotensin II, das Effektorpeptid des Systems, kann im Herzen durch Stimulation des Proteinkinase-C-Signalweges positiv inotrop wirken, doch scheint dieser Effekt auf die Vorhöfe beschränkt zu sein. Auf Ventrikelebene wirkt sich Angiotensin II dagegen ungünstig auf die Relaxation aus, insbesondere dann, wenn das Myokard durch eine Ischämie oder Hypertrophie vorgeschädigt ist. Wichtig sind die gefäßverengenden und endothelschädigenden Effekte von Angiotensin II. Zudem sind die morphologischen Auswirkungen auf Myozyten und Bindegewebe hervorzuheben. So wird Angiotensin II als zentraler Faktor beim so genannten »Remodeling« (s. unten) im Rahmen der Myokardhypertrophie oder -ischämie angesehen (◘ Abb. 3.9). Auch Aldosteron, das überwiegend in der Nebenniere synthetisiert wird, kann bei der Herzinsuffizienz lokal im Herzen gebildet werden. Die Folge ist eine Proliferation von Bindegewebszellen und Fibrosierung des Myokards.

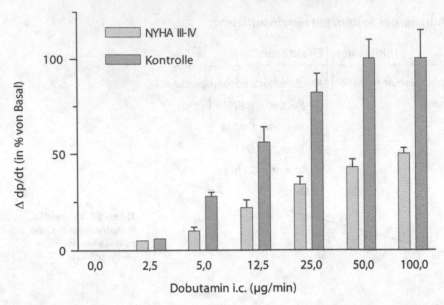

◘ Abb. 3.8. Auswirkung der Desensitivierung des adrenergen Systems bei der Herzinsuffizienz. Das insuffiziente Myokard reagiert mit einer deutlich verminderten Kontraktilitätssteigerung auf eine intrakoronare Dobutamin-Infusion. *NYHA III/IV* NYHA-Stadium III/IV

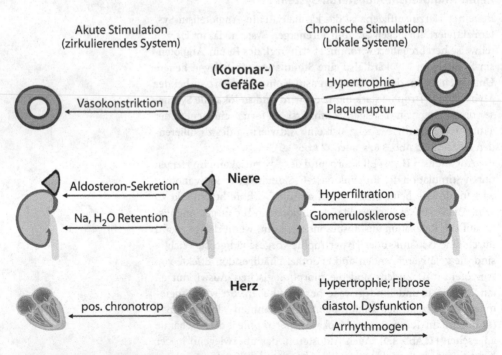

◘ Abb. 3.9. Effekte des aktivierten Renin-Angiotensin-Aldosteron-Systems. Während das *zirkulierende System* für die Akuteffekte verantwortlich gemacht wird, spielen die gewebeständigen Systeme für die *chronische* Schädigung von Gefäßen, Niere und Herz eine große Rolle

3.1.5 Funktionelle Auswirkungen einer Ischämie

Auch die Anpassungsvorgänge des Myokards im Rahmen einer Ischämie haben erhebliche Auswirkungen auf die Herzfunktion. Die Palette der Effekte reicht von einem Verlust energiereicher Phosphate wie ATP und Kreatinphosphat über eine Akkumulation verschiedener Metabolite wie Laktat bis zu einer Beeinträchtigung der zellulären Ionenströme (◻ Abb. 3.10).

Die Folgen im betroffenen Myokardareal sind ein Einbruch der Kontraktilität und eine Beeinträchtigung der Relaxation. Im Extremfall folgt eine ischämische Kontraktur des Myokards.

Präkonditionierung, Hibernation und »Stunning«

Interessanterweise wird die Beeinträchtigung der Herzfunktion, wie sie bei einer länger anhaltenden Ischämie gesehen wird, durch kurze vorgeschaltete Episoden einer reversiblen Ischämie abgemildert. Die Induktion von inhibierenden G-Proteinen und der Proteinkinase C scheint bei dieser so genannten Präkonditionierung eine Rolle zu spielen. Die klinische Bedeutung der *Präkonditionierung* ergibt sich durch deren potenzielle myokardprotektive Funktion bei der instabilen Angina pectoris oder einem »stotternden« Myokardinfarkt.

Ein ähnlich gelagerter Fall liegt vor, wenn ein Myokardareal prolongiert leicht-mittelgradig minderperfundiert wird. Dies kann z. B. der Fall sein, wenn ein Koronargefäß verschlossen ist, aber durch Kollateralen eine Restperfusion besteht. Die Herzmuskelzellen können sich in dieser Situation in einen potenziell reversiblen »Winterschlaf« zurückziehen. In diesem Fall wird von *hibernating myocardium* gesprochen. Schließlich kann es nach einer prolongierten Ischämie, die von einer Reperfusion des Gewebes gefolgt wird,

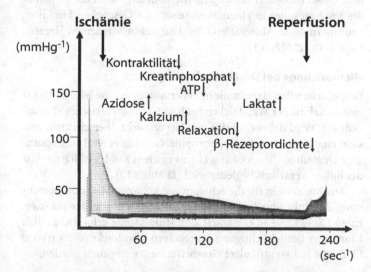

◻ **Abb. 3.10.** Effekte der akuten Ischämie auf die Herzfunktion. *ATP* Adenosintriphosphat

☐ Tabelle 3.1. Gegenüberstellung von Ischämie, Hibernation und Stunning des Myokards

	Ischämie	Hibernation	»Stunning«
Blutfluss	stark reduziert	mäßig reduziert	normal
Metabolismus	stark reduziert	mäßig reduziert	normal
Dauer	Minuten – Stunden	Stunden – Monate	Stunden – Tage
Myokardfunktion	eingeschränkt	eingeschränkt	eingeschränkt
Prognose	Infarkt (bei Persistenz)	Erholung möglich	Erholung wahrscheinlich

zu einem kombinierten Ischämie-/Reperfusionsschaden und Funktionsverlust des Herzmuskels kommen. Dabei ist nicht erforderlich, dass die Herzmuskelzellen nekrotisch werden. In diesem Fall wäre als Ursache für die eingeschränkte Kontraktilität ein potenziell reversibles »*Stunning*« des Myokards anzunehmen (☐ Tabelle 3.1).

3.2 Strukturelle Adaptation des Herzens

3.2.1 Makroskopische Veränderungen des Herzmuskels

Die Entwicklung der Herzinsuffizienz wird von makroskopischen und mikroskopischen Veränderungen der Herzstruktur begleitet, wobei auch von einem kardialen »Remodeling« gesprochen wird. Dem strukturellen Wandel liegen molekulare Prozesse zugrunde, die das Fortschreiten der Herzinsuffizienz beschleunigen und somit eine zentrale Rolle in der Pathogenese der Herzinsuffizienz gewinnen. Dabei reflektiert der Begriff »Remodeling« auch die Dynamik des Prozesses, der in einem wechselseitigen Geschehen Funktion, neurohormonale Aktivität und Struktur des insuffizienten Herzens einbezieht (☐ Abb. 3.11).

»Remodeling« bei Drucküberlastung

Bei der arteriellen Hypertonie oder der Aortenstenose wird zunächst eine Zunahme der Wanddicken beobachtet (konzentrisches »Remodeling«). Wird dabei ein kritisches Herzgewicht überschritten, entsteht eine konzentrische Hypertrophie. Gefürchtet wird eine sekundäre Dilatation, die meist von einem raschen Kontraktilitätsverlust des linken Ventrikels begleitet wird (☐ Abb. 3.12).

Die Messungen für die echokardiographische M-mode-Berechnung der linksventrikulären Masse (LVM) sollten in der parasternalen Längsachse an der Spitze der Mitralklappe erfolgen. Zudem kann unter Berücksichtigung der relativen Wanddicke (= 2 × pWth/EDD) die linksventrikuläre Geometrie weiter eingeteilt werden.

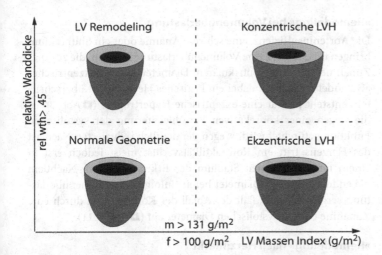

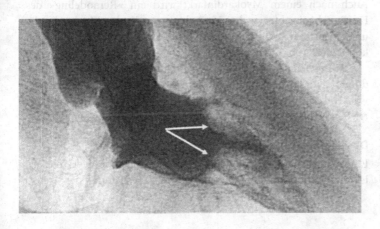

Abb. 3.11. Normale Geometrie, konzentrisches linksventrikuläres »Remodeling« sowie konzentrische und exzentrische Hypertrophie des linken Ventrikels

Abb. 3.12. Ausgeprägte Hypertrophie des linken Ventrikels. Die *Pfeile* kennzeichnen die verdickten Papillarmuskeln

Penn-Formel:
LVMM – mode (in Gramm) = $(1,04 [EDD + sWth + pWth]^3 -EDD^3) -13,6 g$

ASE-Formel:
LVMM – mode (in Gramm) = $0,8 (1,04 [EDD + sWth + pWth]^3 -EDD^3) +0,6 g$

Troy-Formel:
LVMM – mode (in Gramm) = $(1,05 [EDD + sWth + pWth]^3 -EDD^3) g$
relative Wanddicke = $2 \times pWth/EDD$

Abkürzungen: *EDD* Enddiastolischer Diameter, *sWth* septale Wanddicken, und *pWth* posteriore Wanddicken. Die linksventrikuläre Masse kann auf die Körpergröße, Körperoberfläche oder den *Bodymass-Index* indexiert werden. *ASE* American Society of Echocardiography

»Remodeling« bei Volumenüberlastung

Die Aorteninsuffizienz, eine schwere Anämie oder ein Shuntvitium bringen für das Herz eine Volumenüberlastung mit sich, die zu einer Zunahme der linksventrikulären Diameter führt (exzentrisches »Remodeling«). Wird dabei ein kritisches Herzgewicht überschritten, entsteht primär eine exzentrische Hypertrophie (◙ Abb. 3.11), die wegen einer konsekutiven Verschlechterung der systolischen Funktion gefürchtet wird. Wegen der deutlich reduzierten Nachlast des Herzens tritt ein Kontraktilitätsverlust meist jedoch erst in einem fortgeschrittenen Stadium der Erkrankung auf. Nachdem die enddiastolischen Diameter bereits infolge der Volumenüberlastung vergrößert sind, fällt der Abfall der Kontraktilität durch eine Zunahme der endsystolischen Diameter auf (◙ Abb. 3.11).

»Remodeling« nach Herzinfarkt

Auch nach einem Myokardinfarkt wird ein »Remodeling« des Herzens beobachtet, wobei Veränderungen in der Myokardnarbe und im primär nicht betroffenen Myokard unterschieden werden können (◙ Abb. 3.13).

Im Bereich der Myokardnarbe wird meist eine progrediente Ausdünnung und Expansion des narbig veränderten Bezirkes beobachtet, während das initial nicht betroffene Myokard mit einer kompensatorischen Hypertrophie und sekundären Dilatation reagieren kann.

Das Laplace-Gesetz

Ein wesentlicher Faktor bei den Umbauvorgängen des Herzmuskels ist die Wandspannung. Die rechnerische Beziehung der Deter-

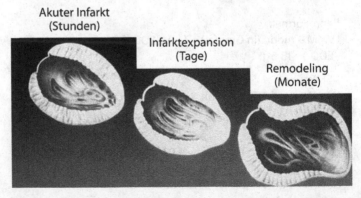

Akuter Infarkt
(Stunden)

Infarktexpansion
(Tage)

Remodeling
(Monate)

◙ **Abb. 3.13.** »Remodeling« nach Herzinfarkt. Unmittelbar nach dem Infarkt kommt es zur leichten Dilatation des Ventrikels, die von einer *Infarktexpansion* begleitet wird. In den Tagen danach bildet sich eine Narbe aus. Später wird auch das nicht infarzierte Myokard durch hämodynamische und neurohormonale Überlastung in die Umbauvorgänge einbezogen; es kann zur massiven Dilatation und Hypokontraktilität des gesamten Ventrikels kommen

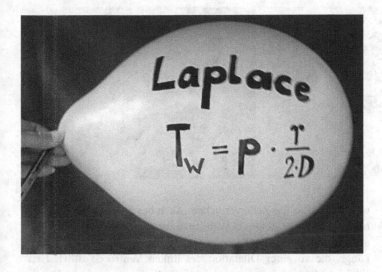

Abb. 3.14. Das Laplace-Gesetz. Die Wandspannung (T_w) entspricht dem Druck (p) im Ventrikel multipliziert mit dem Radius (r) und dividert durch die Wanddicke (D) mal 2

minanten der kardialen Wandspannung wird durch das Laplace-Gesetz erfasst, das in der ◘ Abb. 3.14 wiedergegeben wird.

Die Spannung, unter der die Herzwand arbeitet, bestimmt die Arbeit der Myozyten. Ein Anstieg des Druckes oder der Diameter des linken Ventrikels führt zum Anstieg der Wandspannung. Ausgleichend wirkt eine Zunahme der Wanddicke, die bei gleichem Druck bzw. Radius die Spannung auf eine größere Querfläche des Herzmuskels verteilt und so die Arbeit einer kontraktilen Einheit reduziert. Der Preis für die Zunahme der Wanddicke ist bei den postmitotischen Herzmuskelzellen die myozytäre Hypertrophie, eine Zellteilung (Hyperplasie) ist – wenn überhaupt – nur in sehr geringem Umfang möglich. Die Myokardhypertrophie wiederum ist ein wesentlicher Prädiktor für die langfristige Entstehung einer Myokardinsuffizienz. So wird die Wandspannung und die hierdurch modulierte Geometrie des linken Ventrikels zu einem bestimmenden Faktor auf dem Weg zum chronischen Herzversagen.

3.2.2 Mikroskopische Veränderungen

Hypertrophie der Myozyten

Bei vermehrter Belastung des Herzens wird ein Wachstum der einzelnen Zellen (d. h. eine Hypertrophie) beobachtet. Bei einer *Drucküberlastung* des Herzens findet sich überwiegend eine Zunahme des Myozyten-Querschnitts. Diese führt zu einer Verdickung der Herzwände und damit zu einer Abnahme der Wandspannung (◘ Abb. 3.15).

Ultrastrukturell findet sich eine Vermehrung der kontraktilen Einheiten, wobei die neu gebildeten Sarkomere parallel geschaltet

3

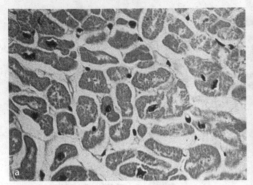
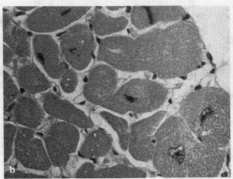

◪ Abb. 3.15. Normale
(a) und hypertrophierte
Kardiomyozyten. Kardi-
omyozyten haben eine
enorme Kapazität zur
Volumenzunahme. So
ist zu erklären, dass bei
der Herzinsuffizienz trotz
Zellverlust (Apoptose) das
Herzgewicht progredient
ansteigen kann **(b)**

werden und so die Zelle verdicken. Auch bei der *Volumenüberlastung* des Herzens steigt die Wandspannung an, allerdings überwiegend in der Diastole. Die Folge ist eine Zunahme der Myozyten-
Länge, die zu einer Dilatation des linken Ventrikels führt. Neu
gebildete Sarkomere werden dabei in Serie angeordnet. Durch
die konsekutive Zunahme des Radius, der ein Faktor im Laplace-
Gesetz ist, steigt auch bei der chronischen Volumenüberlastung
die Wandspannung, so dass im volumenüberlasteten, dilatierten
linken Ventrikel sekundär auch eine Zunahme der Myozyten-Dia-
meter gesehen wird.

Apoptose der Myozyten

Die Ausbildung der Myozytenhypertrophie wird nicht von allen
Zellen vollzogen. Vielmehr sterben bei gesteigerter Wandspannung
vereinzelte Kardiomyozyten ab. Dabei ist eine aktive Form des Zell-
todes (Apoptose) möglich (◪ Abb. 3.16).

Neben der Zellhypertrophie stimulieren ein aktiviertes Renin-
Angiotensin-Systems, ein aktivierter Sympathikus und eine Ischämie bzw. eine Reoxygenierung die Apoptose im Herzen. Die
Apoptose hat gegenüber der Nekrose den Vorteil, dass bei zunächst
intakter Zellmembran ein enzymatischer Abbau wesentlicher Zellbestandteile vonstatten geht, so dass eine nachfolgende Phago-
zytose ohne begleitende Entzündungsreaktion möglich ist. Da
abgestorbene Zellen nicht ersetzt werden können, steigt für die
verbleibenden Myozyten die Wandspannung jedoch weiter an.
So setzt sich als Folge der Apoptose das hypertrophierte Myokard
im Vergleich zum normalen Herzgewebe aus deutlich weniger
(und z. T. massiv verdickten) Kardiomyozyten zusammen. Ein
progredienter (aktiver) Zellverlust kann so zu einer wesentlichen Ursache für die progressive Entwicklung der Herzinsuffizienz
werden.

Die Apoptose kann in drei Stadien eingeteilt werden
(◪ Abb. 3.17):

Am Anfang steht die Initiation, die z.B. durch rezeptorver-
mittelte Mechanismen (»death receptors«, z. B. Fas-Rezeptor oder

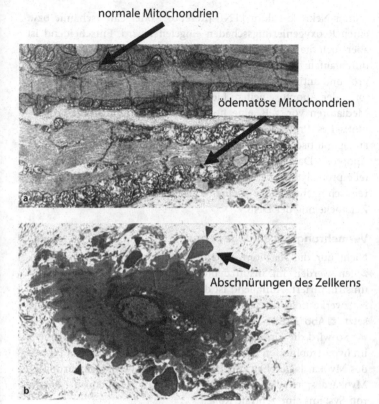

normale Mitochondrien

ödematöse Mitochondrien

Abschnürungen des Zellkerns

Abb. 3.16a, b. Apoptose in Kardiomyozyten. Die elektronenmikroskopischen Bilder zeigen die Zerstörung der *Mitochondrien* in einer Zelle *(Pfeile)*, wobei die Nachbarzelle ganz intakt ist (a). Der Zellkern einer anderen Zelle wird durch tropfenförmige *Abschnürungen* aufgelöst (b) (Aebert et al. 2000, Bauriedel et al. 2000, Sigel et al. 2000)

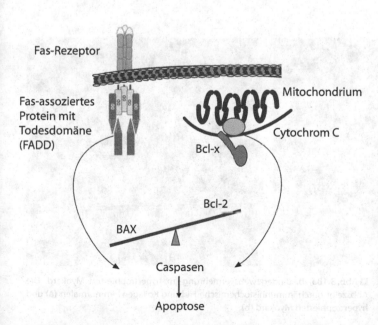

Fas-Rezeptor

Fas-assoziiertes Protein mit Todesdomäne (FADD)

Mitochondrium

Cytochrom C

Bcl-x

Bcl-2

BAX

Caspasen

Apoptose

Abb. 3.17. Schema zu den Mechanismen bei der Apoptose in Kardiomyozyten. Die *Apoptose* kann rezeptorvermittelt (z. B. über den *Fas-Rezeptor*) oder durch Mitochondrienschädigung (*Cytochrom C*-Freisetzung) initiiert werden. Das Verhältnis von pro- und antiapoptotischen Proteinen (z. B. *Bax* und *Bcl-2*) entscheidet über die Folgen. Die Exekution erfolgt durch Aktivierung von *Caspasen*, die die Zelle unter vorübergehendem Erhalt der Zellmembran auteolytisch verdauen

Tumor-Nekrose-Faktor-[TNF-]Rezeptor) oder eine Ischämie bzw. einen Reoxygenierungsschaden eingeleitet wird. Entscheidend ist aber auch die individuelle Bereitschaft einer Zelle, die Apoptose zu durchlaufen. Diese Bereitschaft hängt wesentlich vom Verhältnis pro- und antiapoptotischer Proteine in der Zelle ab, die als *Mediatoren* der Apoptose gelten. Liegt ein ungünstiges Verhältnis dieser Mediatoren vor, z. B. eine hohe Bax-Konzentration (ein proapoptotisches Protein) und eine niedrige Bcl-2-Konzentration (ein antiapoptotisches Protein), kommt es leichter zur *Exekution* der Apoptose. Dabei werden Enzyme aktiviert, die vitale Zellbestandteile proteolytisch zerlegen. Diese so genannten Caspasen aktivieren sich nacheinander in einer Kaskade und führen schließlich zur Zerstückelung der DNS.

Vermehrung des Bindegewebes

Nicht nur die Kardiomyozyten, sondern auch die Bindegewebszellen werden im insuffizienten oder hypertrophierten Herzen umstrukturiert. Auffallend ist dabei eine Zunahme des kollagenen Netzwerkes, das die passive Dehnbarkeit des Herzmuskels herabsetzt (◘ Abb. 3.18).

So wird die Ursache für die diastolischen Funktionsstörungen im hypertrophierten Herzen teilweise in der progredienten Fibrose des Myokards gesehen. Auch bei der Bindegewebsvermehrung im Myokard spielt die Aktivierung des Renin-Angiotensin-Aldosteron-Systems eine zentrale Rolle.

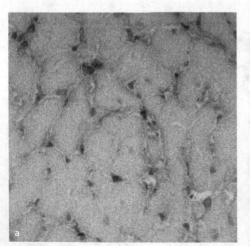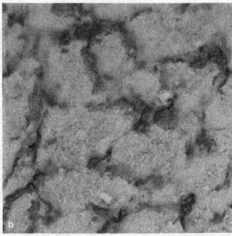

◘ **Abb. 3.18a, b.** Bindegewebsvermehrung im hypertrophierten Myokard. Die Abb. zeigt durch immunhistochemische Färbung Kollagen I im normalen (a) und hypertrophierten Myokard (b)

3.3 Zelluläre und molekulare Adaptation bei Herzinsuffizienz

3.3.1 Das Sarkomer

Die kleinste funktionelle Einheit des Herzmuskels ist das Sarkomer. ◨ Abbildung 3.19a zeigt schematisch die parallel bzw. sequenziell angeordneten kontraktilen Einheiten. Das Sarkomer setzt sich zunächst aus dicken und dünnen Filamenten zusammen. Das dicke Filament setzt sich wiederum aus Myosin-Schwer- bzw. -Leichtketten-Molekülen zusammen, wobei zwei Schwerketten und vier Leichtketten ein Hexamer bilden. Die Köpfe der Myosin-Schwerkette ragen aus dem dicken Filament hinaus und bilden die Kopplungsstellen für die Myosin-Leichtketten bzw. das dünne Filament. Auch beherbergt der Kopf der Myosin-Schwerkette die enzymatische (ATPase-)Aktivität, die die Kraft für das Gleiten der Filamente bereitstellt. Der Kopf des Myosinmoleküls kann an die Aktinkette (das Rückgrad des dünnen Filamentes) binden (◨ Abb. 3.19b), falls nicht der Troponin-Tropomyosin-Komplex die Interaktion des dünnen und dicken Filaments verhindert. Die Tropomyosinkette liegt in der Grube der Aktin-Doppelhelix und

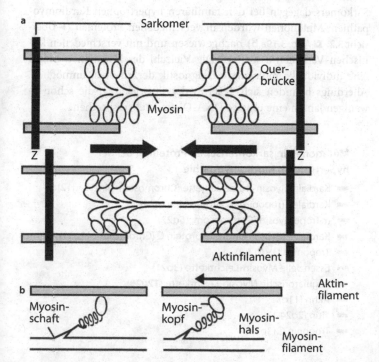

◨ **Abb. 3.19.** Sarkomer.
a Erklärung s. Text;
b Troponinkomplex
(Aus Eschenhagen u.
Weil 1998)

wird dort wiederum durch den Komplex aus Troponin I (reguliert den Komplex), Troponin C (bindet Kalzium) und Troponin T (interagiert mit Tropomyosin) gesteuert. Konkret kommt es bei niedriger Kalziumkonzentration zur Interaktion zwischen dem Troponinkomplex und Tropomyosin und damit zur Inhibition der Myosin-ATPase-Aktivität. Weiterhin kommt es cAMP-abhängig zur Phosphorylierung von Troponin I und dadurch zur Herabsetzung der Kalziumaffinität von Troponin C. Steigt die Kalziumkonzentration während der Systole an, bindet Kalzium an Troponin C, worauf durch Konfirmationsänderung Tropomyosin tiefer in die Aktin-Doppelhelix gleitet und einer Interaktion von Myosin und Aktin nicht mehr im Wege steht.

Bei der chronischen Herzinsuffizienz sind die qualitativen – im Gegensatz zu den quantitativen – Veränderungen des Sarkomers eher geringfügiger Natur. So sei erwähnt, dass die Myosin-Schwerkette in zwei Isoenzymen vorkommt (α und β), wobei die β-Form eine geringere ATPase-Aktivität besitzt. Bei Menschen finden sich in den Vorhöfen überwiegend αα- und in den Ventrikeln überwiegend ββ-Homodimere. Bei Ratten dominieren normalerweise in beiden Kammern αα-Homodimere, bei der experimentellen Herzinsuffizienz dagegen ββ-Homodimere. Beim Menschen scheint dieser Wechsel der Isoformen zumindest im Ventrikel funktionell kaum eine Rolle zu spielen, da ohnehin diejenige mit der geringeren ATPase-Aktivität überwiegt.

Entscheidende Bedeutung besitzt die molekulare Struktur des Sarkomers dagegen bei den familiären hypertrophen Kardiomyopathien. Mutationen wurden in verschiedenen Proteinen (▶ Übersicht 3.2; ◘ Abb. 3.19a,b) nachgewiesen und mit verschiedenen klinischen Verläufen assoziiert. Die Vielzahl der Mutationen macht eine individuelle molekulare Diagnostik derzeit noch unmöglich. Allerdings befinden sich Tests in der Entwicklung, die schon in wenigen Jahren eine präzise DNA-Diagnostik versprechen.

Mutationen in sarkomerischen Proteinen bei der hypertrophen Kardiomyopathie

- Kardiale Myosin-β-Schwerkette (Chromosom 14 q11–q12)
- Kardiales Troponin T (Chromosom 1q32)
- α-Tropomyosin (Chromosom 15q22)
- Kardiales Myosin-Bindungsprotein C (Chromosom 11p11)
- Troponin I (19p13.2)
- Essenzielle Myosin-Leichtkette (3p21)
- Regulatorische Myosin-Leichtkette (12q23)
- Aktin (11q)
- Titin (2q24.1)
- Troponin C (3p21)

3.3.2 Ionenkanäle und kalziumbindende Proteine

Die Funktion des Sarkomers wird durch Ionenströme reguliert. Dabei setzt eine elektrische Depolarisation der Zellmembran durch Öffnung von Ionenkanälen Kalzium frei und löst hierdurch mechanische Aktionen aus (elektromechanische Kopplung).

Die elektromechanische Kopplung beginnt mit einer raschen Depolarisation der Zellmembran, wobei das Ruhepotenzial von −90 mV schlagartig verlassen wird (◘ Abb. 3.20a). Zugrunde liegt ein Natriumstrom in die Zelle, der von einem starken Konzentrationsgefälle angetrieben wird. Dabei werden im Sarkolemm spannungsabhängige, Dihydropyridin-empfindliche (L-Typ) Kalziumkanäle geöffnet. Es folgt ein zirkumskripter Kalziumeinstrom, der die Kalziumkanäle im sarkoplasmatischen Retikulum aktiviert und

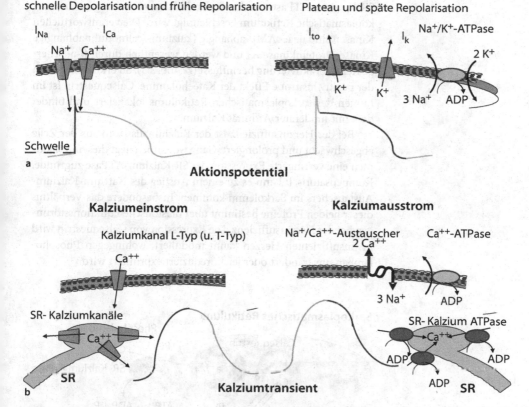

◘ **Abb. 3.20a, b.** Komponenten der elektromechanischen Kopplung. Die Abbildung a zeigt die wesentlichen Ionenströme, die zur *Depolarisation* bzw. *Repolarisation* der Zellmembran und damit zur Triggerung des Kalziumeinstroms führen. Die Abbildung b zeigt die Ionenkanäle, die den *Kalziumeinstrom* ermöglichen, sowie die Ionentransporter, die aktiv den Rücktransport der Kalziumionen bewirken

auch dort den Kalziumeinstrom ins Zytoplasma ermöglicht. Damit wird das Zellinnere mit Kalzium überflutet und die Aktivierung der Sarkomere ermöglicht (◘ Abb. 3.20b). Es folgt ein energieabhängiger Kalzium-Rücktransport ins sarkoplasmatische Retikulum (SR-Kalzium-ATPase) und in den Extrazellulärraum (Na-Ca-Austauscher). Das Konzentrationsgefälle für den Natrium-Kalzium-Austausch wird durch die Natrium-Kalium-ATPase hergestellt, die energieabhängig zwei Kaliumionen (nach intrazellulär) gegen drei Natriumionen (nach extrazellulär) verschiebt. Die sarkolemmale Kalzium-ATPase schleust schließlich energieabhängig Kalziumionen in den extrazellulären Raum, spielt quantitativ allerdings eine untergeordnete Rolle (◘ Abb. 3.20b).

Die elektromechanische Kopplung wird durch eine Reihe von Proteinen bzw. funktionellen Systemen moduliert (◘ Abb. 3.21). Phospholamban ist in der Membran des sarkoplasmatischen Retikulums lokalisiert und bindet bzw. bremst dort die SR-Kalzium-ATPase. Wird Phospholamban phosphoryliert, sinkt die Affinität zur SR-Kalzium-ATPase, wodurch der Kalziumrücktransport ins sarkoplasmatische Retikulum beschleunigt wird. Die verantwortlichen Kinasen sind u. a. cAMP-abhängig (kalzium-/calmodulinabhängige Kinase, Proteinkinase A) und werden wesentlich durch β-adrenerge Rezeptoraktivierung beeinflusst (◘ Abb. 3.5). So erklärt sich auch der positiv lusitrope Effekt der Katecholamine. Calsequestrin ist im Lumen des sarkoplasmatischen Retikulums lokalisiert und bindet dort mit moderater Affinität Kalzium.

Bei der Herzinsuffizienz ist der Kalziumausstrom aus der Zelle abgeschwächt und prolongiert. Ganz wesentlich liegt diesem Phänomen eine verringerte Expression der SR-Kalzium-ATPase zugrunde. Kompensatorisch kann es zu einem Anstieg des Natrium-Kalzium-Austauschers im Sarkolemm kommen. Insbesondere das Verhältnis dieser beiden Proteine bestimmt über diastolische Funktionsstörungen bei der Herzinsuffizienz. Die Expression von Calsequestrin wird im insuffizienten Herzen kaum moduliert, wohingegen Phospholamban unverändert oder leicht reduziert exprimiert wird.

Sarkoplasmatisches Retikulum

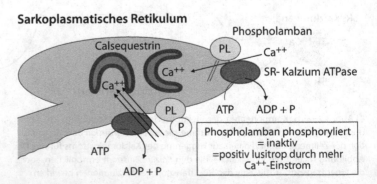

◘ Abb. 3.21. Phospholamban und Calsequestrin im sarkoplasmatischen Retikulum

3.3.3 Energiestoffwechsel

Für die elektromechanische Kopplung sowie alle anderen essenziellen Zellfunktionen muss vom Myozten Energie zur Verfügung gestellt werden. Inwieweit eine unzureichende Energieproduktion zur Entstehung der Herzinsuffizienz beiträgt, ist Gegenstand einer aktuellen Diskussion. Im hypertrophierten Myokard wird zunächst eine deutliche Zunahme der Zahl und des Volumens der Mitochondrien beobachtet, wobei das Verhältnis zwischen Sarkomer- und Mitochondrienvolumen gleich bleibt. Auch scheint bei alleiniger Hypertrophie die Funktion der Mitochondrien weitgehend unauffällig zu sein. Im insuffizienten Herzen ist die Bereitstellung von energiereichen Phosphaten wie ATP und Phosphokreatin jedoch reduziert. Dem liegt wiederum eine Suppression des Kreatinkinase-Systems bzw. ein Isoenzymshift zugunsten der fetalen B-Untereinheit zugrunde. Weiterhin werden der Kreatin-Kotransporter, ein Protein, das den Transport von Kreatin in den Kardiomyozyten ermöglicht, und Myoglobin, ein Protein, dass den Transport von Sauerstoff vom Erythrozyten zu den Mitochondrien ermöglicht, bei der Herzinsuffizienz vermindert exprimiert.

FAZIT

Im insuffizienten Myokard akkumulieren strukturelle, funktionelle, elektromechanische, biochemische und molekulargenetische Adaptationen. Während manche dieser Prozesse dem Herzen die Aufrechterhaltung einer adäquaten Funktion ermöglichen, führen andere langfristig zu einem progredienten Zell- oder Kontraktilitätsverlust, wiederum andere Prozesse begleiten funktionell neutral die Entwicklung der Herzinsuffizienz. Die Zuordnung dieser pathophysiologischen Abläufe hat zur Identifikation neuer therapeutischer Eingriffsmöglichkeiten geführt.

Weiterführende Literatur

Aebert H, Schmitt JP, Schunkert H (2000) Apoptosis during cardiac surgery. Apoptosis in human atherosclerosis. In: Schunkert H, Riegger GAJ (eds) Apoptosis in cardiac biology. Kluwer, Boston

Auer J, Berent R, Eber B (2000) »Myocardium in hibernation« – implications for clinical medicine. Wien Med Wochenschr 150:123–127

Bauriedel G; Hutter R, Welsch U et al. (2000) Apoptosis in human atherosclerosis. In: Schunkert H, Riegger GAJ (eds) Apoptosis in cardiac biology. Kluwer, Boston

Bohm M (2002) Pathophysiologie der Herzinsuffizienz heute. Herz 27:75–91

Camici PG (2004) Hibernation and heart failure. Heart 90:141–143

Colucci WS (1990) In vivo studies of myocardial beta-adrenergic receptor pharmacology in patients with congestive heart failure. Circulation 82 (2 Suppl): I44–I51

Eschenhagen T, Weil J (1998) Molekulare Grundlagen der Herzinsuffizienz. In: Ganten D, Ruckpaul K (Hrsg) Herz-Kreislauf-Erkrankungen (Handbuch der Molekularen Medizin). Springer, Berlin Heidelberg New York, S 147–221

Gonzalez A, Lopez B, Diez J (2004) Fibrosis in hypertensive heart disease: role of the renin-angiotensin-aldosterone system. Med Clin North Am 88:83–97

Hasenfuss G (1998) Alterations of calcium-regulatory proteins in heart failure. Cardiovasc Res 37:279–289

Holmer SR, Schunkert H (1996) Adaptive and genetic alterations of the renin angiotensin system in cardiac hypertrophy and failure. Basic Res Cardiol 91 (Suppl 2):65–71

Pieske B, Houser SR (2003) [Na+]i handling in the failing human heart. Cardiovasc Res 57:874–886

Pieske B, Kretschmann B, Meyer M et al. (1995) Alterations in intracellular calcium handling associated with the inverse force-frequency relation in human dilated cardiomyopathy. Circulation 92:1169–1178

Schnabel P, Böhm M (1999) Sympathetic activation in heart failure: A target of therapeutic approaches. Z Kardiol 88 (Suppl 3):S5–S11

Schunkert H, Riegger G (ed) (1999) Apoptosis in cardiac biology. Kluwer, Boston

Sigel A, Riegger GAJ (2000) Apoptosis in myocardial infarction. Apoptosis in human atherosklerosis. In: Schunkert H, Riegger GAJ (eds) Apoptosis in cardiac biology. Kluwer, Boston

Periphere Adaptationsmechanismen bei Herzinsuffizienz

Ein umfassendes Verständnis der Pathophysiologie der Herzinsuffizienz erfordert die Betrachtung der peripheren Adaptationsmechanismen (▶ folgende Übersicht).

Wichtige periphere (Mal-)Adaptationen bei Herzinsuffizienz

- **Neurohormonale Systeme**
  - Induktion des Renin-Angiotensin-Systems
  - Aktivierung des Sympathikus
  - Induktion der natriuretischen Peptide
  - Aktivierung des Endothelin-Systems (NYHA III–IV)
  - Aktivierung des Vasopressin-Systems (NYHA III–IV)
  - Suppression der NO-Synthase (Widerstandsgefäße)
  - Aktivierung von proinflammatorischen Zytokinen
- **Niere**
  - Erhöhung des Gefäßwiderstandes
  - Abfall der glomerulären Filtration
  - Natrium- und Flüssigkeitsretention
- **Gefäße**
  - Endotheldysfunktion
  - Vasokonstriktion
  - Mediahypertrophie
- **Lunge**
  - Pulmonale Hypertonie
  - Steigerung der Lymphdrainage
  - Obstruktion
  - Restriktion
  - Störung des Gasaustausches
- **Gastrointestinaltrakt**
  - Cirrhose cardiaque
  - Kachexie

- **ZNS**
  - Schlafapnoesyndrom
- **Immunsystem**
  - Endotoxineinstrom
  - Aktivierung von proinflammatorischen Zytokinen

4.1 Adaptation des neurohormonalen Netzwerkes

Die Herzinsuffizienz und die konsekutive Hypoperfusion der Peripherie werden von einer koordinierten Gegenreaktion der peripheren (leidtragenden) Organe beantwortet. Die strategische Leitung dieser Gegenregulation wird – gewissermaßen virtuell – von einem Netzwerk neurohormonaler Systeme übernommen. Verschiedene kardiovaskuläre Organsysteme sind in dieses Netzwerk eingebunden. Daneben werden diese Gewebe zum Zielorgan einer oft parakrinen Neurohormonwirkung. Das *zentrale Nervensystem* verarbeitet die Signale von Barorezeptoren und aktiviert den Sympathikus sowie die Vasopressinsekretion. In der *Niere* wird das Renin-Angiotensin-System stimuliert, was in der *Nebenniere* unmittelbar zur Freisetzung von Aldosteron führt und insgesamt eine Amplifikation anderer Systeme zur Folge hat. Das *Herz* beteiligt sich mit der Synthese der natriuretischen Peptide, während die *Gefäße* durch Regulation der NO-Synthase sowie der Endothelin-1- und Bradykininsynthese eingreifen. Die *Lunge* mit ihrer großen Endotheloberfläche nimmt schließlich durch Aktivierung und Degradation der verschiedenen Peptide am Geschehen teil (◻ Abb. 4.1).

Kennzeichnend ist dabei eine Interdependenz der verschiedenen Neurohormone (»*neurohumoral cross talk*«). Am besten

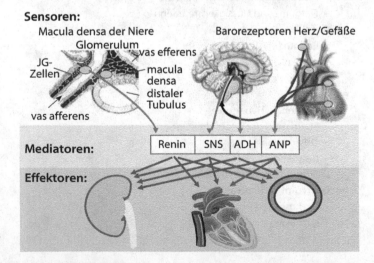

◻ Abb. 4.1. Verschaltung kardiovaskulärer Organe im neurohormonalen Netzwerk. *SNS* sympathisches Nervensystem; *ADH* antidiuretisches Hormon; *ANP* atriales natriuretisches Peptid

Sensoren:

Macula densa der Niere
Glomerulum
JG-Zellen
vas efferens
macula densa
distaler Tubulus
vas afferens

Barorezeptoren Herz/Gefäße

Mediatoren:

| Renin | SNS | ADH | ANP |

Effektoren:

bekannt ist die gegenseitige Verstärkung von Sympathikus und Renin-Angiotensin-System. So wird die Reninsekretion wesentlich durch die Sympathikusaktivität reguliert, während Angiotensin II präsynaptisch die Noradrenalinfreisetzung steigert. Darüber hinaus sind praktisch alle bekannten Neurohormone in ein regulatorisches und funktionelles Geflecht eingebunden (◘ Abb. 4.2).

Alle Medikamente, von denen wir heute wissen, dass sie die Prognose der Herzinsuffizienz verbessern können, greifen in den »*neurohumoral cross talk*« ein. So gewinnt die regulatorische und funktionelle Verflechtung der neurohormonalen Systeme klinisch eine herausragende Bedeutung. Dabei ist zu beachten, dass ein therapeutischer Eingriff in dieses Geflecht (z. B. die Gabe eines β-Blockers) kaskadenartig multiple Effekte nach sich zieht. ◘ Abbildung 4.3 zeigt die strategisch wichtigen Stellen der neurohormonalen Regulation, die zu Angriffspunkten der Herzinsuffizienztherapie werden.

Induzierte Neurohormone/ Systeme bei *CHF*	Funktionelle Interaktion (Auswirkung)						
ADH	RAS↑	SNS↑	PGE↑				
ADM	ALDO↓	ADH↓	ANP↑				
ANP	ADH↓	ALDO↓	ET₁↓	RAS↓	SNS↓		
BK	ANP↓	BNP↓	NOS↑	PGE↑	SNS↑		
BNP	ALDO↓	ET₁↓	RAS↓	SNS↓			
ET₁	ANP↑	BNP↑	RAS↓	SNS↑	NOS↑		
IL₁	IL₆↑	ADH↑	RAS↑	SNS↑			
IL₆	ET₁↑	ADH↑	RAS↑	SNS↑			
PGE	SNS↓	RAS↓	MMP↓	ET₁↓	PAI↓		
RAS	ADH↑	ALDO↑	ANP↑	BNP↑	ET₁↑	NOS↑	PGE↑ SNS↑
SNS	ANP↓	BNP↓	RAS↑	IL₁↑	IL₆↑	TNF↑	
TNF	IL₆↑	MMP↑	NOS↑	RAS↑	SNS↑	TGFβ↑	

◘ **Abb. 4.2.** *Neurohumoral cross talk* bei chronischer Herzinsuffizienz (*CHF*). *ADH* antidiuretisches Hormon; *ADM* Adrenomedullin; *ALDO* Aldosteron; *ANP* atriales natriuretisches Peptid; *BK* Bradykinin; *BNP* brain-natriuretisches Peptid; *ET₁* Endothelin 1; *IL₁* Interleukin 1; *IL₆* Interleukin 6; *MMP* Matrixmetalloproteinasen; *NOS* NO-Synthase; *PAI 1* Plasminogen activator inhibitor 1; *PGE* Prostaglandin E; *RAS* Renin-Angiotensin-System; *SNS* Sympathisches Nervensystem; *TGFβ* Transforming growth factor β; *TNF* Tumornekrosefaktor. ↑ Aktivierung; ↓ Hemmung

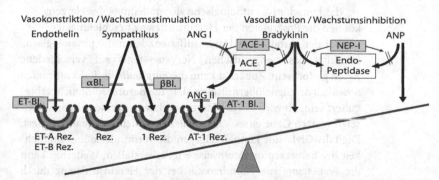

◘ **Abb. 4.3** Angriffspunkte von Medikamenten im neurohumoralen Geflecht. *ACE* Angiotensin-Konversionsenzym; *Ang I* Angiotensin I; *Ang II* Angiotensin II; *AT-1 Rez* Angiotensin-Typ-1-Rezeptor; α *Bl* α-Blocker; β *Bl* β-Blocker; *ET-A Rez.* Endothelin-A-Rezeptor; *ET-B Rez.* Endothelin-B-Rezeptor; *ET-Bl* Endothelin-Blocker; α *Rez.* α-Rezeptor; β *1 Rez.* β-1-Rezeptor

4.1.1 Autonomes Nervensystem

Ein Rückgang der Auswurfleistung des Herzens zieht eine verminderte Füllung (*»underfilling«*) der arteriellen Zirkulation nach sich. Unverzüglich reagieren systemisch und lokal angreifende Kompensationsmechanismen. Der afferente (sensorische) Schenkel dieser Regelkreisläufe besteht aus Rezeptoren in den Vorhöfen, im linken Ventrikel, im Aortenbogen, in der Carotis. Die Nn. Vagus und Glossopharyngeus leiten deren Information zum Nucleus des Tractus solitarius bzw. zu den supraoptischen bzw. paraventrikulären Kernen im Hypothalamus weiter. Die Folge ist eine Stimulation des sympathischen Nervensystems und der Vasopressinsekretion (efferenter Schenkel). Zudem können bei Stresssituationen höhere Zentren zur Stimulation des Sympathikus führen. Funktionelle Bedeutung hat die Aktivierung des Sympathikus insbesondere bei einer akuten Kreislaufinsuffizienz. Aber auch bei der chronischen Herzinsuffizienz zeigen direkte Ableitungen an sympathischen Nervenfasern oder erhöhte Noradrenalinspiegel im Plasma die Aktivierung des Sympathikus an (◘ Abb. 4.1). Parallel hierzu findet sich eine reduzierte Aktivität des Parasympathikus am Herzen. Die Konsequenz ist eine »Imbalance« des autonomen Nervensystems. Funktionell reichen die Folgen von einer positiv inotropen Wirkung, einer Erhöhung der Herzfrequenz und des peripheren Widerstandes sowie proarrhythmischen Effekten bis zur Induktion von Neurohormonen sowie immunologischen und wachstumsinduzierenden Faktoren. So kann die Aktivierung des Sympathikus sowohl nützliche als auch maladaptive Aspekte haben, wobei letztere bei chronischer Stimulation deutlich überwiegen. Insbesondere

- die Erhöhung der Vor- und Nachlast,
- die Salz- und Wasserretention,
- die Zunahme der kardialen Wandspannung mit Erhöhung des Sauerstoffverbrauches und
- das konsekutive pathologische »Remodelling« des Herzens

können die Progression der Herzinsuffizienz beschleunigen.

Bei der chronischen Herzinsuffizienz kann die physiologische Integrität des sympathischen Nervensystems auf verschiedene Arten gestört sein. Zunächst kann die *Empfindlichkeit des afferenten Schenkels* der Signalübermittlung, d. h. die Barorezeptoren, herabreguliert sein. So wird bei der Herzinsuffizienz die Noradrenalinfreisetzung nach Gabe eines Vasokonstriktors nicht adäquat reduziert. Digitalis-Glykoside können dagegen die verminderte Empfindlichkeit der Barorezeptoren teilweise wiederherstellen. Weiterhin kann die *Freisetzung von Noradrenalin* bei der Herzinsuffizienz durch Aktivierung oder Suppression verschiedener Systeme modifiziert sein. Insbesondere Angiotensin II kann so zur Erhöhung der Noradrenalinausschüttung führen (◘ Abb. 4.4).

Nervendigung einer sympathischen Faser

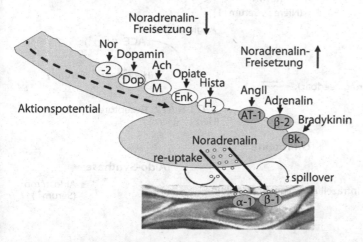

Abb. 4.4 Noradrenalinsekretion einer sympathischen Nervenendung. Ein Aktionspotenzial (»Spike«) führt zur *Freisetzung* von *Noradrenalin*, die durch präsynaptisch angreifende Faktoren entweder verstärkt oder abgeschwächt wird. Wichtig ist auch die lokale Konzentration von *Noradrenalin*, die durch eine entsprechende Synthese bzw. Wiederaufnahme *(»re-uptake«)* aus dem synaptischen Spalt moduliert wird. So ist im insuffizienten Herzen die Noradrenalin-Verfügbarkeit erheblich herabgesetzt. *Ach* Acetylcholin; *ACE* Angiotensin-Konversionsenzym; *Ang II* Angiotensin II; *AT-1* Angiotensin-Typ-1-Rezeptor; *Bk*₁ Bradykinin; *Enk* Enkykalin; *Hista* Histamin; *M* muscarinerger Rezeptor; *Nor* Noradrenalin

Funktionell ist schließlich von Bedeutung, inwieweit die postsynaptische Signalverarbeitung intakt ist. Insbesondere die β-1-Rezeptor-vermittelte Stimulation ist im insuffizienten Myokard beeinträchtigt (**Abb. 3.7**).

4.1.2 Renin-Angiotensin-Aldosteron-System

Das Renin-Angiotensin-Aldosteron-System (**Abb. 4.5**) greift mit seinem Effektorpeptid Angiotensin II direkt in den Wasser- und Salzhaushalt sowie in die Regulation des peripheren Widerstandes ein. Zudem wird die Aldosteronsynthese gesteigert und so die Angiotensin-II-Wirkung an der Niere amplifiziert.

Die klassischen Wirkungen von Angiotensin II werden von vielen peripheren Effekten begleitet (▶ folgende Übersicht). Hervorzuheben ist zunächst, dass hierbei nicht nur das zirkulierende Renin-Angiotensin-System, sondern eine Vielzahl lokaler, gewebeständiger Systeme zum Einsatz kommen (**Abb. 3.9**). Dabei können diese lokalen Systeme bereits ihre Angiotensin-II-Produktion steigern, bevor in der Zirkulation eine Erhöhung des Renin zu finden ist.

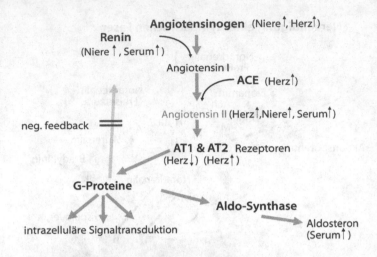

4

◻ **Abb. 4.5.** Das Renin-Angiotensin-Aldosteron-System. In *Klammern* sind die Veränderungen einzelner Komponenten des Systems bei der Herzinsuffizienz angegeben. *AT1 & AT2* AT-1- und AT-2-Rezeptor; *ACE* Angiotensin-Konversionsenzym

Angiotensin-II-Effekte

■ **Herz**
 – Positiv inotrop (Vorhof)
 – Negativ lusitrop
 – Hypertrophie und Fibrosierung des Myokards

■ **Gefäße**
 – Vasokonstriktion
 – Proliferation der glatten Muskelzellen
 – Inflammation und Plaqueinstabilität
 – Endothelschädigung
 – Induktion von Endothelin-1 und Prostaglandinen
 – Induktion einer Phosphodiesterase (die cGMP abbaut)
 – Induktion von Interleukin-6
 – Suppression der NO-Synthase
 – Steigerung der Plasminogen-Aktivator-Inhibitor-(PAI-1-) Produktion

■ **Niere**
 – Steigerung des Gefäßwiderstandes, insbesondere am Vas efferens
 – Steigerung der Natriumrückresorption
 – Fibrosierung des Mesangiums und des Interstitiums

■ **Nebenniere**
 – Steigerung der Aldosteronfreisetzung

■ **ZNS**
 – Steigerung des Durstempfindens
 – Steigerung der Vasopressinfreisetzung
 – Steigerung der Noradrenalinfreisetzung

■ **Sonstige**
 – Risiko für Diabetes mellitus?

Neben der kaum zu überblickenden Komplexität der Angioten-
sin-II-Effekte (▶ obige Übersicht) ist auch die Modulation anderer
neurohormonaler Systeme durch das Peptid von großer Bedeutung
(◘ Abb. 4.2). So ist vielleicht zu erklären, dass die Inhibition des
Renin-Angiotensin-Systems für so viele Überraschungen in der
Therapie der Herzinsuffizienz gesorgt hat.

Die in der obigen Übersicht genannten Angiotensin-II-Effekte
sind über den Hauptrezeptor des Systems, den AT1-Rezeptor, vermittelt. Daneben ist der AT2-Rezeptor kloniert und teilweise funktionell charakterisiert, der teilweise antagonistische Effekte hat.

Neben dem inaktiven Angiotensin I und dem aktiven Angiotensin II kommen noch andere Peptide in der Angiotensinfamilie
vor. Von diesen könnte Angiotensin-(1–7) eine gewisse funktionelle
Bedeutung haben. Angiotensin-(1–7) teilt einige Eigenschaften mit
Angiotensin II, hat aber auch entgegengesetzte Wirkungen. So stimuliert Angiotensin-(1–7) die Prostaglandin- und Bradykininsynthese und vermittelt eine Vasodilatation. Sowohl AT1-Blocker (durch
Feedback-Stimulation der Angiotensin-I-Synthese) als auch ACE-,
NEP- und Vasopeptidaseinhibitoren (da ACE und NEP Angioten-
sion-(1–7) abbauen) steigern die Angiotensin-(1–7)-Konzentration
und können so indirekte pharmakodynamische Effekte entfalten.

4.1.3 Vasopressin-System

Bei einer schweren Herzinsuffizienz wird im Hypothalamus die
Produktion Arginin-Vasopressin (synonym: antidiuretisches Hormon, ADH) gesteigert, das dann von der Hypophyse sezerniert wird.
Neuere Untersuchungen belegen zudem, dass Vasopressin auch im
Koronarsystem gebildet werden kann. Folglich sind bei höhergradiger Herzinsuffizienz die zirkulierenden Vasopressinspiegel erhöht.
Vasopressin bewirkt über V1-Rezeptoren eine Vasokonstriktion sowie eine hepatische Glykogenolyse und eine vermehrte Plättchenag-
gregation. V2-Rezeptoren finden sich überwiegend an den Sammel-
rohren der Niere, wo sie die Translokation von Aquaporin-2-Was-
serkanälen zur apikalen Membran induzieren (**Shuttle**-Hypothese).
Aquaporin-2 steigert dort die Permeabilität und damit die Rückresorption von Wasser. V2-Antagonisten sind derzeit in der klinischen
Erprobung zur Therapie der Herzinsuffizienz (◘ Abb. 4.6).

4.1.4 Endothelin-System

Endotheline werden in Gefäßen und dem Myokard gebildet und
entfalten über Endothelin-A- und Endothelin-B-Rezeptoren ihre
Wirkung (◘ Abb. 4.7). Während die A- und B-Rezeptoren an glatten
Muskelzellen vasokonstringierende und wachstumsstimulierende

4

Effekte haben, entfaltet der Endothelin-B-Rezeptor über das Endothel eine Vasodilatation. Der letztere Effekt ist allerdings quantitativ
weniger bedeutend, insbesondere wenn eine Endothelschädigung
vorliegt. Bei der Herzinsuffizienz sind die Endotheline induziert und
tragen insgesamt zur Steigerung des Widerstandes in der peripheren
Zirkulation, aber auch im Pulmonalkreislauf bei. Endothelinantagonisten haben in herzinsuffizienten Tieren gute Effekte auf die Hämodynamik und Mortalität gezeigt. Erste klinische Studien sind bei der
Linksherzinsuffizienz allerdings nicht konklusiv. Dagegen liegen für
die Behandlung der pulmonalen Hypertonie sehr günstige Daten
vor, wobei noch zu klären ist, ob selektive Endothelin-A-Rezeptor-
blocker im Vergleich zu unselektiven Antagonisten überlegen sind.

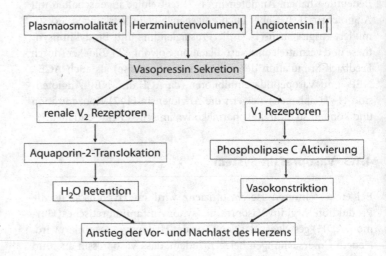

◻ Abb. 4.6. Das Vasopressin-System bei der Herzinsuffizienz

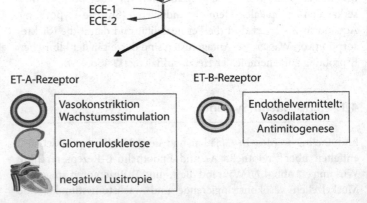

◻ Abb. 4.7. Das Endothe-
lin-System. *ECE-1* Endothe-
lin-Konversionsenzym 1;
ECE-2 Endothelin-Konversi-
onsenzym 2; *ET-A-Rezeptor*
Endothelin-A-Rezeptor;
ET-B-Rezeptor Endothelin-
B-Rezeptor

4.1.5 Natriuretisches Peptid-System

Das atriale natriuretische Peptid (ANP) und das brain-natriuretische Peptid (BNP) werden überwiegend im Herzen gebildet. Unter physiologischen Bedingungen stammt das zirkulierende ANP überwiegend aus den Vorhöfen. Bei der Linksherz-Hypertrophie tritt der Ventrikel als wesentliche Bildungsstätte hinzu, wo ohnehin ein Großteil des BNP gebildet wird. Bei der Herzinsuffizienz sind die natriuretischen Peptide stark induziert. Auch eine chronische Gabe von β-Blockern erhöht die ANP- und BNP-Spiegel. ANP und BNP binden an den A-Rezeptor, der als Guanylylzyklase fungiert und durch die Bildung von cGMP natriuretisch, vasodilatierend, antimitotisch und lusitropisch wirkt. Die Bedeutung des natriuretischen Peptid-Systems für das Herz wird dadurch unterstrichen, dass eine genetische Ausschaltung (»knock out«) der BNP-Produktion oder des Typ-A-Rezeptors eine Hypertrophie und Fibrose des Myokards zur Folge hat. CNP stammt aus dem Endothel und bindet an den B-Rezeptor, der ebenfalls als Guanylylzyklase fungiert, aber nur in der Gefäßmuskulatur zu finden ist und dort relaxierend wirkt (◘ Abb. 4.8).

Somit bilden die natriuretischen Peptide einen wichtigen natürlichen Gegenspieler zum Angiotensin II, das ebenfalls bei der Herzinsuffizienz induziert ist, aber gegenteilige Effekte hat. Allerdings kommt es bei der Herzinsuffizienz auch zur Herabregulation der ANP-vermittelten Signaltransduktion, wodurch das Renin-Angiotensin-System die dominierende Rolle gewinnt.

Alle drei Peptide werden teilweise über den C-Rezeptor abgebaut, der keine intrazellulären Signale übermittelt und den Namen wegen seiner Clearance-Funktion hat. Wesentlich für die Clearance der natriuretischen Peptide ist zudem die neutrale Endopeptidase (NEP, ▶ Abschn. 4.1.8), die pharmakologisch inhibiert werden kann. Allerdings hat sich die isolierte Inhibition von NEP als wenig

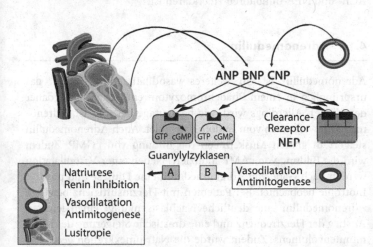

◘ Abb. 4.8. Das natriuretische Peptid-System bei der Herzinsuffizienz. *ANP* atriale natriuretische Peptid; *BNP* brain-natriuretisches Peptid; *CNP* Clearance-natriuretisches Peptid; *GTP* Guanintriphosphat; *cGMP* zyklisches Guanasinmonophosphat; *NEP* neutrale Endopeptidase

wirksam erwiesen. Dagegen kommt einer kombinierten Inhibition von NEP und ACE, der so genannten Vasopeptidase-Inhibition, ein synergistischer Effekt zu, der in der Therapie von Hypertonie und Herzinsuffizienz von Bedeutung sein könnte.

4.1.6 Bradykinin

Bradykinin ist ein multifunktionelles Peptid, das durch Aktivierung des induzierbaren Bk_1-Rezeptors an Entzündungsreaktionen beteiligt sein kann und durch Aktivierung des konstitutiv exprimierten Bk_2-Rezeptors u. a. vaskuläre und antiproliferative Effekte hat. Endotheliale Bk_2-Rezeptoren aktivieren die eNOS und damit die Produktion von Stickstoffmonoxid. In glatten Muskelzellen wird durch den Bk_2-Rezeptor die Guanylylzyklase aktiviert. Vermehrt synthetisiertes zyklisches GMP wirkt vasodilatierend und antiproliferativ. Weiterhin kann Bradykinin durch Stimulation des Bk_2-Rezeptors über die Phospholipase A_2 die Bildung von Prostaglandin I_2 stimulieren. Weitere Effekte von Bradykinin sind die Freisetzung von t-PA (Gewebe-Plasminogen-Aktivator) und EDHF (endothelialer hyperpolarisierender Faktor). Allerdings kann Bradykinin auch die Noradrenalinausschüttung steigern. Die Bildung von Adhäsionsmolekülen wird dagegen von Bradykinin supprimiert. Die Netto-Effekte der unterschiedlichen Bradykinininteraktionen lassen sich am besten an Tieren ohne Bk_2-Rezeptoren (Bk_2r-/-Knock-out-Mäuse) untersuchen, die u. a. eine Hypertonie und Herzhypertrophie entwickeln, die in eine dilatative Kardiomyopathie übergeht. Bradykinin wird durch das Angiotensin-Konversionsenzym (ACE) sowie die neutrale Endopeptidase (NEP) abgebaut. Neuere Studien belegen eindrücklich, dass durch Blockade der Bradykinindegradation ein Teil der klinisch günstigen Effekte von ACE- und NEP-Inhibitoren zu erklären ist.

4.1.7 Adrenomedullin

Adrenomedullin ist ein weiteres vasodilatierendes Peptid, das ursprünglich in einem Phäochromozytom entdeckt wurde (daher der Name). Allerdings wird, wie heutzutage bekannt ist, Adrenomedullin wesentlich vom Endothel gebildet. Auch Adrenomedullin steigert in glatten Muskelzellen die Bildung von cGMP. Zudem wird die Bildung von cAMP induziert. Neben einer Vasodilatation werden nach Gabe von Adrenomedullin eine Diurese und positive Inotropie beobachtet. Bei Patienten mit Herzinsuffizienz bewirkte Adrenomedullin eine deutliche Nachlastsenkung, einen leichten Anstieg der Herzfrequenz und eine drastische Steigerung des Herzminutenvolumens. Zudem wurde die Natriumexkretion gesteigert und die Aldosteronsynthese supprimiert. Ob diese Effekte klinisch-therapeutisch umgesetzt werden können, ist derzeit noch unklar.

4.1.8 NEP- und Vasopeptidase-Inhibition

Die Degradation von vasodilatierenden Peptiden (ANP, BNP, CNP, Bradykinin, Adrenomedullin, Angiotensin-[1–7]) wird ganz wesentlich von der Aktivität der neutralen Endopeptidase geregelt. Dieses Enzym kann durch NEP-Inhibitoren pharmakologisch geblockt werden (◘ Abb. 4.9). Allerdings ist die klinische Wirksamkeit von isolierten NEP-Inhibitoren begrenzt. Im Gegensatz dazu ist ein Molekül, das equipotent NEP und ACE blockieren kann, in der Therapie von Hypertonie und Herzinsuffizienz von Interesse. Dieses neue Wirkprinzip wird aufgrund der multiplen Ansatzpunkte *Vasopeptidaseinhibition* genannt. Ein erstes oral wirksames Medikament aus dieser Klasse, Omapatrilat, zeigte in klinischen Studien synergistische Effekte auf den Gefäßtonus sowie eine verbesserte Hämodynamik bei herzinsuffizienten Patienten.

4.2 Niere

Nicht selten treten eine Herz- und Niereninsuffizienz kombiniert auf, z. B. im Rahmen von Erkrankungen, die beide Organe schädigen können (Diabetes mellitus etc.). Besonders deutlich wird dies bei fortgeschrittener Niereninsuffizienz. So haben etwa 70% der Patienten im präterminalen Stadium eine linksventrikuläre Hypertrophie und etwa 30% Zeichen der Herzinsuffizienz. Dabei können die

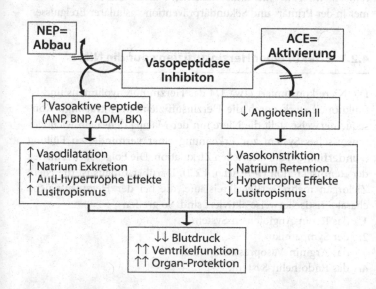

◘ Abb. 4.9. Strategische Rolle von *ACE* (Angiotensin-Konversionsenzym) und *NEP* (neutrale Endopeptidase) im Gleichgewicht der Neurohormone. *ANP* atriale natriuretische Peptid; *ADM* Adrensmedullin, *BNP* brain-natriuretisches Peptid; *BK* Bradykinin

4

Konsequenzen der Nierenerkrankung die Herzinsuffizienz erheblich aggravieren (▶ folgende Übersicht).

> **Potenzierende Faktoren bei Nieren- und Herzinsuffizienz**
> ■ Arterielle Hypertonie
> ■ Flüssigkeitsretention
> ■ Stimulation von neurohormonalen Systemen
> ■ Anämie mit Hyperzirkulation
> ■ Elektrolytverschiebungen
> ■ Urämietoxine

Unter der Dialyse tritt meist eine weitere Verschlechterung der kardialen Prognose ein. So liegt bei Dialysepatienten das Risiko eines Herzinfarktes durchschnittlich bei 26% pro Jahr und damit 50fach höher als in der Allgemeinbevölkerung. Auch wenn ein Herzinfarkt initial überlebt wird, haben betroffene Dialysepatienten eine enorm hohe Mortalität (etwa 60% im ersten Jahr).

Zudem sind die therapeutischen Optionen bei niereninsuffizienten Patienten insgesamt ungünstiger. Zum Beispiel bringt die interventionelle (PCI) und operative (ACVB) Revaskularisierung bei niereninsuffizienten Patienten deutlich höhere Komplikationsraten mit sich. Auch zeigen Diuretika und ACE-Hemmer gelegentlich wenig überzeugende hämodynamische Effekte und können zu einem weiteren Anstieg der Kalium- und Retentionswerte führen. Auf die Gabe von Diuretika (zur effektiven Reduktion der Vorlast) und ACE-Hemmern (wegen der organprotektiven Wirkung) sollte trotzdem nach Möglichkeit nicht verzichtet werden. Einen besonderen Stellenwert bei niereninsuffizienten Patienten haben CSE-Hemmer in der Primär- und Sekundärprävention vaskulärer Ereignisse.

4.2.1 Effekte einer Herzinsuffizienz auf die Niere

Die Niere konsumiert etwa 1/4 des Herzminutenvolumens und ist funktionell stark durch die Herzinsuffizienz beeinträchtigt. Konsequenterweise stellt die Niere mit der Macula densa ein wichtiges sensorisches System zur Erkennung einer verminderten Füllung (»underfilling«) der arteriellen Zirkulation. Die Folge ist ein Anstieg der Reninsekretion (▶ Abschn. 4.2.2). Darüber hinaus ist die Niere Zielorgan mehrerer Regelkreisläufe, die bei der Herzinsuffizienz charakteristischerweise aktiviert sind. So greifen

1. das Renin-Angiotensin-System,
2. der Sympathikus,
3. das Arginin-Vasopressin-System,
4. das Endothelin-System,

5. das natriuretische Peptid-System und
6. Prostaglandine

allesamt an der Niere an, wobei als Stellgrößen die Salz- und Flüssigkeitsbilanz beeinflusst werden. Somit kann das »*underfilling*« gemildert werden, allerdings zum Preis einer weiteren Belastung des insuffizienten Herzens und einer Kongestion im venösen Schenkel der Zirkulation. In Kenntnis dieser Prozesse greift die moderne Therapie der Herzinsuffizienz gezielt in die renalen Regelkreisläufe ein, um eine Akzeleration der Krankheit zu verhindern.

4.2.2 Renales Renin-Angiotensin-System

Fällt der renale Plasmafluss aufgrund der Herzinsuffizienz ab, kommt es zur Aktivierung des renalen und später auch des systemischen Renin-Angiotensin-Systems. Zunächst findet sich eine Zunahme der Angiotensinogen-Produktion in der Niere. Da intrarenal hohe Renin- und ACE-Konzentrationen vorliegen, erhöht sich hierdurch die lokale Angiotensin-II-Synthese. Bei hochgradiger Herzinsuffizienz oder Einnahme von Diuretika steigt auch die Reninsekretion an, wodurch die systemische Angiotensin-II-Bildung angekurbelt wird. Angiotensin II bewirkt in der Niere eine starke Konstriktion der efferenten Arteriole. Somit steigt der Filtrationsdruck im Glomerulum an, und ein relativ größerer Anteil des renalen Plasmaflusses wird filtriert. Durch diese so genannte Hyperfiltration des einzelnen Glomerulums kann trotz verminderter Perfusion die »Clearance« aufrechterhalten werden (◘ Abb. 4.10).

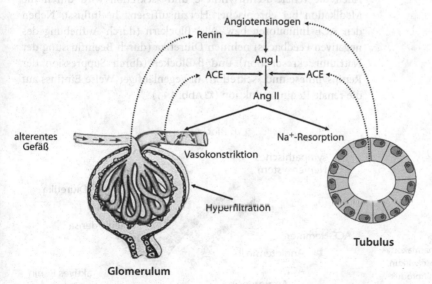

◘ **Abb. 4.10.** Das renale Renin-Angiotensin-System bei der Herzinsuffizienz. *ACE* Angiotensin-Konversionsenzym; *Ang I* Angiotensin I; *Ang II* Angiotensin II

Weiterhin steigert Angiotensin II die tubuläre Natriumresorption und damit indirekt die Flüssigkeitsretention.

Diese Angiotensin-II-Effekte lassen auch die Wirkung von ACE-Inhibitoren bzw. AT1-Blockern an der Niere transparent werden. So kommt es zum Wegfall der Vasokonstriktion am Vas efferens mit Zunahme der Nierendurchblutung bei gleichzeitigem Rückgang der Filtrationsfraktion. Bei manchen Patienten kann es hierdurch initial zu einem funktionell-bedingten Anstieg der Retentionswerte kommen, insbesondere wenn das System stark aktiviert war (▶ folgende Übersicht). Der Anstieg der Retentionswerte ist jedoch meist voll reversibel. Zudem ist der chronische Nutzen dieser Medikamente, die sich durch eine ausgeprägte nephro- und kardioprotektive Wirkung auszeichnen, wichtiger als die initialen Effekte zu werten.

Erhöhtes Risiko für die Entwicklung/Progression einer Niereninsuffizienz bei ACE-Inhibition oder AT1-Blockade

- Nierenarterienstenose
- Generalisierte Atherosklerose
- Präexistente Niereninsuffizienz
- Hypotonie
- Hyponatriämie
- Diabetes mellitus
- Einnahme von Diuretika oder Vasodilatoren
- Volumenverluste (Erbrechen, Diarrhoe etc.)

Auch die renale Reninsynthese und -sekretion wird durch die Medikation bei chronischer Herzinsuffizienz beeinflusst. Neben den ACE-Inhibitoren bzw. AT1-Blockern (durch Aufhebung des negativen Feedbacks) nehmen Diuretika (durch Beeinflussung der Natriumrückresorption) und β-Blocker (durch Suppression der Reninsynthese und -sekretion) in gegenläufiger Weise Einfluss auf die renale Reninproduktion (◘ Abb. 4.11).

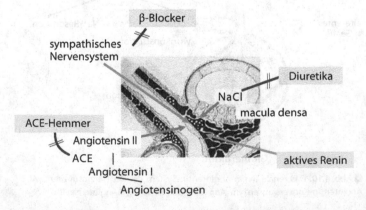

◘ **Abb. 4.11.** Pharmakodynamische Wechselwirkungen bei der Reninproduktion. *ACE* Angiotensin-Konversionsenzym

So entstehen unter der typischen Therapie der Herzinsuffizienz an der Niere pharmakodynamische Wechselwirkungen, die sowohl erwünschte (Wirkungsverstärkung) als auch unerwünschte (Kreatininanstieg) Effekte haben können.

4.2.3 Sympathikuswirkung an der Niere

Bei der Herzinsuffizienz kommt es zu einer Stimulation des sympathischen Nervensystems (▶ Abschn. 4.1.1), die sich auch durch direkte Nervenableitung an der Niere dokumentieren lässt. Dort bewirkt der Sympathikus u. a. die renale Vasokonstriktion und stimuliert die Salz- und Wasserrückresorption. Auch steigert der Sympathikus die Reninproduktion und -sekretion, wodurch die beiden Systeme eng koordiniert werden. So haben auch β-Rezeptorblocker eine nicht zu unterschätzende renale Wirkung, da sie bei Einnahme von Diuretika und/oder ACE-Inhibitoren eine exzessive Reninsekretion verhindern und so die Blockade des Renin-Angiotensin-Systems verstärken.

4.2.4 Renales Vasopressinsystem

Vasopressin bewirkt an der Niere über V2-Rezeptoren eine Translokation von Aquaporin-2-Wasserkanälen zur apikalen Membran, wodurch die Permeabilität für bzw. die Rückresorption von Wasser gesteigert wird. Langfristig erhöhte Vasopressinspiegel führen auch zu einer vermehrten Synthese von Aquaporin-2-Kanälen. Derzeit finden sich oral verfügbare V2-Rezeptorblocker in der klinischen Erprobung.

4.2.5 Hyponatriämie

Eine Hyponatriämie kann sich beim herzinsuffizienten Patienten auf dem Boden der Flüssigkeitsretention entwickeln und stellt damit *per se* keine Natriumverarmung, sondern eine Natriumdilution dar. Bei unbehandelten Patienten wird die Hyponatriämie durch Aktivierung endogener Systeme wie dem Renin-Angiotensin-System und dem Vasopressin-System erklärt. Amplifiziert wird die Hyponatriämie meist durch eine übermäßige diuretische Therapie, z. B. bei Kombination von Schleifen- und Thiaziddiuretika. Bei der chronischen Herzinsuffizienz werden durch die Hyponatriämie kaum Symptome verursacht, da sie sich meist langsam entwickelt. Falls sich die Hyponatriämie allerdings rasch entwickelt, kann es zu Organkomplikationen wie einer Niereninsuffizienz oder neurologischen Ausfällen bis zur pontinen Myelinolyse kommen. Die Hyponatriämie ist zudem ein wichtiger prognostischer Indikator für die Schwere der Herzinsuffizienz.

Die Therapie der Hyponatriämie besteht in einer Flüssigkeitsrestriktion, der Gabe von ACE-Inhibitoren und einer individuell angepassten Diuretikagabe. Die Korrektur der Natriumserumspiegel sollte langsam erfolgen.

4.3   Gefäßsystem

4.3.1 Endothel

Das Endothel reguliert in vielen Geweben durch Freisetzung von vasoaktiven Faktoren die regionale Durchblutung. Lokale Signale wie flussbedingte Scherkräfte, metabolische Bedürfnisse oder die Freisetzung von Bradykinin und Acetylcholin und systemische Signale werden vom Endothel gemittelt und regional zur Steuerung der Durchblutung genutzt. Dabei kann das Endothel durch Ausschüttung von Vasodilatatoren wie Stickstoffmonoxid (NO) und Prostazyklin oder Vasokonstriktoren wie Endothelin, Thromboxan A2 und freien Radikalen Einfluss nehmen (◘ Abb. 4.12).

Zudem wirkt das normale Endothel der Plättchen- und Leukozytenadhäsion entgegen. Hierdurch entsteht einerseits ein Schutz vor lokaler Thrombenbildung und der konsekutiven Freisetzung der thrombozyteneigenen Wachstumsfaktoren wie z. B. dem Thrombin. Andererseits entscheidet das Endothel über die Expression von Adhäsionsmolekülen. So ermöglichen Selektine das Rollen der Leukozy-

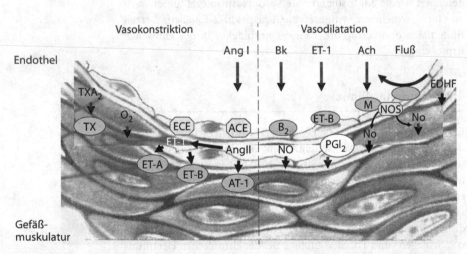

◘ **Abb. 4.12.** Das Endothel kann sowohl vasokonstringierende wie vasodilatierende Signale aussenden. *TXA₂* Thromboxan A₂; *O₂⁻* Superoxidanion als Beispiel für freie Radikale; *ACE* Angiotensin-Konversionsenzym; *Ang I* Angiotensin I; *Ang II* Angiotensin II; *AT-1* Angiotensin-Typ-1-Rezeptor; *ECE* Endothelin-Konversionsenzym; *ET-1* Endothelin-1; *ET-A* Endothelin-A-Rezeptor; *ET-B* Endothelin-B-Rezeptor; *B₂* Bradykinin; *NO* Stickstoffmonoxid; *NOS* NO-Synthase; *Ach* Acetylcholin; *M* muscarinerger Rezeptor; *EDHF* »endothelium derived hyperpolarisation factor«

ten entlang der Gefäßwand. Das intrazelluläre Adhäsionsmolekül 1 (ICAM-1) begünstigt die Haftung der Leukozyten an der Gefäßwand. Schließlich schleust das Plättchen-Endothelzellen-Adhäsionsmolekül-1 (PECAM-1) die Leukozyten durch das Endothel hindurch. Zytokine (stimulierend) und Bradykinin (supprimierend) haben wesentlichen Anteil an der Regulation der Adhäsionsmoleküle.

Neuere Untersuchungen belegen, dass bei Patienten mit Herzinsuffizienz die endothelvermittelte Vasodilatation gestört sein kann. Die Ursache kann einerseits eine Begleiterkrankung wie Hypertonie, Hypercholesterinämie, Diabetes mellitus oder Atherosklerose sein. Andererseits kann auch eine schwere Herzinsuffizienz für sich genommen zu einer endothelialen Dysfunktion führen. Als Ursachen werden die Aktivierung des Renin-Angiotensin-Systems, zirkulierende Zytokine, ein chronisch verminderter Fluss und eine verminderte Bereitstellung des NO-Vorläufers Arginin angesehen. Die Folgen sind ein Anstieg des peripheren Widerstandes sowie eine verminderte Vasodilatation bei körperlicher Aktivität. Insbesondere im Herzen oder in der Skelettmuskulatur können so Durchblutungsstörungen aggraviert werden.

Therapeutisch bietet sich die Möglichkeit, durch ACE- oder Endothelininhibition oder durch Bereitstellung von Antioxidanzien in das gestörte Gleichgewicht der Endothelfunktion einzugreifen. So wird vielfach diskutiert, dass die organprotektiven Effekte dieser Medikamente teilweise durch die Korrektur der endothelialen Dysfunktion vermittelt werden.

4.3.2 Gefäßstruktur

Die Verlagerung des funktionellen Gleichgewichts von der Vasodilatation zur Vasokonstriktion bringt langfristig auch morphologische Veränderungen in der Gefäßwand mit sich. So sind die bei der Herzinsuffizienz dominierenden Vasokonstriktoren allesamt auch mitogen für Gefäßmuskelzellen und führen so zur Mediahypertrophie. So kann die Erhöhung des peripheren Widerstandes auch eine morphologisch fixierte Komponente erhalten. Besonders gefürchtet ist diese Komplikation im Pulmonalkreislauf, wo eine fixierte pulmonalarterielle Hypertonie zur Kontraindikation für die Herztransplantation werden kann.

4.3.3 Transplantatvaskulopathie

Die Vaskulopathie der Koronargefäße im transplantierten Herzen ist eine wesentliche Komplikation nach Herztransplantation. Die Ursachen der Transplantatvaskulopathie sind vielfältig (► folgende Übersicht) und führen in ihrer Gemeinsamkeit zu proliferativen und obstruktiven Gefäßschäden. Auch bei der Transplantatvaskulopathie spielt die Schädigung des Endothels eine initiierende Rolle. T-Lymphozyten und Makrophagen wandern in den Subendothelraum und produzieren dort Zytokine und Wachstumsfaktoren. Es kommt zur Proliferation der glatten Gefäßmuskelzellen und zur Entstehung diffuser zirkumferenzieller Plaques. In der Prävention haben sich eine konsequente Immunsuppression, Kalziumantagonisten und CSE-Hemmer als günstig erwiesen. Revaskularisierende Maßnahmen kommen insbesondere bei fokalen Läsionen in Betracht.

Ursachen der Transplantatvaskulopathie
- Aktivierung humoraler und zellulärer Immunantwort auf das Transplantat
- Ischämie-Reperfusions-Schaden während der Transplantation
- Virusinfektionen
- Immunsuppressive Medikamente
- Klassische Risikofaktoren

4.4   Lunge

Anatomisch und funktionell sind Herz und Lunge aufs Engste verknüpft. Eine ausreichende Sauerstoffversorgung des Organismus gelingt nur bei intakter Funktion beider Organe. Gemein haben Herz und Lunge auch die Dyspnoe als Kardinalsymptom einer Fehlfunktion (► folgende Übersicht). Schließlich sind Rasselgeräusche über den basalen Lungenabschnitten eines der wichtigsten Kriterien zur Diagnosestellung bei der Herzinsuffizienz.

Ursachen der Dyspnoe bei Herzinsuffizienz
- Anstieg des pulmonalkapillären Druckes
- »Mismatch« von Ventilation und Blutfluss (V/Q)
- Verringerte »Compliance« der Lunge
- Erhöhter Atemwegswiderstand
- Hypoxämie
- Gesteigerter Atemantrieb
- Gesteigerte CO_2-Produktion, Laktatazidose
- Neuronal-vermittelte (Reflex-)Hyperventilation, Sympathikusstimulation
- Erschöpfung der Atemmuskulatur
- Verringerte Kraft und Ausdauer
- Ischämie
- Atrophie der Typ-I-Muskelfasern, mitochondriale Degeneration

4.4.1 Lungenkreislauf bei Herzinsuffizienz

Der Lungenkreislauf ist von einer normalen Ventrikel- und Herz-klappenfunktion abhängig, ist er doch zwischen die rechten und lin-ken Herzhöhlen geschaltet. Der rechte Ventrikel hat den pulmonalen Gefäßwiderstand zu überwinden, der physiologischerweise weniger als 1/10 des peripheren Widerstandes ausmacht. Ein isoliertes Vor-wärtsversagen des rechten Ventrikels ist somit selten; das klinische Bild wird stärker von einer peripheren Kongestion (Rückwärtsver-sagen) als von der Einschränkung der Sauerstofftransportkapazität geprägt. Versagt dagegen der linke Ventrikel im Sinne eines Rück-wärtsversagens, ist ein Anstieg des Druckes im pulmonalvenösen Schenkel und – fortgeleitet – in den Lungenkapillaren die Folge.

Die Erhöhung des pulmonalvenösen Druckes bringt eine Störung des pulmonalen Flüssigkeits- und Gasaustausches mit sich, die typi-scherweise zunächst die basalen Lungenabschnitte betrifft. Ursache hierfür ist der hydrostatische Druck, der bei den niedrigen Drücken im Lungenkreislauf quantitativ stark ins Gewicht fällt. So ist die Blut-säule in den Lungengefäßen bei aufrechter Körperhaltung basal um 25–30 cm höher als apikal. Unter physiologischen Bedingungen wird dadurch die basale Lungendurchblutung gravitätsbedingt bevor-zugt. Bei der Herzinsuffizienz kommt es jedoch zur Drucküberlas-tung der basalen Gefäße. Morphologische und funktionelle Verän-derungen der Lunge sind die Folge (▶ folgende Übersicht). Tritt die Herzinsuffizienz akut ein, ist ein Flüssigkeitsaustritt ins Interstitium mit nachfolgender Erweiterung der Lymphgefäße und Lumenkomp-ression der basalen Gefäße (und Luftwege) die Folge. Im Extremfall bestimmt das alveoläre Lungenödem das klinische Bild. Bei einer chronischen Erhöhung des linksatrialen Druckes entwickelt sich eine Hypertrophie der Lungengefäße, die eine Erhöhung des Gefäßwider-standes und eine Redistribution der Lungendurchblutung zugunsten der apikalen Lungenabschnitte bewirkt. Diese Anpassungen erhöhen auch die Schwelle, an der es zum intraalveolären Flüssigkeitsaustritt kommt. So zeigt die klinische Routine, dass bei einer chronischen Herzinsuffizienz oder bei einem lange bestehenden Mitralvitium höhere Lungenkapillardrucke toleriert werden.

Morphologische Veränderungen der Lungenstrombahn bei chronischer Herzinsuffizienz

- Pulmonalvenöse Dilatation
- Pulmonalkapilläre Dilatation
- Mediahypertrophie der Lungenarterien und -venen – pulmo-nalarterielle Hypertonie
- Fibrose der Intima und Adventitia der Lungengefäße
- Dilatation der Lymphgefäße
- Alveoläre Hämosiderose

4

4.4.2 Lungenödem

Bei einem erheblichen Anstieg des pulmonalkapillären Druckes wird bei der Herzinsuffizienz eine Imbalance der Starlingkräfte ausgelöst. Meist sind bei einem pulmonalkapillären Druck von etwa 28–32 mmHg die Reserven der pulmonalen Flüssigkeitresorption erschöpft, das Lungenödem entwickelt sich. Bei erniedrigtem kolloidosmotischem Druck kann diese Schwelle gesenkt werden (► folgende Übersicht)

Imbalance der Starlingkräfte bei chronischer Herzinsuffizienz

1. Erhöhter pulmonalkapillärer Druck
   chronische Herzinsuffizienz
   – Vitium, z. B. Mitralstenose
   – Steigerung der Flusses oder des pulmonalarteriellen Druckes
2. Verringerter onkotischer Druck, Hypoalbuminämie
   – Renaler, gastrointestinaler, transdermaler Eiweißverlust
   – Malabsorption
   – Cirrhose cardiaque
3. Verringerter interstitieller Druck
   – Rasches Ablassen eines Ergusses
   – Negative Drücke bei Atemwegsobstruktion (Asthma)

Stadien des Lungenödems

Das Lungenödem kann in drei Stadien eingeteilt werden:

- Stadium I: Zunächst wird trotz erhöhtem pulmonalkapillärem Druck durch Steigerung des Lymphabstroms eine interstitielle Flüssigkeitsansammlung verhindert. Klinisch ist dieses Stadium allenfalls durch diskrete Rasselgeräusche über den basalen Lungenabschnitten zu erkennen.
- Stadium II: Ist die Transportkapazität der Lymphgefäße erschöpft, akkumuliert Flüssigkeit zunächst im lockeren Interstitium. Radiologisch fallen Kerley-B-Linien auf.
- Stadium III: Dieses ist durch Austreten der Flüssigkeit und Überflutung der Alveolarräume gekennzeichnet. Das Vollbild des Lungenödems ist die Folge.

Eine Erhöhung des onkotischen Druckes im Alveolarraum sowie eine Schädigung der Alveolarmembran erschweren die Rückbildung des Lungenödems.

Diagnostik bei kardialem Lungenödem

Das oft eindrucksvolle klinische Bild prägt die Diagnostik bei kardialem Lungenödem, wobei die Auskultation und die Röntgenthoraxuntersuchung einen herausgehobenen Stellenwert haben. Die massive Sympathikusstimulation führt meist zur Tachykardie, Erhöhung des Blutdruckes und einer Steigerung des Atemantriebes. Der starke Lufthunger führt unter Inanspruchnahme der Atemhilfsmuskulatur zur Tachypnoe. Trotzdem findet sich eine zyanotische Färbung der meist kühlen und feuchten Haut. Auskultatorisch sind über der Lunge feinblasige, später auch grobblasige Rasselgeräusche zu hören. Das Asthma cardiale mit exspiratorischem Stridor ist Ausdruck der ödembedingten Obstruktion der Atemwege. Die Auskultation des Herzens kann schwierig sein. Dabei sollte man zur Differenzierung der Ursachen (Herzinsuffizienz vs. Vitium vs. extrakardiale Ursache) besonders auf einen Galopprhythmus oder pathologische Klappengeräusche achten.

Die radiologische Untersuchung ist auch bei erschwerten Untersuchungsbedingungen z. B. in Form einer Thoraxaufnahme im Sitzen sinnvoll. Eine Reihe von Kriterien sowie die Ausbreitung der Veränderungen bergen wichtige diagnostische Information in sich (► folgende Übersicht).

Röntgenthoraxbefunde bei Lungenödem

- Redistribution der Blutverteilung zugunsten apikaler Lungenabschnitte
- Vermehrte Hiluszeichnung
- Kerley-B-Linien (1–2 cm lange, nicht verzweigende Linien, bevorzugt pleuranah)
- Kerley-A-Linien (4–6 cm lange, irreguläre Linien, bevorzugt vom Oberlappen zum Hilus)
- Kerley-C-Linien (selten, feinretikuläre Zeichnungsvermehrung)
- Diffuse, milchige Zeichnungsvermehrung (meist konfluierend, schmetterlingsförmig)

Differenzialdiagnosen beim Lungenödem

Zur Differenzierung vom Asthma bronchiale ist es hilfreich zu wissen, ob ähnliche Episoden oder die Diagnose eines Asthmas dem Patienten bekannt sind (Vormedikation?). Liegt bei einer COPD eine Polyglobulie vor, ist die Zyanose in Relation zu der Hypoxämie stärker ausgeprägt. Der Thorax kann fassförmig und überbläht sein. Auskultatorisch stehen ein exspiratorischer Stridor, leise Atemgeräusche und wenig feinblasige Rasselgeräusche im Vordergrund (► folgende Übersicht).

4

Differenzialdiagnosen bei respiratorischer Insuffizienz

- ▬ Asthma bronchiale
- ▬ Pneumonie
- ▬ Atelektase
- ▬ Pleuraerguss
- ▬ Pneumothorax
- ▬ Aspiration
- ▬ »Adult respiratory distress syndrome« (ARDS)
- ▬ Toxisches Lungenödem
- ▬ Neurogenes Lungenödem (Grand-mal-Anfall)
- ▬ Höhen-Lungenödem (»high-altitude pulmonary edema«, HAPE)
- ▬ Eklampsie

Zur Differenzialdiagnostik und weiterer Therapiesteuerung ist in vielen Fällen ein hämodynamisches Monitoring inklusive Einschwemmkatheter, eine echokardiographische Untersuchung und Blutgasanalyse erforderlich.

4.4.3 Pulmonale Hypertonie

Eine manifeste Herzinsuffizienz sowie eine Reihe weiterer Erkrankungen des Herzens (▶ folgende Übersicht) erhöhen den Widerstand des pulmonalvenösen Abflusses. Neben diesen hämodynamischen Konsequenzen findet sich bei der Herzinsuffizienz in der Lungenstrombahn auch eine Induktion vasokonstringierender Systeme wie z. B. des Endothelin-Systems und eine Inhibition vasorelaxierender Systeme wie z. B. die Stickstoffmonoxid-(NO-)Synthese. Folglich steigt der Gesamtwiderstand im Lungenkreislauf an, und bei konstantem Herzminutenvolumen bildet sich eine pulmonalarterielle Hypertonie aus. Bei entsprechender Adaptation kann der rechte Ventrikel einen systolischen Druck von mehr als 100 mm Hg aufbauen. Allerdings sind solchermaßen hohe Werte meist Folge einer Lungengefäß- oder Lungenparenchymerkrankung. Nichtsdestotrotz können sich auch bei der Herzinsuffizienz aufgrund der erhöhten Druckbelastung der Lungengefäße strukturelle Veränderungen inklusive einer Intima- oder Mediahypertrophie ausbilden. Diese morphologischen Gefäßveränderungen können sekundär die pulmonalarterielle Hypertonie fixieren. Eine fixierte pulmonalarterielle Hypertonie stellt ein Problem für die Herztransplantation dar, da das nicht adaptierte Spenderherz in einem solchen Fall den Widerstand im Lungenkreislauf nicht zu überwinden vermag. So sollte der Gesamtwiderstand im Lungenkreislauf 6 Wood-Einheiten (480 dyn/s/cm^{-5}) in Ruhe bzw.

3 Wood-Einheiten (240 dyn/s/cm^{-5}) nach maximaler Vasodilatation vor einer geplanten Herztransplantation nicht überschreiten. Weitere Aspekte zur pulmonalen Hypertonie werden im ► Kap. 9 zum Cor pulmonale abgehandelt.

Ursachen der pulmonalen Hypertonie

1. Diastolische Funktionsstörung des Herzens bei
   - Herzinsuffizienz
   - Koronarer Herzkrankheit
   - Aortenstenose
   - Arterieller Hypertonie
   - Hypertropher oder dilatativer oder restriktiver Kardiomyopathie
   - Pericarditis constrictiva
2. Pulmonalvenöse Stauung bei
   - Mitralstenose
   - Mitralinsuffizienz
   - Myxom
   - kongenitaler Anomalie
3. Lungenparenchymerkrankung
4. Ventilationsstörung
5. Primäre Lungengefäßerkrankung/Lungenembolie
6. Schistosomiasis

4.4.4 Lungenfunktion bei Herzinsuffizienz

Die Lungenfunktion von Patienten mit einer Herzinsuffizienz kann ein Mischbild von obstruktiven und restriktiven Ventilationsstörungen, einer Einschränkung der Diffusionskapazität sowie einem »Mismatch« von Ventilation und Blutfluss (V/Q) zeigen. Die Erhöhung des pulmonalkapillären Druckes führt zur interstitiellen Flüssigkeitsansammlung und damit zur Einschränkung der Compliance des Lungengewebes. Tritt bei chronischer Stauung sekundär eine Fibrose hinzu, verringert sich auch die Diffusionskapazität der Lunge erheblich (► folgende Übersicht). Schließlich kann durch ein Ödem oder die Freisetzung von bronchokonstringierenden Faktoren eine Erhöhung des Atemwegswiderstandes eintreten. Die resultierende Erhöhung der Atemarbeit, verknüpft mit einer reduzierten Gewebeperfusion, führt schließlich zu einer Erschöpfung der Atemmuskulatur, die sich auch in strukturellen und molekularen Umbauvorgängen in den betroffenen Muskeln nachweisen lässt.

4

> **Fehlfunktionen der Lunge und deren Ursachen bei chronischer Herzinsuffizienz**
>
> ▬ Obstruktion – Kompression der Atemwege durch interstitielles Ödem, Freisetzung von bronchokonstringierenden Faktoren
> ▬ Restriktion – akut: interstitielles oder alveoläres Ödem; chronisch: fibrotischer Umbau
> ▬ Einschränkung der Diffusionskapazität – Ödem und/oder Fibrose
> ▬ »Mismatch« von Ventilation und Blutfluss (V/Q) – Shuntvolumen und Redistribution des Blutflusses
> ▬ Erschöpfung der Atemmuskulatur

4.5   Zentrales Nervensystem

Zerebrale Symptome wie Kopfschmerzen, Schlaflosigkeit und Verwirrtheitszustände können Folge einer Herzinsuffizienz sein. Im Extremfall kann es bei zerebraler Hypoperfusion zu Halluzinationen oder psychotischen Zuständen kommen, insbesondere wenn eine Atherosklerose hinzutritt. Neben kortikalen Dysfunktionen spielt auch das autonome Nervensystem in der Pathophysiologie der Herzinsuffizienz eine wesentliche Rolle (▶ Abschn. 4.1.1).

4.5.1 Zentrale Schlafapnoe bei Herzinsuffizienz

Die arterielle Sauerstoffsättigung des Blutes, zentrale Chemorezeptoren und das Atemzentrum bilden einen rückgekoppelten Regelkreis, der bei manchen Patienten mit Herzinsuffizienz gestört ist und in Form einer Cheyne-Stokes-Atmung klinisch auffällig wird. Dabei handelt es sich um eine periodische Atmung mit Wechsel von tachypnoeischen bis apnoeischen Phasen, die sich im Abstand von Minuten wiederholen (◘ Abb. 4.13).

Die Prävalenz der Cheyne-Stokes-Atmung liegt bei der schweren Herzinsuffizienz bei etwa 40–50%. Die Ursachen werden in der

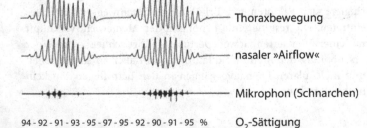

◘ **Abb. 4.13.** Cheyne-Stokes-Atmung bei schwerer Herzinsuffizienz

Thoraxbewegung

nasaler »Airflow«

Mikrophon (Schnarchen)

94 - 92 - 91 - 93 - 95 - 97 - 95 - 92 - 90 - 91 - 95 % O_2-Sättigung

folgenden ▶ Übersicht diskutiert. Differenzialdiagnostisch ist die obstruktive Apnoe abzugrenzen, die überwiegend bei übergewichtigen Patienten beobachtet wird und überwiegend anatomische Ursachen hat.

Ursachen des Schlafapnoesyndroms bei Herzinsuffizienz

- Hyperventilation bei pulmonaler Stauung und konsekutiver Hypokapnie
- Erhöhte Sensitivität der zentralen Chemorezeptoren
- Verlängerte Kreislaufzeiten zwischen Lunge und Chemorezeptoren

---

Als Folge der Cheyne-Stokes-Atmung kann der Schlaf gestört werden (wiederholte Arousal-Reaktionen). Tagesmüdigkeit und verminderte Leistungsfähigkeit sind Konsequenzen, die insbesondere beim herzinsuffizienten Patienten die klinische Situation weiter verschlechtern können. Darüber hinaus erhöht die repetitive Sauerstoffentsättigung des Blutes auch den pulmonalarteriellen Druck. Weiterhin kann es zu einer dauerhaften Stimulation des sympathischen Nervensystems kommen, wodurch Herzfrequenz und Blutdruck nachhaltig ansteigen können (▶ folgende Übersicht). Sympathikusaktivierung und Steigerung des pulmonalarteriellen Druckes können wiederum eine Akzeleration der funktionellen Verschlechterung des Herzens bewirken. Somit sollte durch möglichst konsequente Therapie der Herzinsuffizienz auch die zentrale Schlafapnoe behandelt werden. Die kontinuierliche Sauerstoffinhalation sowie die nasale CPAP-Beatmung (»continuous positive airway pressure«) bieten mögliche Therapieoptionen, die jedoch noch nicht konklusiv evaluiert worden sind.

Folgen der zentralen Schlafapnoe

- Tagesmüdigkeit
- Verminderte Leistungsfähigkeit
- Steigerung des pulmonalarteriellen Druckes
- Sympathikusaktivierung
- Tachykardie
- Hypertonie

4.6 Gastrointestinaltrakt

Bei der Herzinsuffizienz addieren sich Kongestion und Hypoperfusion funktionell zu einer teilweise erheblichen Beeinträchtigung der hepatischen und enteralen Funktion. Die Folge sind gastrointestinale Beschwerden wie Malabsorption, Obstipation, epigastrische Schmerzen, ein Spannungsgefühl im oberen rechten Quadranten, Übelkeit und Appetitlosigkeit. Teilweise können diese Symptome auch medikamentös (Digitalis, Kalziumantagonisten) bedingt sein. Klinisch bedeutsam ist auch eine verminderte Resorptionsfähigkeit des Gastrointestinaltraktes für Medikamente wie z. B. Diuretika.

4.6.1 Cirrhose cardiaque – Zirrhotische Kardiomyopathie

Ein Rückwärtsversagen des rechten Herzens mit konsekutivem Stau der Cava inferior und der Lebervenen (Abdomensonographie) signalisiert metabolische, funktionelle und möglicherweise auch strukturelle Veränderungen, die bis zur Zirrhose der Leber reichen können. Insbesondere bei akuter Herzinsuffizienz sind ein Anstieg der Leberenzyme, des Laktats und ein Abfall der Syntheseleistung zu beobachten.

Allerdings bringt auch eine primäre Leberschädigung, z. B. bei alkoholischer Zirrhose, hämodynamische Konsequenzen mit sich. So bewirkt die Lebererkrankung eine gesteigerte NO-Produktion mit konsekutiver Hyperzirkulation. Dagegen ist die kardiale Funktionsreserve beim Leberzirrhotiker eingeschränkt. Eine Ursache für dieses Phänomen liegt möglicherweise in der Herabregulation kardialer β-Rezeptoren. Im Extremfall kann sich eine zirrhotische Kardiomyopathie entwickeln. Auch der Alkohol selbst kann kardiale Funktionsstörungen hervorrufen. So tritt Vorhofflimmern sowohl bei chronischem Abusus wie im Entzug gehäuft auf. Weiterhin führt der Alkoholabusus zur Blutdrucksteigerung und damit zu einer Häufung der linksventrikulären Hypertrophie. Gleichzeitig sinkt der Proteinumsatz, so dass eine katabolische Stoffwechsellage eintritt, die insbesondere die Herz- und Skelettmuskulatur in Mitleidenschaft zieht. Eine Akkumulation freier Radikale und toxischer Produkte wie Azetalaldehyd wird als Ursache angesehen. So kann neben der zirrhotischen eine alkoholische Kardiomyopathie entstehen, die meist jedoch eine jahrzehntelange Alkoholanamnese voraussetzt. Eine konsequente Alkoholabstinenz ist kritisch für die weitere Prognose, wobei hierunter teilweise eine erhebliche Verbesserung der Ventrikelfunktion möglich ist.

4.6.2 Kachexie

Eine fortgeschrittene Herzinsuffizienz teilt mit neoplastischen oder generalisierten inflammatorischen Prozessen eine progrediente Malnutrition. Mündet diese in einer Kachexie, wird hierin ein prognostisch äußerst ungünstiger Prozess gesehen. Wesentlich für die

Entstehung der Kachexie sind die Anorexie sowie ein Hypermetabolismus, der durch Dyspnoe und vermehrte Atemarbeit verursacht ist. Hinzu tritt die Kongestion und Hypoxie der Mesenterialgefäße, die ein Ödem in der Darmmukosa hervorrufen. So wird die Permeabilität des Darmes für Darmbakterien und Endotoxine gesteigert. Es folgt eine entzündliche Reaktion, als deren Zeichen bei Patienten mit kongestivem Herzversagen erhöhte Plasmakonzentrationen des Tumor-Nekrose-Faktors-α (TNF-α) und weiteren Zytokinen zu finden sind. Lösliche CD14-Rezeptoren in der Zirkulation deuten auf abgelaufene Endotoxin-Zell-Kontakte hin. Unter erfolgreicher diuretischer Therapie können sich diese Veränderungen teilweise wieder zurückbilden.

4.7 Zytokine, Entzündung und freie Sauerstoffradikale

4.7.1 Zytokine

Inflammatorische Zytokine wie TNF-α, Interleukin (IL)-6, IL-1α, IL-2, Interferon(IFN)-α sind bei der schweren Herzinsuffizienz sowohl im Plasma als auch im Herzen induziert. Diese Zytokine stimulieren Akutphase-Proteine wie C-reaktives Protein (CRP) und Fibrinogen, die folglich ebenfalls bei Herzinsuffizienz erhöhte Plasmaspiegel zeigen. Die Akutphase-Reaktion bewirkt zudem eine Steigerung der Kapillarpermeabilität mit Exsudation von Albumin und Hypoalbuminämie. So wird der generalisierte Katabolismus weiter begünstigt.

Darüber hinaus bewirken TNF-α, IL-1α und IFN-α eine Apoptose von Kardiomyozyten. Die funktionelle Bedeutung dieser Zytokine wurde eindrucksvoll in transgenen Mäusen dokumentiert, die durch TNF-α-Überexpression eine dilatative Kardiomyopathie entwickeln. Auch eine prolongierte Infusion von TNF-α führt zur experimentellen Herzinsuffizienz. Konsequenterweise wurden Studien initiiert, die die Effekte von neutralisierenden TNF-α-Antikörpern bei herzinsuffizienten Patienten untersuchen.

4.7.2 Stickstoffmonoxid, freie Radikale und Antioxidanzien

Ein wichtiger Mediator der Zytokinwirkung ist die induzierbare NO-Synthase (iNOS). So findet sich im insuffizienten Herzen eine Stimulation iNOS (im Gegensatz zur eNOS-Suppression in peripheren Gefäßen) mit folglich hohen Stickstoffmonoxid-(NO-)Konzentrationen im Herzen. Im Myokard wirken hohe NO-Spiegel negativ inotrop und können zur Apoptose von Kardiomyozyten

4

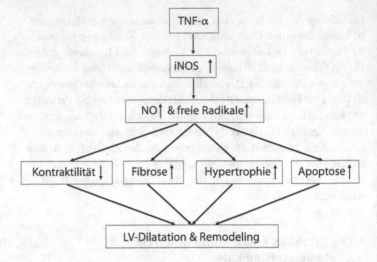

○ **Abb. 4.14.** Rolle von
Zytokinen bei Entwicklung
der Herzinsuffizienz. *iNOS*
induzierbare NO-Synthase;
TNF-α Tumor-Nekrose-
Faktor α; *LV* linksventrikulär

beitragen. Weiterhin induziert NO Metalloproteinasen, die zum
Umbau der extrazellulären Matrix führen (○ Abb. 4.14). Die Gabe
von iNOS-Inhibitoren kann dagegen die zytokinvermittelte Apoptose weitgehend unterdrücken.

Hohe NO- und Zytokinspiegel bedeuten für den Herzmuskel
auch eine vermehrte Bildung von freien Radikalen wie Super-
oxidanionen. So findet sich im insuffizienten Herzen eine Zunahme
des oxidativen Stresses und eine Erschöpfung von antioxidativen
Systemen. Genauso wie hohe NO-Spiegel wirken freie Radikale
negativ inotrop und führen zur Apoptose von Kardiomyozyten. So
entwickeln transgene Mäuse, denen ein wichtiges antioxidatives
Enzym deletiert worden ist (Mangan-Superoxid-Dismutase-**knock
out**-Mäuse), eine dilatative Kardiomyopathie. Jedoch können Anti-
oxidantien wie **N**-Azetylzystein die experimentelle zytokinvermittelte Apoptose unterdrücken. Radikalenfänger wie α-Tocopherol
oder Ko-Enzym Q10 (CQ10) werden aufgrund dieser Befunde jetzt
auch bei Patienten mit Herzinsuffizienz getestet.

4.8 Gerinnungssystem

Eine Herzinsuffizienz kann sowohl pro- als auch antikoagulatori-
sche Effekte haben. Einerseits kann bei schwerer Beeinträchtigung
der Leberfunktion die Synthese von Gerinnungsfaktoren reduziert
werden. Andererseits kann das niedrige Herzminutenvolumen und
die relative Stase des Blutes in den dilatierten Herzhöhlen zur
Thrombenbildung Anlass geben. Darüber hinaus wurde gezeigt,
dass β-Thromboglobulin, ein Marker der Plättchenaktivierung, bei
der Herzinsuffizienz erhöht sein kann. Schließlich wurden erhöhte

Spiegel von D-Dimeren, von Willebrand-Faktor, Fibrinopeptid A sowie eine gesteigerte Thrombinaktivierung gemessen.

In den großen Therapiestudien zur Herzinsuffizienz (V-HeFT, SAVE, SOLVD) stieg das Risiko thrombembolischer Komplikationen mit dem Abfall der Ejektionsfraktion leicht an (relatives Risiko bei EF <30%: 1,5–2; absolutes Risiko 1,5–2,5/100 Patientenjahre). Dabei ist jedoch unklar, inwieweit dieser leichte Anstieg indirekt durch eine erhöhte Prävalenz an Vorhofflimmern und Ventrikelaneurysmata zu erklären ist. Eine Antikoagulation mit Marcumar hatte in den unkontrollierten Studien bei unkomplizierter Herzinsuffizienz keinen Nutzen gezeigt, insbesondere wenn das erhöhte Risiko hämorrhargischer Insulte Berücksichtigung fand. Dagegen ist eine Antikoagulation meist indiziert, wenn regionale Thrombembolienquellen (Vorhofflimmern, Ventrikelthrombus etc.) definiert werden können.

4.9   Skelettmuskulatur

Eine rasche Ermüdung der Skelettmuskulatur ist ein Kardinalsymptom der Herzinsuffizienz. Die Ursachen für die fehlende Belastbarkeit und inadäquate Luftnot sind vielfältig (► obige Übersicht »Ursachen der Dispnoe bei Herzinsuffizienz« und ► Abschn. 4.4). Darüber hinaus spielen auch Veränderungen in der Skelettmuskulatur für die inadäquat rasche körperliche Erschöpfung eine wichtige Rolle (► folgende Übersicht).

Rasche Ermüdbarkeit der Skelettmuskulatur bei Herzinsuffizienz

- Kardiale Ursachen
  - Reduziertes Herzminutenvolumen, reduzierter Perfusionsdruck
- Pulmonale Ursachen
  - pulmonale Kongestion und reduzierte Compliance der Lunge
  - Reduzierte Vitalkapazität
  - Ventilations-/Perfusions-Mismatch
  - Vermehrte Atemarbeit
- Ursachen in der peripheren Zirkulation
  - Fehlverteilung des Herzminutenvolumens
  - Aktivierung des Sympathikus und des Renin-Angiotensin-Systems
  - Endotheliale Dysfunktion
  - Elektrolytverschiebungen
  - β-Blockade

4

- Ursachen in der Skelettmuskulatur
  - Dekonditionierung/Atrophie/Kachexie
  - Umverteilung von Typ-I-Fasern zu Typ-IIb-Fasern
  - Reduktion des mitochondrialen Volumens
  - Reduktion der Kapillardichte
  - Reduktion der Glykogenspeicher und der β-Hydroxyacyl-CoA-Dehydrogenase
  - Überwiegen der Glykolyse mit rascher Azidoseentwicklung

Trainingsprogramme können bei geeigneten Patienten die Dekonditionierung der Skelettmuskulatur aufhalten oder umkehren (▶ Abschn. 7.2). Auch histologische oder ultrastrukturelle Veränderungen des Muskels (Mitochondriendichte) können so positiv beeinflusst werden. Wie in Studien wiederholt gezeigt wurde, kann ein leichtes körperliches Training bei Patienten mit chronisch-stabiler Herzinsuffizienz eine Verbesserung der Belastbarkeit und Lebensqualität bewirken. Ein prognostischer Nutzen eines systematischen körperlichen Trainings ist dagegen derzeit noch nicht erwiesen. Darüber hinaus wird unter ACE-Inhibition die Perfusion der Skelettmuskulatur verbessert.

FAZIT

Multiple periphere Organe und Funktionssysteme beantworten eine Insuffizienz des Herzmuskels mit funktionellen Adaptationen. Viele dieser Mechanismen erhöhen jedoch bei chronischer Stimulation die Vor- und Nachlast des Herzens und tragen so zur Progression der Herzerkrankung bei. Da eine kausale Behandlung der Herzmuskelschwäche meist nicht möglich ist, bieten Eingriffe in fehlgeleitete Adaptationen die wichtigsten Ansatzmöglichkeiten zur Therapie der Herzinsuffizienz.

Weiterführende Literatur

Andreas S, Kreuzer H (1998) Cheyne-Stokes-Atmung bei Patienten mit Herzinsuffizienz. Z Kardiol 87:15–21

Anker SD, Rauchhaus M (1999) Insights into the pathogenesis of chronic heart failure: immune activation and cachexia. Curr Opin Cardiol 14:211–216

Anker SD, Sharma R (2002) The syndrome of cardiac cachexia. Int J Cardiol 85:51–66

Aronow WS (2003) Epidemiology, pathophysiology, prognosis, and treatment of systolic and diastolic heart failure in elderly patients. Heart Dis 5:279–294

De Bruyne LK (2003) Mechanisms and management of diuretic resistance in congestive heart failure. Postgrad Med J 79:268–271

Drexler H (1998) Hypertension, heart failure, and endothelial function. Am J Cardiol 82(10 A):20S–22S

Harrington D, Coats AJ (1997) Skeletal muscle abnormalities and evidence for their role in symptom generation in chronic heart failure. Eur Heart J 18:1865–1872

Ingbir M, Freimark D, Motro M, Adler Y (2002) Inzidenz, Pathophysiologie, Prognose und Behandlung der Cheyne-Stokes-Atmung bei Patienten mit chronischer Herzinsuffizienz. Herz 27:107–112

Linke A, Recchia F, Zhang X, Hintze TH (2003) Acute and chronic endothelial dysfunction: implications for the development of heart failure. Heart Fail Rev 8:87–97

Mann DL, Reid MB (2003) Exercise training and skeletal muscle inflammation in chronic heart failure: feeling better about fatigue. J Am Coll Cardiol 42:869–872

Schrier RW, Fassett RG, Ohara M, Martin PY (1998) Pathophysiology of renal fluid retention. Kidney Int Suppl 67:S127–132

Shamsuzzaman AS, Gersh BJ, Somers VK (2003) Obstructive sleep apnea: implications for cardiac and vascular disease. JAMA 290:1906–1914

Sharma R, Davidoff MN (2002) Oxidative stress and endothelial dysfunction in heart failure. Congest Heart Fail 8:165–172

Waller J, Brook NR, Nicholson ML (2003) Cardiac allograft vasculopathy: current concepts and treatment. Transpl Int 16:367–375

Weis M, Scheidt W von (1997) Cardiac allograft vasculopathy: a review. Circulation 96:2069–2077

Wichter T, Breithardt G (2002) Antikoagulation bei Herzinsuffizienz und linksventrikulärer Dysfunktion. Dtsch Med Wochenschr 127:2145–2148

Diagnose der chronischen Herzinsuffizienz

Die Diagnose der Herzinsuffizienz ist aufgrund der oft vieldeutigen Symptomatik mitunter schwierig zu stellen. So zeigen Untersuchungen in England, dass sowohl falsch-positive als auch falsch-negative Diagnosen unter ambulanten Bedingungen recht häufig sind. Entsprechend fordert die Europäische Gesellschaft für Kardiologie den großzügigen Einsatz der Echokardiographie, um mit großer Sicherheit die implikationsreiche Diagnose einer Herzinsuffizienz stellen zu können. Nach Empfehlungen der European Society of Cardiology müssen mindestens 2 der folgenden 3 Kriterien für die Diagnose einer Herzinsuffizienz erfüllt werden:

1. klinische Zeichen einer Herzinsuffizienz,
2. Nachweis einer kardialen Dysfunktion und/oder
3. promptes Ansprechen auf eine medikamentöse (Herzinsuffizienz-)Therapie.

Die zentrale Rolle der Bildgebung sollte allerdings nicht davon ablenken, dass Anamnese und klinische Untersuchung die entscheidenden Weichensteller in der Diagnostik der Herzinsuffizienz bleiben. Um eine rationale und kostengünstige Diagnostik der kardialen Dysfunktion durchzuführen, sollte nach einem Stufenschema vorgegangen werden.

5.1 Anamnese und klinische Symptome

Obgleich Dyspnoe, Orthopnoe, vermehrte Müdigkeit und periphere Ödeme die charakteristischen Symptome der chronischen Herzinsuffizienz sind, können diese Symptome auch bei anderen, nichtkardialen Erkrankung vorkommen. Sensitivität und Spezifität der einzelnen Symptome und einiger diagnostischer Verfahren für die Diagnose einer linksventrikulären Dysfunktion sind in ◻ Tabelle 5.1 zusammengefasst. Tatsächlich ist die Einschätzung

◘ Tabelle 5.1. Sensitivität und Spezifität diagnostischer Verfahren bei linksventrikulärer Dysfunktion

Variable	Sensitivität (%)	Spezifität (%)
Symptome		
Dyspnoe	56	53
Orthopnoe	47	88
periphere Ödeme	67	68
Klinische Befunde		
gestaute Jugularvenen	39	94
feuchte Rasselgeräusche	56	80
S3-Galopp	20	99
Thoraxröntgen		
Herzgröße	88	72
pulmonalvenöse Stauung	41	96
EKG	54	80
Labor		
BNP (80 pg/ml)	98	92
BNP (150 pg/ml)	87	97

BNP brain-natriuretisches Peptid

von Symptomen einer Herzinsuffizienz bei unabhängigen Beobachtern oft diskrepant. Trotzdem ist eine sorgfältige Anamnese der geschilderten Symptome vorrangig, da sich wichtige Hinweise für die Diagnose sowie die Diskriminierung zwischen einer Global- bzw. Rechts- oder Linksherzinsuffizienz finden lassen. Jede Anamnese beinhaltet Fragen nach der zugrunde liegenden Ursache (z. B. arterielle Hypertonie, Herzrhythmusstörungen, koronare Herzkrankheit, Klappenvitien, extrakardiale Ursachen etc.). Die Medikamentenanamnese ist wichtig, um zu beurteilen, ob die Symptomatik durch präzipitierende (z. B. Antiphlogistika) oder therapeutisch-nutzbringende Medikamente (ACE-Hemmer, Diuretika etc.) moduliert wird. Eine zentrale Frage richtet sich auf die Trinkmenge sowie auf Veränderungen des Körpergewichtes, da die häufigste Ursache einer Dekompensation in einer zu großen Flüssigkeitsaufnahme zu finden ist. Gleiches gilt auch für den Kochsalzkonsum. Der Schweregrad der Herzinsuffizienz wird schließlich anamnestisch anhand der revidierten NYHA-Klassifikation bestimmt (◘ Tabelle 5.2).

Eine aktuellere Einteilung der American Heart Association definiert ein asymptomatisches Vorstadium (A), die Manifestation von kardialen Erkrankungen (B) und Symptomen (C) sowie schließlich deren irreversible Progression bis zum Tod (D; ◘ Tabelle 5.3).

Tabelle 5.2. Revidierte Klassifikation der New York Heart Association (NYHA) bei Herzinsuffizienz

NYHA-Stadium	Charakteristika
I	Herzerkrankung ohne körperliche Leistungseinschränkung. Alltägliche körperliche Belastung verursacht keine inadäquate Erschöpfung, Rhythmusstörungen, Luftnot oder Angina pectoris
II	Herzerkrankung mit leichter Einschränkung der körperlichen Leistungsfähigkeit. Keine Beschwerden in Ruhe. Alltägliche körperliche Belastung verursacht inadäquate Erschöpfung, Rhythmusstörungen, Luftnot oder Angina pectoris
III	Herzerkrankung mit höhergradiger Einschränkung der körperlichen Leistungsfähigkeit bei gewohnter Tätigkeit. Keine Beschwerden in Ruhe. Geringe körperliche Belastung verursacht inadäquate Erschöpfung, Rhythmusstörungen, Luftnot oder Angina pectoris.
IV	Herzerkrankung mit Beschwerden bei allen körperlichen Aktivitäten und in Ruhe. Bettlägrigkeit, Lungenödem

Tabelle 5.3. Stadien der chronischen Herzinsuffizienz. (Mod. nach ACC/AHA 2001)

Stadium	Beschreibung	Beispiel
A	Patienten mit hohem Risiko für die Entwicklung einer chronischen Herzinsuffizienz, aufgrund prädisponierender Faktoren, ohne dass strukturelle Veränderungen des Peri- oder Myokards oder der Herzklappen vorliegen (Vorstadium)	Arterielle Hypertension, koronare Herzkrankheit, Diabetes mellitus, chronischer Alkoholabusus, familiäre Form der Kardiomyopathie
B	Patienten mit struktureller Herzerkrankung, die häufig mit der Entwicklung einer Herzinsuffizienz assoziiert ist, die aber keine klinischen Symptome der chronischen Herzinsuffizienz aufweisen (Manifestationsstadium)	Linksventrikuläre Hypertrophie oder Myokardfibrose, asymptomatische Klappenerkrankungen, Z. n. Myokardinfarkt
C	Patienten mit einer strukturellen Herzerkrankung, die Symptome der chronischen Herzinsuffizienz haben oder in der Vergangenheit hatten (symptomatisches Stadium)	Dyspnoe, Müdigkeit aufgrund einer reduzierten LV-Funktion, asymptomatische Patienten unter spezifischer Herzinsuffizienztherapie
D	Patienten mit einer strukturellen Herzerkrankung, die deutliche Symptome der chronischen Herzinsuffizienz in Ruhe trotz optimaler Therapie aufweisen (Finalstadium)	Patienten mit wiederholten stationären Einweisungen aufgrund einer dekompensierten Herzinsuffizienz, vor Herztransplantation, unter Therapie mit positiv-inotropen Substanzen (i. v.) oder mechanischer Kreislaufunterstützung

LV linker Ventrikel

5.2   Körperliche Untersuchung

Bei der körperlichen Untersuchung sollte gezielt nach Zeichen der Herzinsuffizienz und deren auslösenden Ursachen gesucht werden. Dabei können feuchte pulmonale Rasselgeräusche, Tachypnoe, arterielle Hypotonie, Tachykardie und periphere Zyanose Ausdruck einer Linksherzinsuffizienz sein, während periphere Ödeme, Halsvenenstauung, Hepatomegalie und Aszites für eine führende Rechtsherzinsuffizienz sprechen. Bei der Auskultation des Herzens ist auf vitiumtypische Herzgeräusche zu achten. Das Vorhandensein eines frühdiastolischen 3. Herztones wird als Kennzeichen erhöhter Füllungsdrücke im kontraktionsgestörten Ventrikel gewertet. Für viele klinische Zeichen gilt, dass sie von Untersucher zu Untersucher, je nach klinischer Erfahrung, mit erheblicher Variabilität beurteilt werden und es somit einiger Erfahrung bedarf, um die Diagnose klinisch mit einiger Sicherheit zu stellen.

5.3   Klinisch-chemische Diagnostik

Eine Reihe von verschiedenen Laborparametern sollte routinemäßig bei allen Patienten mit dem Verdacht auf eine Herzinsuffizienz bestimmt werden (◘ Tabelle 5.4). Pathologisch veränderte Werte können einerseits Hinweise auf Erkrankungen liefern, die die Symptomatik der Herzinsuffizienz negativ beeinflussen (z. B. Anä-

◘ **Tabelle 5.4.** Routine-Laborparameter bei der chronischen Herzinsuffizienz

Parameter	Bedeutung
Blutbild	Anämie?
Elektrolyte	Hyponatriämie, prognostisch ungünstig
Kreatinin, Harnstoff	Primäre vs. konsekutive Nierenfunktionseinschränkung
Glukose (ggf. HbA_{1c})	Diabetes mellitus (Risikofaktor)
Transaminasen (GOT, GPT)	Rechtsherzinsuffizienz mit Stauung
TSH	Hyperthyreose, Hypothyreose
Herzenzyme (Troponin, CK)	bei akuter Verschlechterung der Symptomatik
ANP/BNP (Fakultativ)	hohe Werte prognostisch ungünstig, Differentialdiagnose gegenüber anderer Ursachen einer Dyspnoe

ANP atriale natriuretisches Peptid; *BNP* brain-natriuretisches Peptid; *CK* Creatinkinase; *GOT* Glutamat-Oxalacetat-Transaminase ; *GPT* Glutamat-Pyruvat-Transaminase; *TSH* thyreoideastimulierendes Hormon

mie), andererseits wichtige Informationen zu Begleiterkrankungen (Diabetes mellitus, chronische Niereninsuffizienz) und dem Schweregrad der Herzinsuffizienz (z. B. Anstieg der Transaminasen, prognostisch ungünstige Hyponatriämie) geben. Hinsichtlich der prognostischen Beurteilung der chronischen Herzinsuffizienz ist die Bestimmung der Plasmakonzentrationen für natriuretische Peptide (ANP und BNP) besonders hilfreich. So kann ein Screening der natriuretischen Peptide bei Patienten mit Dyspnoe die rasche Diagnosestellung erleichtern und den Krankenhausaufenthalt verkürzen. Schließlich haben verschiedene Untersuchungen gezeigt, dass die Prognose dieser Patienten eng mit der Plasmakonzentration von ANP/BNP korreliert.

Patienten mit sehr hohen ANP-/BNP-Konzentrationen haben eine schlechte Prognose (◘ Abb. 5.1). Normale Plasmakonzentrationen für ANP/BNP machen dagegen die Diagnose einer chronischen Herzinsuffizienz unwahrscheinlich. Ob natriuretische Peptide auch zur Beurteilung des Therapieerfolges herangezogen werden können, ist derzeit nicht abschließend geklärt.

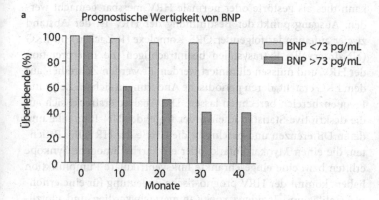

a **Prognostische Wertigkeit von BNP**

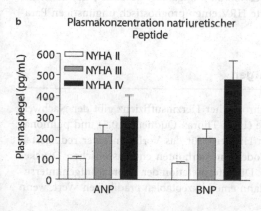

b **Plasmakonzentration natriuretischer Peptide**

◘ **Abb. 5.1a, b.** Prognostische Wertigkeit natriuretischer Peptide. **a** Plasmakonzentrationen >73 pg/ml *BNP* (brain-natriuretisches Peptid) bei Patienten mit chronischer Herzinsuffizienz sind mit einer signifikanten niedrigeren Überlebenswahrscheinlichkeit assoziiert. **b** *ANP* (atriale natriuretisches Peptid) und *BNP* Konzentrationen im Plasma sind mit zunehmendem Schweregrad der Herzinsuffizienz erhöht. *NYHA* New York Heart Association.

5.4   Apparative Untersuchungen

5.4.1 Elektrokardiogramm

Obwohl das Elektrokardiogramm (EKG) bei der chronischen Herzinsuffizienz häufig keine spezifischen Veränderungen aufweist, liegt der negative prädiktive Wert für die Ausschlussdiagnose einer linksventrikulären Dysfunktion bei normalem EKG und geringer Vortestwahrscheinlichkeit über 90%. Anhand des EKG können häufig Hinweise auf die Genese der Erkrankung gefunden werden (Ischämie-, Hypertrophiezeichen, Schenkelblockbilder als Ausdruck einer morphologischen Myokardschädigung etc.). Insbesondere für die Diagnose einer rhythmogen bedingten Herzinsuffizienz (Vorhofflimmern, -flattern, ventrikuläre Arrhythmien) liefert das EKG wertvolle diagnostische Hinweise.

Die Variation der Herzfrequenz (HRV) ist eine Messgröße der neurovegetativen Aktivität und der autonomen Funktion des Herzens. Sie wird bestimmt durch das Zusammenspiel von Sympathikus und Vagus und die Schrittmacheraktivität des Herzens. Über vegetative kardiale Efferenzen wird die Aktivität von Sympathikus und Vagus dem Sinusknoten mitgeteilt. Über das (Langzeit-)EKG kann dies als gestörte oder normale HRV messbar gemacht werden. Ausgangspunkt der Bestimmung der HRV ist der Abstand zweier aufeinander folgender QRS-Komplexe (R-Zacken) im EKG (NN-Intervall). Extrasystolen beeinträchtigen die Interpretation der HRV und müssen eliminiert werden. Es werden Zeitreihen aus dem EKG erstellt, deren periodische Änderungen sich im Zeit- und Frequenzbereich berechnen lassen. Die Analyse erstreckt sich auf die deskriptive Statistik aufeinander folgender NN-Intervalle und deren Differenzen und beschreibt die Größe der HRV. Bei Patienten, die einen Myokardinfarkt oder eine arrhythmogene Synkope erlitten bzw. eine eingeschränkte linksventrikuläre Pumpfunktion haben, kommt der HRV prognostische Bedeutung für eine erhöhte Letalität und Inzidenz von Kammertachykardien und plötzlichem Herztod zu (◘ Abb. 5.2). Sogar bei gesunden Erwachsenen stellt eine verringerte HRV einen prognostisch ungünstigen Parameter dar.

5.4.2 Thoraxröntgen

Bei Patienten mit chronischer Herzinsuffizienz gibt der Nachweis einer Kardiomegalie (Herz-Thorax-Quotient > 0,5) und pulmonaler Stauungszeichen Hinweise für das Vorliegen einer reduzierten Pumpleistung und/oder eines erhöhten enddiastolischen Druckes im linken Ventrikel. Die Interpretation der Thoraxröntgenuntersuchung besitzt nur dann einen akzeptablen prädiktiven Wert, wenn sie zusammen mit dem klinischen Bild und möglichen EKG-Veränderungen beurteilt wird. Allerdings lassen sich röntgenologisch weitere Hinweise auf die Ursache der Herzinsuffizienz finden (vitiumtypische Konfiguration, Verkalkungen von Herzklappen, Herzkranzgefäßen oder Perikard). Darüber hinaus eignet sich die Röntgenaufnahme des Thorax als gute Verlaufskontrolle zur Beurteilung der Herzgröße und/oder pulmonaler Stauungszeichen nach Beginn einer wirksamen Therapie zur Rekompensation der Herzinsuffizienz (◘ Abb. 5.3).

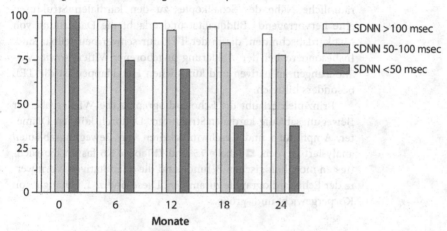

◘ Abb. 5.2. Prognostische Bedeutung der Herzfrequenzvariabilität bei Patienten mit chronischer Herzinsuffizienz. Eine fehlende Variabilität war definiert als eine Standardabweichung der RR-Intervalle *(SDNN)* <50 ms (mittlere Sterblichkeit nach 1 Jahr 51 %).

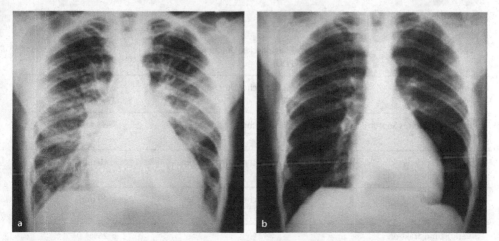

◘ Abb. 5.3a, b. Akute pulmonalvenöse Stauung bei eingeschränkter linksventrikulärer Funktion. **a** akute Dekompensation, **b** nach Rekompensation

5.4.3 Echokardiographie

Die transthorakale Echokardiographie (TTE) und die Dopplerechokardiographie sind die wichtigsten Untersuchungen zur Abklärung der Herzinsuffizienz. Sie sind risikolos (z. B. auch in der Schwangerschaft), schnell und vielfach verfügbar, erlauben Aussagen über die Funktion (Pumpfunktion, regionale Wandbewegungsstörungen etc.) und Morphologie (Hypertrophie, Dilatation des Ventrikels, Herzwandaneurysma, intrakardiale Thromben etc.) des Herzens und der Herzklappen und damit eine Zuordnung in myokardiale, valvuläre und perikardiale Ursachen der Herzinsuffizienz. Die transösophageale Echokardiographie (TEE) liefert durch die räumliche Nähe des Schallkopfes zu den kardialen Strukturen eine hervorragende Bildqualität und erlaubt die Darstellung von Myokardabschnitten, die in der TTE nur schwer beurteilbar sind. Insbesondere bei der Abklärung angeborener Vitien sowie Veränderungen an nativen und künstlichen Herzklappen ist die TEE besonders hilfreich.

Prinzipiell erlaubt die Echokardiographie die Wiedergabe der Bewegungsabläufe kardialer Strukturen. Dadurch können Diameter, Amplituden und Geschwindigkeiten von Bewegungsabläufen analysiert werden. ◘ Tabelle 5.5 und ◘ Tabelle 5.6 fassen die wichtigsten morphologischen Befunde und die quantitativen Normwerte der Echokardiographie zusammen. Diese sind z. T. abhängig von Körpergewicht und -größe.

◘ Tabelle 5.5. Normwerte zur Auswertung der M-Mode Echokardiographie

Lokalisation	Parameter	Referenzwert
rechter Ventrikel	enddiastolischer Durchmesser (RVEDD)	10–16 mm/m² < 26 mm
linker Ventrikel	enddiastolischer Durchmesser (LVEDD)	2,3–3,2 cm/m² 33–56 mm
interventrikuläres Septum	enddiastolische Wanddicke (IVSd)	7–11 mm
Aorta ascendens	enddiastolischer Durchmesser (Ao)	< 40 mm
linker Vorhof	enddiastolischer Durchmesser (LA)	< 40 mm
Verkürzungsfraktion		> 25%

Ao Aorta; *LA* Linker Vorhof; *IVSd* diastolische Septumdicke; *LVEDD* linksventrikulärer, enddiastolischer Diameter

Tabelle 5.6. Normwerte zur Auswertung der Doppler-Echokardiographie. Durch unterschiedliche Positionierungen des Schallkopfes können verschiedene räumliche Darstellungen des Herzens im 2-D-Bild erzeugt werden. (Nach Flachskampf 2001)

Lokalisation	Dopplermessung	Referenzwert
Aortenklappe	V_{max} (m/s)	0,9–1,8
	KÖF (cm^2)	> 2,6
Mitralklappe	V_{max} (m/s)	0,6–1,4
	E-Welle (m/s)	0,6–1,4
	A-Welle (m/s)	0,4–1,0
	DZ (ms)	150–240
	KÖF (cm^2)	> 3,5
Trikuspidalklappe	Vmax (m/s)	0,4–0,8
	PA-Druck (mm Hg)	< 30
Pulmonalklappe	Vmax (m/s)	0,5–0,9

V_{max} maximale Strömungsgeschwindigkeit; *KÖF* Klappenöffnungsfläche; *E* frühdiastolischer Einstrom; *A* atrialer Einstrom; *DZ* Dezelerationszeit; *PA-Druck* pulmonalarterieller Druck

M-Mode-Verfahren

Die Verarbeitung des reflektierten Ultraschallstrahls kann auf unterschiedliche Weise erfolgen. Im B-(»brightness-«)Modus werden individuelle Echos entlang einer Achse wiedergegeben, die dem Ultraschallstrahl entspricht. Das Ausmaß der Reflexion (die Energie der Echos) wird im B-Modus als Intensität wiedergegeben. Eine Modifikation des B-Modus ist die TM-(»time motion-«) oder M-Modus-Echokardiographie, wobei die reflektierten Signale im zeitlichen Ablauf wiedergegeben werden. Da nur entlang einer Achse geschallt wird, können bis zu 1.000 Impulse pro Sekunde gesendet und wieder empfangen werden. Dies ermöglicht sowohl eine sensitive Darstellung zarter Strukturen von geringer Echogenität als auch die Erfassung der Dynamik mit hoher zeitlicher Auflösung. Im M-Mode sind Herzstrukturen, die dem Schallkopf am nächsten liegen, **Abb. 5.4a, entfernt liegende Strukturen erscheinen dagegen im unteren Bildabschnitt (**Abb. 5.4b). Routinemäßig findet die M-Mode-Echokardiographie ihre Anwendung in Abstands- und Entfernungsmessungen. Ein Abstand wird dabei von der Vorderkante eines Echos zur Vorderkante einer anderen Echolinie gemessen (*Leading-edge*-Methode).

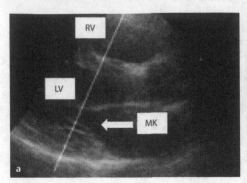

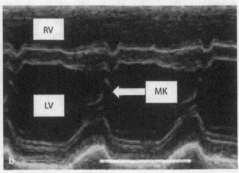

◻ Abb. 5.4. Echokardiographische Darstellung des Herzens in der parasternalen langen Achse im **(a)** B-Mode und **(b)** M-Mode Technik. *RV* rechter Ventrikel; *LV* linker Ventrikel; *MK* Mitralklappe

2-D-Modus

Die zweidimensionale Darstellung des Myokards ermöglicht dagegen detailliertere Informationen über die Morphologie des Herzens (◻ Abb. 5.5). Neben der Analyse struktureller und funktioneller Veränderungen der Herzklappen erlaubt die Aufzeichnung im 2-D-Modus die Beurteilung der links- und rechtsventrikulären Funktion sowie etwaiger regionaler Wandbewegungsstörungen (z. B. als Ausdruck einer relevanten Myokardischämie oder Narbe nach Myokardinfarkt).

Doppler-Verfahren

Beim Doppler-Verfahren werden Ultraschallwellen zur Beurteilung der Blutflussgeschwindigkeit und -richtung eingesetzt. Dabei ist der Unterschied zwischen ausgesandter und rückkehrender Ultraschallfrequenz proportional zur Geschwindigkeit der korpuskulären Blutbestandteile. Durch die farbliche Kodierung der Dopplersignale können Blutflussgeschwindigkeit, -richtung und -qualität direkt im 2-D-Bild (oder M-Mode) dargestellt werden. Durch die Zuordnung zum mitgeschriebenen EKG sind diastolische und systolische Flüsse eindeutig zu unterscheiden. Die Doppler-Echokardiographie erlaubt damit die Bestimmung von hämodynamischen Parametern wie Druckgradienten, Klappenöffnungsflächen, Shunts und dem pulmonalarteriellen Druck sowie Aussagen zur diastolischen Funktion des linken Herzens (transmitrales Flussgeschwindigkeitsprofil, pulmonalvenöses Flussprofil).

Systolische Herzinsuffizienz

Bei der systolischen Herzinsuffizienz sind die enddiastolischen Diameter als Folge der progredienten Dilatation des linken Ventrikels häufig stark vergrößert und die Auswurffraktion reduziert. Die visuelle Bestimmung der Ejektionsfraktion (EF) unterliegt jedoch einer hohen Variabilität. Bei guter Bildqualität erlaubt die quantitative Abschätzung der Ejektionsfraktion mittels monoplaner oder biplaner Scheibchensummationsmethode eine genauere Aussage. Für die klinische Praxis ist meist eine einfache Einteilung in normal

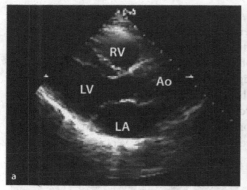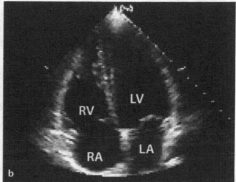

(EF >50%), leicht (EF 35–50%), mittelgradig (EF 25–35%) und schwer eingeschränkt (EF <25%) ausreichend. Im Rahmen der differenzialdiagnostischen Abklärung der Herzinsuffizienz ist gezielt nach regionalen Wandbewegungsstörungen (z. B. als möglichen Hinweis auf eine relevante koronare Herzkrankheit), Klappenvitien, kongenitalen Anomalien und extrakardialen Ursachen (z. B. Perikarderguss) der eingeschränkten linksventrikulären Pumpfunktion zu suchen. Die Echokardiographie eignet sich darüber hinaus gut zur Verlaufskontrolle der Erkrankung.

Diastolische Herzinsuffizienz

Da etwa 30% der Patienten mit klinischen Symptomen einer Herzinsuffizienz keine systolische Funktionsstörung aufweisen, ist die Doppler-echokardiographische Abschätzung der diastolischen Funktion von großer klinischer Relevanz. Dabei kann das Doppler-Profil über der Mitralklappe bzw. in der Pulmonalvene Auskunft über eine verminderte Dehnbarkeit des linken Ventrikels geben. Eine entscheidende Einschränkung bei der Beurteilung der o. g. Funktionsparameter besteht jedoch bei Patienten mit Vorhofflimmern. Außerdem muss berücksichtigt werden, dass die Strömungsgeschwindigkeiten bzw. -zeiten vom Alter, der Nachlast und der Herzfrequenz abhängig sind. Eine weitere Präzision bei der Erfassung der diastolischen Funktion gelingt durch die Doppler-Gewebeuntersuchung.

5.4.4 Kontrastechokardiographie und 3-D-Echokardiographie

Die Möglichkeit zur selektiven Kontrastierung von Myokardarealen durch venös applizierte Mikrobläschen (z. B. palmitinsäureverkapselte Luftbläschen) hat das diagnostische Spektrum der Echokardiographie erweitert (◘ Abb. 5.6). Erste klinische Untersuchungen lassen vermuten, dass es in Zukunft möglich sein wird, die Myokardperfusion ausreichend genau zu quantifizieren, so dass dieses Ver-

◘ **Abb. 5.5.** Transthorakale Echokardiographie. **a** Parasternaler Längsachsenschnitt in der isovolumetrischen Relaxationsphase, **b** apikaler Vierkammerblick zu Beginn der Systole

fahren eine sinnvolle Alternative zur Myokardszintigraphie darstellt. Zur dreidimensionalen Rekonstruktion des Herzens oder bestimmter Myokardabschnitte (z. B. Klappenebene) werden Schnittbilder, die mittels transösophagealer multiplaner Technik erzeugt werden (EKG- und atemgetriggert), nachträglich rechnergestützt verarbeitet. Es können dann beliebige Schallebenen durch die abgebildeten Strukturen gelegt werden oder unter Verwendung bestimmter Algorithmen dreidimensionale Oberflächenstrukturen dargestellt werden (◘ Abb. 5.7). Neben der Bestimmung der Ventrikelvolumina und

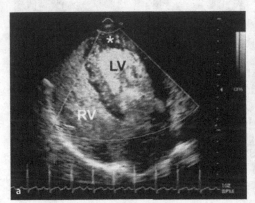
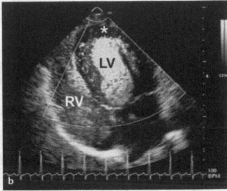

◘ **Abb. 5.6a, b.** Kontrastechokardiographie zur Bestimmung der regionalen Myokardperfusion. Vierkammerblick in Diastole (**a**) und Systole (**b**) nach peripherer Injektion von palmitinsäureverkapselten Luftbläschen. Sterne (*) markieren einen Perfusionsdefekt im Bereich der Herzspitze. *LV* linker Ventrikel; *RV* rechter Ventrikel.

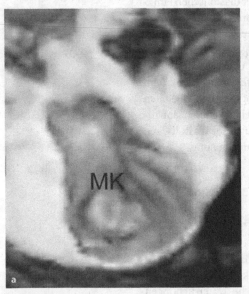
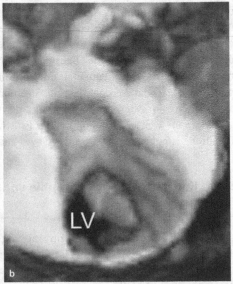

◘ **Abb. 5.7a, b.** 3-dimensionale Echokardiographie. Rechnergestützte Rekonstruktion von Schnittbildern mittels transösophagealer Echokardiographie (Multiplan-Technik). Dargestellt ist die Mitralklappenebene eines normalen Herzens. **a** Mitralklappe *(MK)*, **b** linker Ventrikel *(LV)*

der Myokardmasse ist diese Technik hilfreich bei der räumlichen Darstellung der anatomischen Gegebenheiten. Weder die Myokardkontrastechokardiographie noch die 3-D-Rekonstruktionsverfahren gehören jedoch derzeit zur Routinediagnostik.

5.5 Belastungsuntersuchungen

Eine Einschränkung der Belastbarkeit ist charakteristisch, aber nicht spezifisch für Patienten mit Herzinsuffizienz. Für die klinische Routine stehen mehrere, unterschiedlich aufwändige Verfahren mit unterschiedlicher Aussagekraft zur Objektivierung der Leistungsfähigkeit und zur Therapiekontrolle zur Verfügung. Bei Patienten mit dekompensierter Herzinsuffizienz sind alle Belastungstests kontraindiziert.

5.5.1 Ergometrie

Die Ergometrie (Fahrrad, Laufband) ist eine einfache, kostengünstige Methode, die sich zur Einschätzung des Schweregrades und zur Beurteilung des Therapieerfolges bzw. der Rehabilitationsmaßnahmen eignet, ist aber in ihrer Aussagekraft der Spiroergometrie (► Abschn. 5.5.2) deutlich unterlegen. Entsprechende Kontraindikationen sind zu beachten (► folgende Übersicht). Unter steigender Belastung werden Blutdruck, Herzfrequenz und EKG kontinuierlich registriert. Die Gesamtbelastungsdauer sollte 15 min nicht überschreiten. Eine Belastungssteigerung erfolgt alle 2 min um 25 Watt (◻ Tabelle 5.7), ausgehend von einer initialen Belastungsstufe von 25–50 Watt (WHO-Schema), bis zum Erreichen der altersentsprechenden Ausbelastungsfrequenz oder eines der in ◻ Tabelle 5.8 aufgeführten Kriterien.

◻ **Tabelle 5.7.** Belastungsäquivalente in der Ergometrie

Watt	Belastung	Körperliche Arbeit
25	langsames Gehen	leicht
50	normales Gehen	leicht
75	langsames Laufen	mittelschwer
100	normales Laufen	schwer
125	schnelles Laufen	sehr schwer
150	sehr schnelles Laufen	extrem schwer
200	Endspurt	rasch erschöpfend

◻ Tabelle 5.8. Abbruchkriterien bei der Ergometrie

Symptome	EKG-Kriterien	Hämodynamik	Abbruchkriterium
– progrediente Dyspnoe – Angina pectoris – Schwindel – Zyanose – Präsynkope – Erschöpfung	– ST-Hebung – ST-Senkung – zunehmende oder komplexe VES – AV-Blockierung – Schenkelblock	– unzureichender RR-Anstieg (< 10 mm Hg/Stufe) – RR-Abfall (> 20 mm Hg systolisch) – RR-Anstieg (> 230 mm Hg systolisch)	– Ausbelastungsfrequenz – Erreichen der definierten Belastungsstufe

VES ventrikuläre Extrasystole

5

Kontraindikationen für Belastungsuntersuchungen

▬ **Kardial**
   – Manifeste Herzinsuffizienz
   – Instabiles Koronarsyndrom
   – Akuter Myokardinfarkt (5–10 Tage)
   – Schwere Aortenklappenstenose
   – Floride entzündliche Herzerkrankung
   – Schweres Cor pulmonale
   – Höhergradige Rhythmusstörungen, die medikamentös nicht beherrschbar sind

▬ **Extrakardial**
   – Akute Infektionskrankheiten
   – Frische Embolie
   – Thrombophlebitis
   – Dekompensierte bronchopulmonale Erkrankungen
   – Höhergradige Anämie
   – Dekompensierte Stoffwechsellagen

5.5.2 Spiroergometrie

Die Spiroergometrie besitzt eine große Wertigkeit bei der Differenzialdiagnose der Dyspnoe sowie zur prognostischen Beurteilung der chronischen Herzinsuffizienz und stellt damit eine der aussagekräftigsten nichtinvasiven kardiologischen Untersuchungen dar. Die Spiroergometrie misst unter definierter körperlicher Belastung (Laufband, Fahrrad) die Interaktion zwischen Lunge (Gasaustausch), Blut (Gastransport) und Herzleistung sowie den Sauerstoffverbrauch und die Kohlendioxidproduktion in der Peripherie. Bei Patienten mit Herzinsuffizienz und Einschränkung des Herzzeitvolumens kommt es unter Belastung zu einem frühzeitigen Anstieg des Serumlaktats als Ausdruck einer erniedrigten anaeroben Schwelle. Insbesondere die Messung der maximalen Sauerstoffaufnahme (VO_2 max) dient zur Abschätzung der Prognose der Herzinsuffizienz. Bei Werten <10–14 ml/kg/min besteht bei entsprechender klinischer Symptomatik und hochgradig eingeschränkter LV-Funktion prinzipiell die Indikation zur Herztransplantation.

Die Untersuchung wird abgebrochen, wenn die zuvor definierten Abbruchkriterien erreicht sind (◘ Tabelle 5.8) oder vorzeitige Symptome zum Abbruch zwingen. Die diagnostische Aussagekraft bei ischämischen Herzerkrankungen ist umso größer, je höher die erzielte Belastungsstufe ist.

Eine Ausbelastung kann definitionsgemäß angenommen werden, wenn 85% der altersentsprechenden maximalen Herzfrequenz (220 – Lebensalter) erreicht wurden. Der chronotrope Index beschreibt den Zusammenhang zwischen erwartetem und tatsächlichem Herzfrequenzanstieg unter maximaler Belastung, wobei zusätzlich die Ruhefrequenz und das Lebensalter eingehen. Ein reduzierter chronotroper Index (<80%) kann Ausdruck einer Myokardischämie, einer Sinusknotendysfunktion oder einer chronischen Herzinsuffizienz sein. Tatsächlich ist bei diesen Patienten die 2-Jahresmortalität um das Doppelte erhöht. Zur Abschätzung des subjektiven Empfindens des Schweregrades der Leistungseinschränkung kann die sog. modifizierte Borg-Skala (Beurteilung der Dyspnoe bei Patienten mit eingeschränkter linksventrikulärer Pumpfunktion) herangezogen werden (◘ Tabelle 5.9).

5.5.3 6-min-Gehtest

Der 6-min-Gehtest stellt eine einfache Methode zur Beurteilung der Leistungsfähigkeit und zur Kontrolle des Therapieerfolges bei Patienten mit chronischer Herzinsuffizienz dar. Dazu muss der Patient über 6 min maximal schnell ebenerdig gehen. Gemessen wird die zurückgelegte Strecke (in Metern) und die Herzfrequenz vor und am Ende des Versuchs. Eine Gehstrecke von weniger als 300 m bei Patienten mit eingeschränkter linksventrikulärer Funktion ist mit einer erhöhten Mortalität und Morbidität verbunden.

5.5.4 Stressechokardiographie

Bei der Stressechokardiographie wird eine 2-D-Echokardiographie in definierten Schnittebenen (2- oder 4-Kammerblick) unter

◘ Tabelle 5.9. Modifizierte Borg-Skala

Grad	Symptome
0	keine
1	sehr schwach
2	schwach
3	mäßig
4	stark
5	stärker
6	noch stärker
7	sehr stark
8	extrem stark
9	fast maximal
10	maximal

fortlaufender Registrierung des Oberflächen-EKG während und nach körperlicher (Fahrradergometrie) oder pharmakologischer (Dipyridamol, Dobutamin + Atropin) Belastung durchgeführt. Die kontinuierliche Analyse der Wandbewegung des linken Ventrikels ermöglicht eine frühzeitige Erkennung von ischämiebedingten Funktionsstörungen des Myokards als mögliche Ursache für eine eingeschränkte linksventrikuläre Funktion. Anhand des 16-Segment-Modells (◘ Abb. 5.8) lässt sich eine genaue anatomische Zuordnung der Wandbewegungsstörung treffen. Als Abbruchkriterien gelten der Nachweis einer manifesten Myokardischämie (neu aufgetretene Wandbewegungsstörungen, ST-Streckensenkung oder -hebung im EKG, Angina Pectoris) oder pharmakologische Nebenwirkungen (Arrhythmien, Stenokardien, Hypotonie, Kopfschmerz, Übelkeit). Eine systolische Funktionseinschränkung ist umso schwerwiegender,

1. je höher die Anzahl und Größe der Segmente mit signifikanten Wandbewegungsstörungen ist,
2. je früher eine Wandbewegungsstörung unter Belastung manifest wird und
3. je länger sie in der Nachbelastungsphase anhält.

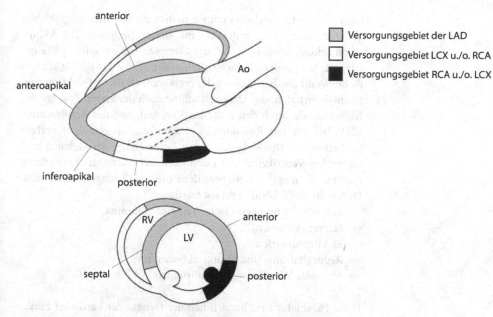

● **Abb. 5.8.** 16-Segment-Modell zur Beurteilung von Wandbewegungsstörungen bei der Stressechokardiographie. *LV* linker Ventrikel; *RV* rechter Ventrikel; *LAD* R. interventricularis anterior; *LCX* R. circumflexus; *RCA* rechte Kranzarterie; *Ao* Aorta. (Aus: Bubenheimer 2004)

5.6 Nuklearmedizinische Verfahren

Mittels nuklearmedizinischer Verfahren kann eine bildgebende, nichtinvasive Funktions und Vitalitätsdiagnostik des Myokards durchgeführt werden. Im Gegensatz zu der Echokardiographie sind nuklearmedizinische Untersuchungen mit einer Strahlenexposition des Patienten verbunden, die jedoch lediglich bei Kindern und jüngeren Patienten sowie für das untersuchende Personal von Bedeutung ist. Insgesamt haben diese Verfahren zur Beurteilung der Ventrikelfunktion mit Einführung der Echokardiographie und neuerdings der Kernspin- bzw. Magnetresonanztomographie erheblich an Wert verloren. Bei der Beurteilung der Myokardperfusion und damit bei der Diagnostik der koronaren Herzkrankheit spielen sie jedoch als bildgebende Verfahren in der Klinik weiterhin eine wichtige Rolle.

5.6.1 Diagnostik der Ventrikelfunktion

Bei der Radionuklidventrikulographie (RNV) werden Erythrozythen (In-vivo- oder In-vitro-Markierung der Eigenerythrozythen) oder das Plasma (Humanalbumin) mit ^{99m}Technetium oder ^{201}Thallium markiert. Die Untersuchung basiert auf der szintigraphischen Sichtbarmachung des radioaktiv markierten Blutpools. Die Akquisition erfolgt, ähnlich wie bei der Computertomographie, EKG-getriggert. Man unterscheidet zwischen der First-Pass-RNV (Methode der Wahl zur Beurteilung der rechtsventrikulären Funktion und Shuntvitien), d. h. der Datenaufnahme nach der ersten Passage des Radionuklids durch den zentralen Kreislauf, und der Äquilibrium-RNV, bei der das Radionuklid gleichmäßig im Kreislauf verteilt ist. Letztere Methode dient v. a. zur Bestimmung der globalen und regionalen Ventrikelfunktion und kann mit oder ohne körperliche oder medikamentöse Belastung des Patienten durchgeführt werden. Durch die RNV können erfasst werden:

- diastolische und systolische Ventrikelvolumina,
- Herzzeitvolumen,
- Ejektionsfraktion,
- Regurgitations- und Shuntfraktionen und
- regionale Wandbewegungsstörungen.

Diese Parameter sind hinsichtlich der Genese der kardialen Funktionseinschränkung jedoch wenig aussagekräftig. Die erhobenen Funktionsparameter können jedoch zur Beurteilung des Schweregrades, der Prognose und des Therapieerfolges bei verschiedenen Herzerkrankungen herangezogen werden. Obgleich die Genauigkeit dieses Verfahrens über dem der Echokardiographie liegt, ist der apparative Aufwand um ein Vielfaches größer. Zudem besteht eine nicht unerhebliche Strahlenbelastung (ca. 3 mGy) für den Patienten.

5.6.2 Diagnostik der Myokardperfusion

Die relative Verteilung des myokardialen Blutflusses kann durch Injektion eines radioaktiv markierten Trägermoleküls (γ-Strahler ^{201}Thallium, ^{99m}Technetium) dargestellt werden. Die bildliche Darstellung der zeitlichen und räumlichen Aktivitätsverteilung im Körper erfolgt mittels *SPECT*-(»single photon emission computed tomography-«)Szintigraphie. Dieses Verfahren erlaubt die computergestützte Rekonstruktion von unterschiedlichen Schnittebenen und -richtungen durch das Herz und kann sowohl in Ruhe als auch unter definierter Belastung (körperlich, pharmakologisch) durchgeführt werden (◻ Abb. 5.9). Die Myokardszintigraphie stellt zwar ein sensitives (90%), aber wenig spezifisches (70%) Verfahren zum Nachweis von Perfusionsdefekten des Herzens dar. Falsch-positive Befunde werden auch bei der hypertrophen oder dilatativen Kardiomyopathie, bei Myokarditiden, Linksschenkelblock und extrakardialen Erkrankungen (Sarkoidose, progressive systemische Sklerose etc.) gesehen.

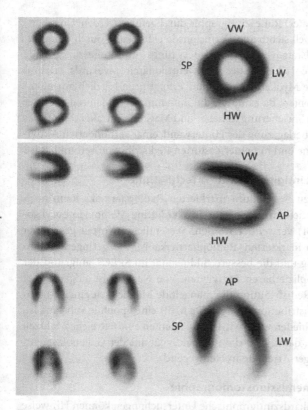

Abb. 5.9. Darstellung zur Interpretation einer Myokardszintigraphie. Vorteil der Myokardszintigraphie ist die exakt reproduzierbare Schnittführung in der kurzen Achse (*oben*), der vertikalen Längsachse (*Mitte*, entsprechend etwa dem echokardiographischen Zweikammerblick) und der horizontalen Längsachse (*unten*) unter Ruhebedingungen und unter (körperlicher, pharmakologischer) Belastung

Myokardszintigraphie mit 201Thallium

Die Myokardszintigraphie mit 201Thallium beruht auf dem Phänomen, dass es im Organismus zu einer Verwechslung von 201Thallium- und Kaliumionen kommt. Dadurch wird, in Abhängigkeit vom koronaren Blutfluss und der Muskelmasse, etwa 5–6% des injizierten 201Thalliums im Myokard angereichert. Aufgrund der größeren Muskelmasse kommt es vornehmlich zur Anreicherung im linksventrikulären Myokard. Eine Anreicherung im rechten Ventrikel ist als Hinweis auf eine rechtsventrikuläre Hypertrophie zu werten. Bei einer reduzierten Perfusion (Ischämie) ist die Aufnahme von 201Thallium vermindert. Charakteristisch für die 201Thalliumszintigraphie ist das Rückverteilungsphänomen. Dabei kommt es etwa 3–4 h nach der Belastung zu einer Redistribution des 201Thalliums, so dass sich ischämische Areale wieder auffüllen. Bei Myokardnarben persistiert der Speicherdefekt. Damit kann durch eine einzige Injektion sowohl die Belastungs- als auch die zeitlich versetzte

(12–24 h später) Ruheszintigraphie durchgeführt werden. Unabhängig von visuell sichtbaren Perfusionsdefekten kann durch quantitativen Impulsratenvergleich von Belastungs- und Ruheszintigraphie eine globale Ischämie des linksventrikulären Myokards erkannt werden. Die Myokardszintigraphie erfolgt grundsätzlich am nüchternen Patienten, da es durch die Einnahme von Mahlzeit zu einer vermehrten Speicherung in Leber und Magendarmtrakt kommt, was mit einer Überlagerung der Hinterwand, einer verminderten Aktivitätsaufnahme und mit einer gestörten Redistribution verbunden ist.

Myokardszintigraphie mit ^{99m}Technetium

Alternativ zu ^{201}Thallium markierten Radiopharmaka kann auch das ^{99m}Technetium markierte, myokardaffine Methoxyisobutylisonitril (MIBI) verwendet werden. Wesentlicher Vorteil gegenüber ^{201}Thallium-markierten Radiopharmaka ist die geringere Strahlenbelastung und die bessere Bildqualität im SPECT aufgrund der höheren applizierbaren Aktivitäten. Von Nachteil ist aufgrund der fehlenden Redistribution die mangelnde Möglichkeit einer quantitativen Redistributionsanalyse. Da MIBI eine lipophile Substanz ist, die ausgeschieden wird, wird dem Patienten eine fettreiche Mahlzeit verabreicht, damit sich die Radioaktivität aus der Gallenblase entleert (weniger Artefakte in Herzgegend).

Positronenemissionstomographie

Durch myokardszintigraphische Untersuchungen können Hinweise auf das Vorliegen von vitalem, kontraktionslosem (*»hibernating«*) und avitalem Myokard und damit den Nutzen einer operativen Revaskularisierung gewonnen werden. Hinsichtlich dieser Fragestellungen scheint die Positronenemissionstomographie (PET-Scan) eine höhere Wertigkeit als andere szintigraphische Untersuchungen zu besitzen. 18F-Fluorodesoxyglukose wird wie Glukose von den Zellen des Myokards aufgenommen und phosphoryliert, aber nicht weiter metabolisiert. Als Nachweisgrenze für eine noch relevante Vitalität gilt eine Aktivitätsaufnahme von mehr als 50%, bezogen auf die maximale Aufnahme. Dieses Verfahren gilt derzeit als »Goldstandard« zum Nachweis einer Restvitalität. Da es sich hierbei um ein aufwändiges und teures Verfahren handelt, ist diese diagnostische Maßnahme nur in einigen wenigen Zentren verfügbar.

5.7   Andere bildgebende Verfahren

Fortschritte in der elektronischen Bildverarbeitung haben es ermöglicht, dass mittels der ultraschnellen Computertomographie (CT) und der Magnetresonanztomographie (MRT) zwei sensitive und genaue Methoden zur Bestimmung der linksventrikulären Masse, der Volumina sowie regionaler und globaler Wanddickenveränderungen (als Hinweis z. B. auf eine regionale Ischämie) während des Herzzyklus zur Verfügung stehen. Hierbei kann zwischen systolischen und diastolischen Funktionsveränderungen des linken Herzens differenziert werden. Außerdem sind beide Verfahren für die Definition der Pathoanatomie angeborener Herzfehler hilfreich.

5.7.1 Computertomographie

Die computertomographische Untersuchung des Herzens mit und ohne Kontrastmittel erlaubt eine überlagerungsfreie Darstellung intrakardialer und intravaskulärer Lumina sowie eine räumliche Zuordnung kardialer, perikardialer und extrakardialer Strukturen. Im Allgemeinen erfolgt die Datenakquisition EKG-getriggert über 5–10 Herzzyklen. Die Elektronenstrahltomographie ist eine spezielle computertomographische Entwicklung für die Herzdiagnostik. Die hohe zeitliche Auflösung reicht aus, um die Wandkinetik optisch und quantitativ auswerten zu können. Beide Verfahren sind mit einer relativ hohen Strahlenbelastung des Patienten verbunden. Die CT spielt bei der Diagnostik der chronischen Herzinsuffizienz nur eine untergeordnete Rolle, kann aber bei speziellen Fragestellungen (z. B. kardiale Raumforderungen, unklare Perikardprozesse, Aortenerkrankungen, Lungenembolie) das diagnostische Spektrum erweitern. Wichtige Kontraindikationen sind in ◙ Tabelle 5.10 zusammengefasst.

5.7.2 Magnetresonanztomographie

Die MRT beruht auf der Eigenschaft von Atomen mit ungerader Protonenzahl (z. B. Wasserstoff), im Magnetfeld auf die Einstrahlung von hochfrequenten elektromagnetischen Impulsen auf definierte Weise zu reagieren (Änderung des Eigendrehimpulses = Spin). Anhand dieser Information können Tomogramme mit verschie-

◙ **Tabelle 5.10.** Kontraindikation zur Durchführung eines MRT und CT

MRT	CT
– Schrittmacher, ICD	– Kontrastmittelallergie (rel.)
– Gefäßclips aus ferromagnetischem Material	– Niereninsuffizienz (rel.)
– Herzklappenprothesen (rel.)	– Schwangerschaft
– Prothesen mit paravalvulärem Leck	
– Schwangerschaft	

rel. relative Kontraindikation; *ICD* International Classification of Diseases

5

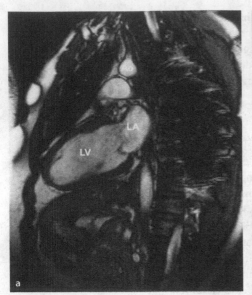
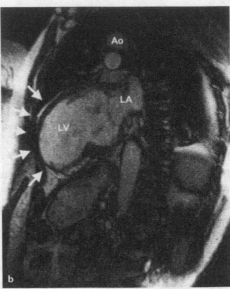

◘ Abb. 5.10a, b. MRT des Herzens. Dargestellt ist der 2-Kammerblick zum Zeitpunkt der Enddiastole eines normalen (a) und eines Herzens mit eingeschränkter Pumpfunktion nach Vorderwandinfarkt (b). *Pfeile* markieren die hypokinetischen Wandabschnitte. *LV* linker Ventrikel; *LA* linker Vorhof; *Ao* Aorta. (Aus Weil u. Schunkert 2003)

denen Bildinformationen erzeugt werden. Wesentlicher Vorteil der MRT ist die fehlende Strahlenbelastung sowie die Möglichkeit, ohne Kontrastmittel intrakardiale und intravasale Strukturen darzustellen. Die räumliche Auflösung ist im Vergleich zum CT höher (1 mm). Zur intravasalen Kontrasterhöhung kann Gadoliniumdiethylentriaminpentaessigsäure (nicht nephrotoxisch) eingesetzt werden. Neben morphologischen und funktionellen Veränderungen können durch die Magnetresonanzspektroskopie zusätzliche biochemische Informationen über den Myokardstoffwechsel gewonnen werden. Dabei wird der Status energiereicher Phosphate (Phosphokreatin und ATP) in vivo erfasst. Trotz der zuvor genannten Vorteile handelt es sich derzeit bei beiden Verfahren aufgrund der hohen Kosten und des apparativen und zeitlichen Aufwandes um experimentelle Methoden zur Diagnostik der Herzinsuffizienz (◘ Abb. 5.10).

5.8 Invasive Verfahren

Invasive Verfahren (Linksherz- und Rechtsherzkatheter) erlauben einerseits genaue Aussagen zum Koronarstatus und zur globalen und regionalen Ventrikelfunktion, andererseits können durch Messung der Druckverhältnisse im kleinen und großen Kreislauf weitere Informationen zur Genese (Shuntvitien, Klappenvitien) und zur systolischen und diastolischen Funktion (Herzzeitvolumen, enddiastolischer Ventrikeldruck, Gefäßwiderstände) des erkrankten Herzens gewonnen werden. Darüber hinaus können durch die Berechnung von Gradienten (Planimetrie) aus dem simultanen Vergleich von Druckkurven (z. B. bei Aortenklappenstenose) und dem Herzzeitvolumen Klappenöffnungsflächen berechnet werden. Hierzu sei auf einschlägige Lehrbücher verwiesen. Damit stellen Linksherz- und Rechtsherzkatheteruntersuchungen die entscheidenden diagnostischen Verfahren zur ätiologischen Klärung und zur Abschätzung des Schweregrades der chronischen Herzinsuffizienz dar.

5.8.1 Linksherzkatheter

Jährlich werden in Deutschland etwa 450.000 Herzkatheteruntersuchungen durchgeführt. Dabei entfallen auf die Indikation koronare Herzkrankheit etwa 70% der Patienten, während die Gruppe der Patienten mit einer dilatativen Kardiomyopathie, erworbenen oder angeborenen Vitien oder einer hypertensiven Herzerkrankung etwa 30% aller Untersuchungen ausmacht. Die allgemeinen Indikationen und Kontraindikationen sind in ◘ Tabelle 5.11 zusammengefasst.

Die diagnostische Herzkatheteruntersuchung kann sowohl ambulant als auch stationär erfolgen. Bei elektiven Eingriffen muss der Patient am Tag vor dem Eingriff durch den Untersucher aufgeklärt werden und sein Einverständnis schriftlich erklären. Die weiteren Vorbereitungen sind in ◘ Tabelle 5.12 dargestellt.

Durchführung

Nach Desinfektion und Lokalanästhesie werden unter sterilen Bedingungen die Kubitalgefäße (Sones-Technik) oder die Femoralgefäße (Judkins-Technik) perkutan punktiert. Nach Einbringen eines Einführungsbestecks in Seldinger-Technik können über einen flexiblen Führungsdraht verschiedene Katheter zur Sondierung der linken und rechten Kranzarterie bzw. des linken Ventrikels atraumatisch eingeführt werden.

◘ Tabelle 5.11. Indikation und Kontraindikation der Linksherzkatheteruntersuchung

Allgemeine Indikation – Abklärung	Relative Kontraindikation
– koronare Herzerkrankung – akuter Herzinfarkt – chronische Herzinsuffizienz – Herzklappenerkrankungen – kongenitale Herzvitien – Erkrankungen der Aorta	– Ventrikelthrombus (Laevokardiographie) – unkontrollierte Hypokaliämie – Digitalisintoxikation – febriler Infekt, Sepsis – unkontrollierte Hypotonie (außer durch Ischämie) – unkontrollierte Hypertonie – schwere Kontrastmittelallergie – schwere Niereninsuffizienz – dekompensierte Herzinsuffizienz (außer durch Ischämie) – ventrikuläre Tachykardie – Klappenendokarditis mit flottierenden Vegetationen (Laevokardiographie)

◘ Tabelle 5.12. Vorbereitung zur elektiven Herzkatheteruntersuchung	
Allgemein	**Speziell**
– Anamnese – körperliche Untersuchung – Aufklärungsgespräch – schriftliches Einverständnis	– Labordiagnostik (Schilddrüsenwerte, Kreatinin und Harnstoff, Blutbild, ggf. Blutgruppe, Elektrolyte, Gerinnungs-status) – ggf. Ischämienachweis – EKG

Koronarangiographie

Als Grundlage für das weitere therapeutische Vorgehen dient die selektive Darstellung der Koronargefäße mit Hilfe von Kontrastmittel und Röntgenstrahlen zur Erfassung von relevanten Gefäßstenosen und -anomalien. Unter ständiger Durchleuchtungs-, EKG- und Druckkontrolle wird das linke oder rechte Koronarostium mit einem drehstabilen, speziell vorgeformten Katheter sondiert (◘ Abb. 5.11) und 3–10 ml Kontrastmittel, je nach Gefäßgröße, manuell injiziert. Die Aufnahme der Angiogramme erfolgt in verschiedenen Projektionen. Die Gefäße werden in ihrem Gesamtverlauf auf Lumenveränderungen (Stenosen) und deren Lokalisation, Länge und Morphologie sowie auf das Vorhandensein von Thromben oder Kollateralen untersucht.

Laevokardiographie

Die selektive linksventrikuläre Kontrastmitteldarstellung gibt ebenso Informationen über die Herzgröße (Ventrikelvolumina), die globale Funktion und regionale Veränderungen der Wandbewegung (◘ Abb. 5.12) wie über den Funktionszustand der Aorten- und Mitralklappe. Unter Kontrolle eines Führungsdrahtes und ständiger Durchleuchtung wird ein sog. Pigtail-Katheter über die Aorta in den linken Ventrikel vorgeführt und danach zunächst der linksventrikuläre enddiastolische Druck bestimmt. Liegt dieser unter 25 mm Hg, erfolgt die Injektion von 20–40 ml Kontrastmittel über eine Pumpe (Flussgeschwindigkeit 10–15 ml/s). Die Laevokardiographie wird üblicherweise in 30° rechtsanteriorer Schrägprojektion (RAO) und 60° linksanteriorer Schrägprojektion während der Inspiration aufgezeichnet. Die Speicherung der Bilddaten erfolgt, wie auch bei der Gefäßdarstellung, üblicherweise digital. Eine Dextrokardiographie wird nur selten durchgeführt, meist im Rahmen der Abklärung von kongenitalen komplexen Vitien oder einer rechtsventrikulären Dysplasie. ◘ Tabelle 5.13 fasst die Normalwerte ventrikulographischer Parameter und Drücke zusammen.

Bei der systolischen Herzinsuffizienz sind in aller Regel die Ejektionsfraktion und das Schlagvolumen erniedrigt, während der enddiastolische Druck und das enddiastolische bzw. endsystolische Volumen des linken Ventrikels erhöht sind. Demgegenüber ist bei der diastolischen Herzinsuffizienz lediglich der enddiastolische Druck erhöht, während die anderen Parameter i. Allg. normal sind.

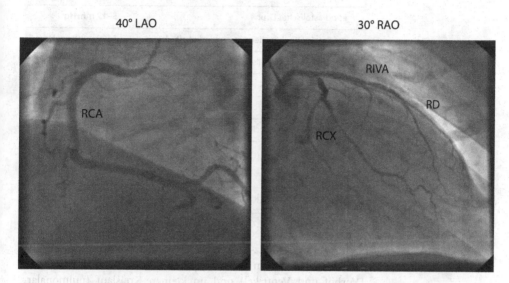

40° LAO 30° RAO

Abb. 5.11. Darstellung der rechten und linken Kranzarterie in *LAO*- und *RAO*-Projektion während der Koronarangiographie. *LAO* linksanteriore Schrägprojektion; *RAO* rechtsanteriore Schrägprojektion; *RCA* rechte Kranzarterie; *RIVA* Ramus interventricularis anterior; *RCX* Ramus circumflexus; *RD* Ramus diagonalis

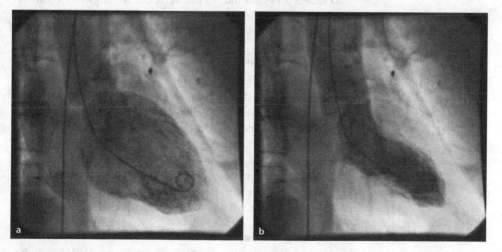

Abb. 5.12. Laevokardiographische Darstellung des linken Ventrikels während der (a) Diastole und der (b) Systole

5

❑ Tabelle 5.13. Normalwerte für Drücke und isovolumetrische Geschwindigkeitsindizes

Parameter	Normwert
Linker Ventrikel	
systolischer Druck	90–140 mm Hg
enddiastolischer Druck	5–12 mm Hg
maximale Druckanstiegsgeschwindigkeit (dt/dp)	1690 ± 80 mm Hg/s
maximale Druckabfallsgeschwindigkeit (–dt/–dp)	1303 ± 79 mm Hg/s
Aorta	
systolischer Druck	90–140 mm Hg
enddiastolischer Druck	60–90 mm Hg
Mitteldruck	70–105 mm Hg

5.8.2 Rechtsherzkatheter

Die Sondierung des rechten Herzens erfolgt mit einen Einschwemmkatheter (Swan-Ganz-Katheter), der neben der Bestimmung der Druckverhältnisse im venösen System (ZVD), im rechten Herzen (Vorhof und Ventrikel) und im kleinen Kreislauf (pulmonalarterieller Druck) eine Messung des Herzzeitvolumens nach dem Thermodilutionsprinzip erlaubt. Zum Nachweis von Shuntvitien erfolgen Blutentnahmen in verschiedenen Abschnitten des Herzens zur Messung der Sauerstoffsättigung (Oxymetrie).

❑ Tabelle 5.14 fasst die Normalwerte der wichtigsten Parameter zusammen.

Durchführung

Der Einschwemmkatheter (Ballonkatheter) wird über ein venöses Einführbesteck (sterile Punktion der Vv. cubitalis, jugularis, subclavia oder femoralis nach Seldinger-Technik) mit oder ohne Röntgenkontrolle mit aufgeblasenem Ballon bis in die A. pulmonalis eingebracht. Der Katheter wird dann vorsichtig unter kontinuierlicher Registrierung der Druckkurve bis in die sog. Wedge-Position (Messung des pulmonalen Kapillardruckes) vorgeschoben (❑ Abb. 5.13). Die Untersuchung kann sowohl in Ruhe als auch unter Belastung (Ergometrie) durchgeführt werden und liefert somit auch Informationen über die Herzfunktion unter körperlicher Anstrengung.

Bestimmung des Herzzeitvolumens

Zur raschen Bestimmung des Herzzeitvolumens (HZV) in Ruhe oder unter Belastung wird überwiegend die Thermodilutionsme-

◨ **Tabelle 5.14.** Normalwerte für Drücke, Gefäßwiderstände, auxotoner Volumina und Kontraktilitätsparameter

Parameter	Normwert
Rechter Vorhof	
a-Welle	2–7 mm Hg
v-Welle	2–7 mm Hg
Mitteldruck	1–5 mm Hg
Rechter Ventrikel	
Systole	15–30 mm Hg
Enddiastole	1–7 mm Hg
Pulmonalarterie	
Systole	15–30 mm Hg
Enddiastole	4–12 mm Hg
Mitteldruck	9–19 mm Hg
pulmonalkapillärer Druck	4–12 mm Hg
Systemischer Gefäßwiderstand	770–1.500 dynes $\times$ s $\times$ cm^{-5} (10–20 Wood-Einheiten)
Totaler pulmonaler Gefäßwiderstand	100–300 dynes $\times$ s $\times$ cm^{-5} (1,25–3,75 Wood-Einheiten)
Pulmonalvaskulärer Gefäßwiderstand	20–120 dynes $\times$ s $\times$ cm^{-5} (0,25–1,5 Wood-Einheiten)
Herzindex	2,6–4,2 l/min/m²
Schlagvolumenindex	45 ± 13 ml/m²

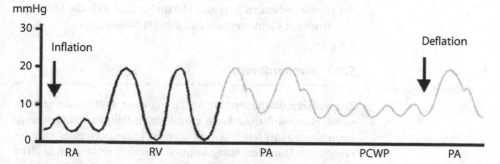

◨ **Abb. 5.13.** Schematische Darstellung der Druckkurven während der Rechtsherzkatheteruntersuchung. Erklärung siehe Text. *RA* rechter Vorhof; *RV* rechter Ventrikel; *PA* Pulmonalarterie; *PCWP* Wedge-Position des Ballons

thode verwendet. Das Prinzip des Verfahrens besteht darin, dass ein Kältebolus (10 ml physiologische Kochsalzlösung mit 4°C) rasch in den rechten Vorhof injiziert wird. Eine Messzelle am Ende des Katheters, die sich in der Pulmonalarterie befindet, registriert die dadurch erzeugte Änderung der Bluttemperatur über die Zeit. Je rascher die Kälte (Indikator) die Messzelle passiert, desto höher ist das HZV. Über die rechnergestützte Auswertung des Temperaturverlaufes erhält man das HZV in l/min.

Bestimmung der venösen und pulmonalen Drücke

Die Druckmessung erfolgt über die Fortleitung der Druckwelle im flüssigkeitsgefüllten Katheter und Registrierung über einen externen Druckwandler, der eine analoge Aufzeichnung der Druckkurven erlaubt. Von diagnostischer Bedeutung sind zum einen die gemessenen Drücke (Bestimmung des Schweregrades einer Veränderung), zum anderen die Analyse der Druckkurven (Hinweise auf Klappenfehler oder gestörte ventrikuläre Füllung). Der zentralvenöse Druck ist ein Maß für den rechtsventrikulären Füllungsdruck und kann, bei normaler rechtsventrikulärer Funktion und kompetenter Trikuspidalklappe, zur Abschätzung des intravasalen Volumens herangezogen werden. Da es zwischen linkem Vorhof und den Kapillargefäßen der Lunge keine Klappen gibt, entspricht der pulmonale Kapillardruck (PCWP) im Wesentlichen dem Druck im linken Vorhof bzw. dem linksventrikulären Füllungsdruck. Eine Ausnahme besteht bei gleichzeitigem Vorliegen einer Mitralklappenstenose. Unter körperlicher Belastung kommt es beim Gesunden nur zu einem geringen Anstieg der Druckwerte im kleinen Kreislauf. Ein signifikanter Anstieg des PCWP unter Belastung spricht für eine latente linksventrikuläre Funktionsstörung. Ist der PCWP bereits in Ruhe erhöht, entspricht dies einer manifesten Funktionsstörung. Durch die Bestimmung des PCWP lässt sich eine präkapilläre pulmonale Hypertonie (PCWP normal) von einer postkapillären Hypertonie (PCWP erhöht) als Ursache für ein Cor pulmonale unterscheiden. Anhand des in Ruhe und unter Belastung bestimmten pulmonalen Kapillardruckes und des Herzzeitvolumens bzw. des Herzindex lässt sich die Myokardinsuffizienz in 4 Schweregrade einteilen (■ Tabelle 5.15).

5.8.3 Myokardbiopsie

Zur weiteren diagnostischen Abklärung einer akuten oder chronischen Herzinsuffizienz kann eine Myokardbiopsie indiziert sein. Dazu werden mehrere Biopsien über das Einbringen einer Biopsiezange unter Durchleuchtungskontrolle aus dem rechtsventrikulären Septum oder dem linken Ventrikel entnommen. Zum Ausschluss eines Perikardergusses ist nach der Untersuchung und nach weiteren 1–2 h eine Echokardiographie durchzuführen. Mittels immunhistochemischer Untersuchungen, der In-situ-Hybridisierung oder Polymerasenkettenreaktion (PCR) können so entzündliche Infiltrate oder Viren als Ursache der Erkrankung erfasst werden. Auch zur Abklärung von systemischen Erkrankungen mit Beteiligung des Herzens (Amyloidose, Sarkoidose, Hämochromatose etc.) kann eine histologische Untersuchung von Myokardbiopsien zur Sicherung der Diagnose beitragen. Allerdings ist auch bei mehreren entnommenen Biopsien (3–8) eine exakte Diagnose für die oben genannten Erkrankungen oft schwierig zu stellen.

5.8.4 Komplikationen invasiver Maßnahmen

Zu bedenken sind beim Einsatz der invasiven Verfahren die z. T. schwerwiegenden und potenziell lebensbedrohlichen Komplikationen (◘ Tabelle 5.16). Insgesamt ist die Komplikationsrate bei der

◘ Tabelle 5.15 Einteilung des Schweregrades der Herzinsuffizienz anhand hämodynamischer Parameter

Stadium	HZV		PCWP	
	Ruhe	Belastung	Ruhe	Belastung
0	normal	normal	normal	normal
I	normal	normal	normal	pathologisch
II	normal	normal	pathologisch	pathologisch
III	normal	pathologisch	pathologisch	pathologisch
IV	pathologisch	pathologisch	pathologisch	pathologisch

HZV Herzzeitvolumen; *PCWP* pulmonalkapillärer Verschlussdruck

◘ Tabelle 5.16. Komplikationen bei der invasiv kardialen Diagnostik

Komplikation	Mittlere Häufigkeit (%)
Sterblichkeit	0,14
Myokardinfarkt	0,07
zerebrale Ischämie	0,07
lokale Gefäßkomplikationen	0,57
Perforation des Herzens oder der großen Gefäße	0,8
vagale Reaktion	< 1,0
allergische Reaktionen	< 1,0
Arrhythmien	< 1,0

Herzkatheterdiagnostik jedoch gering. Die Komplikationshäufigkeit nimmt mit dem Schweregrad der kardialen Erkrankung und eventueller Begleiterkrankungen zu. So beträgt die Gesamtsterblichkeit bei der Herzkatheterdiagnostik etwa 0,14%. Bei Patienten mit einer deutlich reduzierten Pumpfunktion (EF <30%) oder im klinischen Stadium NYHA IV liegt die Sterblichkeit jedoch um das 10fache höher.

5.9   Rationelle Stufendiagnostik

Zur Diagnose der chronischen Herzinsuffizienz bzw. zur Abklärung der zugrunde liegenden Erkrankung kommen neben Anamnese und der klinischen Untersuchung eine Reihe von verschiedenen nichtinvasiven und invasiven Verfahren in Frage. Um eine rationelle und kostengünstige Diagnostik der kardialen Dysfunktion durchzuführen, sollte nach einem Stufenschema vorgegangen werden (◘ Abb. 5.14).

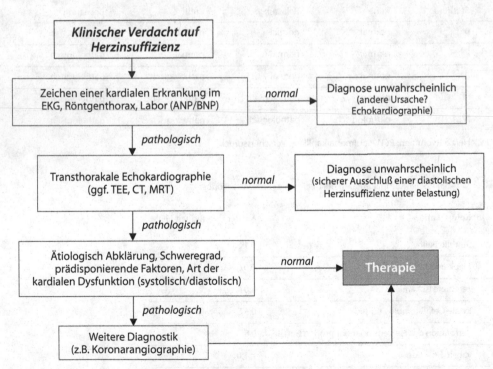

◘ **Abb. 5.14.** Flussdiagramm zur rationellen Stufendiagnostik bei chronischer Herzinsuffizienz. (Nach Weil u. Schunkert. Z Arztl Fortbild Qualitatssich. 97:105–12, 2002)

FAZIT

Da die Prognose der Herzinsuffizienz wesentlich von der Grunderkrankung abhängt, ist eine schnelle und exakte Diagnose und damit die Möglichkeit zur Einleitung einer kausalen Therapie (z.B. aortokoronare Bypass-Operation) notwendig. Das Ausmaß der Diagnostik richtet sich dabei zum einen nach den zur Verfügung stehenden Techniken, zum anderen nach den therapeutischen Konsequenzen. Der klinische Verdacht auf eine Herzinsuffizienz sollte durch Objektivierung der Herzfunktion bestätigt werden. Dazu stehen heute eine Reihe von nichtinvasiven und invasiven Verfahren zur Verfügung. Zur Überwachung des Therapieerfolges eignen sich insbesondere die Echokardiographie und zu einem geringen Maße auch die Thoraxröntgenuntersuchung. Möglicherweise wird in Zukunft auch die Bestimmung der natriuretischen Peptide als einfaches, valides Verfahren zur Diagnostik, Verlaufskontrolle und zur Abschätzung der Prognose der Herzinsuffizienz herangezogen werden können.

Neue Entwicklungen im Bereich der nichtinvasiven Verfahren, insbesondere der Echokardiographie, der Computertomographie und der Magnetresonanztomographie, werden in nächster Zeit das diagnostische Spektrum bei der chronischen Herzinsuffizienz erweitern.

Weiterführende Literatur

ACC/AHA (2001) Guidelines for the evaluation and management of chronic heart failure in the adult: executive summary. A Report of the American College of Cardiology/American Heart Association Task Force on Practice Guidelines (Committee to Revise the 1995 Guidelines for the Evaluation and Management of Heart Failure). JACC 38:2102–2112

Bubenheimer P (2004) Echokardiographie. In: Roskamm H et al. (Hrsg) Herzkrankheiten, 5. Aufl. Springer, Berlin Heidelberg New York Tokyo, S 219–250

Flachskampf F (2001) Kursbuch der Echographie. Thieme, Stuttgart

Hoppe UC, Erdmann E (2005) Leitlinien zur Therapie der chronischen Herzinsuffizienz. Z Kardiol, online: http://www.dgk.org/leitlinien/

Hunt SA, Baker DW, Chin MH et al. (2001) ACC/AHA Guidelines for the evaluation and management of chronic heart failure in the adult: executive summary. A report of the American College of Cardiology/American Heart Association Task Force on Practice Guidelines (Committee to Revise the 1995 Guidelines for the Evaluation and Management of Heart Failure): Developed in collaboration with the International Society for Heart and Lung Transplantation; endorsed by the Heart Failure Society of America. Circulation 104:2996–3007

Nolan J, Batin PD, Andrews R et al. (1998) Prospective study of heart rate variability and mortality in chronic heart failure: results of the United Kingdom heart failure evaluation and assessment of risk trial (UK-heart). Circulation 98.1510–1516

Tsutamoto T, Wada A, Maeda K et al. (1997) Attenuation of compensation of endogenous cardiac natriuretic peptide system in chronic heart failure: prognostic role of plasma brain natriuretic peptide concentration in patients with chronic symptomatic left ventricular dysfunction. Circulation 96:509–516

Remme WJ, Swedber K (2001) Guidelines for the diagnosis and treatment of chronic heart failure. Eur Heart J 22:1527–1560

Weil J, Schunkert H (2003) Rationelle Diagnostik der chronischen Herzinsuffizienz. Z Arztl Fortbild Qualitatssich 97:105–112

Differenzielle Ätiologie
der Herzinsuffizienz

Praktisch alle Erkrankungen des Herzens und viele extrakardialer Erkrankungen können zum Syndrom der Herzinsuffizienz führen. Nachfolgende ▶ Übersicht fasst wesentliche kardiale und extrakardiale Ursachen der Herzinsuffizienz zusammen. Entsprechend der Heterogenität der Diagnosen ist ein schrittweises Vorgehen in der Diagnostik sinnvoll. Das Kapitel stellt die wichtigsten zugrunde liegenden Erkrankungen und die typischen diagnostischen Schritte vor.

Ursachen und Differenzialdiagnosen der Herzinsuffizienz

1. **Myokardial (WHO-/ISFC-Task-Force-Einteilung)**
   - Dilatative Kardiomyopathie (DCM)
   - Hypertrophe (-obstruktive) Kardiomyopathie (HCM)
   - Restriktive Kardiomyopathie (RCM)
   - Arrhythmogene rechtsventrikuläre Kardiomyopathie (ARVC)
   - Nichtklassifizierbare Kardiomyopathien
   - Taku-Tsubo-Kardiomyopathie, »apical balloning«
2. **Ischämisch**
   - Koronare Herzkrankheit
   - (Koronarspasmen/Muskelbrücken/Koronaranomalien)
3. **Strukturell/funktionell**
   - Stenosevitien (z. B. Aortenstenose, Mitralstenose etc.)
   - Insuffizienzvitien (z. B. Aorteninsuffizienz, Mitralinsuffizienz etc.)
   - Shuntvitien (z. B. großer Vorhofseptumdefekt)
   - Myxom
   - Arteriovenöse Fistel
   - V.-cava-Okklusionssyndrom
   - Takayasu-Arteriitis
   - Pulmonale Hypertonie
   - Pericarditis constrictiva

- Kongenitale Anomalie
- Tachykardiebedingt (z. B. tachykardes Vorhofflimmern)

4. Extrakardial
- Arterielle Hypertonie (hypertensive Herzkrankheit)
- Adipositas
- Metabolisch-toxische Kardiomyopathie (Diabetes mellitus, Niereninsuffizienz, Alkohol, Kokain, Anthrazykline, L-Carnitinmangel, Thiaminmangel, Chagas-Krankheit etc.)
- Endokrine Kardiomyopathie (z. B. Hyper- und Hypothyreose, Phäochromozytom etc.)
- Peripartale Kardiomyopathie
- Immunologische Kardiomyopathie (z. B. postinfektiös, rheumatisch, Kollagenosen etc.)
- Anämie
- Speicherkrankheiten (z. B. Amyloidose, Hämochromatose, M. Fabry)
- Kardiotoxische Medikamente
- Andere (z. B. Sarkoidose)

6.1   Kardiale Erkrankungen

6.1.1 Dilatative Kardiomyopathie

Die dilatative Kardiomyopathie (DCM) kann als Sammelbegriff für ätiologisch heterogene Erkrankungen angesehen werden, die als gemeinsame Endstrecke in eine myogene Herzinsuffizienz bei Dilatation des linken Ventrikels münden. Die Prävalenz der DCM wird mit 36 und die jährliche Neuerkrankungsrate (Inzidenz) mit 6 pro 100.000 Einwohnern angegeben. Eine genetische Komponente kann zumindest in 15–20% der Fälle angenommen werden, bei denen eine positive Familienanamnese für eine Herzinsuffizienz vorliegt. Inflammatorische Kardiomyopathien und deren Residuen können als weitere ätiologisch distinkte Form der DCM angesehen werden. Hierzu können auch (auto-)immunologische Prozesse beitragen, die z. B. über eine molekulare Mimikry zur antikardialen Autoreaktivität führen. Trotz besserer Kenntnisse der pathogenetischen Prozesse und weit reichender Differenzialdiagnostik bleibt die Ursache der Herzinsuffizienz bei vielen Patienten unklar, so dass der Begriff idiopathische dilatative Kardiomyopathie weiterhin Bestand hat.

Genetisch determinierte DCM

◨ Tabelle 6.1 listet Gene auf, deren Mutationen bei Patienten mit dilatativer Kardiomyopathie nachgewiesen werden konnten. Gele-

◻ **Tabelle 6.1.** Übersicht der chromosomalen Loci und Krankheitsgene bei dilatativer Kardiomyopathie als dominierenden Phänotyp. (Mod. nach Schönbergeret al. 2004)

Genlocus	Vererbungs-muster	Zusätzlicher Phänotyp	Genprodukt	Allelische Erkrankung
1q32	AD	Nicht vorhanden	Kardiales Troponin T	HCM
1q32	AD	Nicht vorhanden	?	
2q31	AD	Nicht vorhanden	Titin	TMD
5q33–34	AD	Nicht vorhanden	δ-Sarcoglycan	LGMD2F
6q12–16	AD	Nicht vorhanden	?	
6q22.1	AD	Nicht vorhanden	Phospholamban	
9q13–22	AD	Nicht vorhanden	?	
11p15.1	AD	Nicht vorhanden	Kardiales Muskel-LIM-Protein	HCM
14q11	AD	Nicht vorhanden	Kardiale schwere β-Myosin-Kette	HCM
15q14	AD	Nicht vorhanden	Kardiales Aktin	HCM
15q22.1	AD	Nicht vorhanden	α-Tropomyosin	HCM
10q21–23	AD	Mitralprolaps	?	
10q21–23	AD	Nicht vorhanden	Metavinculin	
1p1–q21	AD	Reizleitungsstörung	Lamin A/C	EDMD, FLPD, CMT2B1, MAD, HGPS
2q14–q22	AD	Reizleitungsstörung	?	
3q22–25	AD	Reizleitungsstörung	?	
6q23	AD	Reizleitungsstörung und Skelettmyopathie		
2q35	AD	Skelettmyopathie	Desmin	Desminmyopathie
6q23–24	AD	Sensoneuraler Hörverlust	»Eyes absent 4«	Sensoneuraler Hörverlust
18q12	AD	LVNC und VSD		α-Dystrobrevin
17q21	AR	RV Dyspl. und wollige Haare	Desmoplakin	ARVD, KPPS, SFWHS und Keratodermie
Xp21	X	Skelettmyopathie	Dystrophin	
Xq28	X	LVNC	Tafazzin	EFE, Kleinwuchs und Neutropenie

AD autosomal-dominant; *AR* autosomal-rezessiv; *LVNC* linksventrikuläre Non-Compaction; *HCM* hypertrophische Kardiomyopathie; *TMD* tibiale muskuläre Dystrophie; *LGMD2F* limb-girdle muscular dystrophy Typ 2F; *EDMD* Emery-Dreifuss-Muskeldystrophie; *FLPD* familiäre Lipodystrophie Typ Dunnigan; *CMT2B1* Charcot-Marie-Tooth-Krankheit Typ 2B1; *MAD* mandibuloakrale Dysplasie; *HGPS* Hutchinson-Gilford-Progerie-Syndrom; *ARVD* arrhythmogene rechtsventrikuläre Dysplasie; *KPPS* Keratosis palmoplantaris stiata; *SFWHS* »skin-fragility wooly hair syndrome«; *RV Dyspl.* rechtsventrikuläre Dysplasie; *EFE* endokardiale Fibroelastose

gentlich finden sich assoziiert eine Skelettmuskelbeteiligung oder Herzrhythmusstörungen. Die Analyse von DCM-Familien zeigte meist eine autosomal-dominante Vererbung, auch wenn X-chromosomale (z. B. Duchenne-Becker-Dystrophie), autosomal-rezessive (z. B. Karnitinstoffwechselstörungen) und mitochondriale Formen (Kearns-Sayre-Syndrom) vorkommen. Obwohl bei etwa jedem fünften Patienten mit DCM eine positive Familienanamnese für eine Herzinsuffizienz vorliegt, wird routinemäßig derzeit keine molekulare Diagnostik angeboten. Allerdings wird aktuell von einem Netzwerk molekulargenetischer Laboratorien geprüft, ob die aufwändige molekulare Diagnostik bei familiären Fällen der dilatativen Kardiomyopathie sinnvoll ist.

Neben Gendefekten, die primär zur dilatativen Kardiomyopathie führen, kann sich die Krankheit auch sekundär bei langjährigem Verlauf aus einer hypertrophen Kardiomyopathie entwickeln (▶ Abschn. 6.1.4 für mögliche Genmutationen). Schließlich ist es sehr plausibel, dass eine genetische Disposition bei Exposition mit potenziell kardiotoxischen Noxen (Alkohol, Virusinfekte etc.) die Entstehung einer dilatativen Kardiomyopathie begünstigt.

Inflammatorisch determinierte DCM

Eine inflammatorische Genese der DCM kann insbesondere bei akut aufgetretener oder rasch progredienter Herzinsuffizienz angenommen werden. Treten anamnestische Angaben hinzu, die z. B. an einen vorausgegangenen enteroviralen Infekt denken lassen, kann der klinische Verdacht auf eine akute Myokarditis gestellt werden. In bis zu 12% dieser selektierten Fälle gelingt myokardbioptisch der Nachweis von Virus-DNA im Herzen, z. B. mittels In-situ-Hybridisierung oder Polymerasekettenreaktion. Noch häufiger können in dieser Konstellation immunhistochemisch Entzündungszellen entdeckt werden. Aufgrund des häufig fokalen Befalls der Myokarditis erhöht sich bei Entnahme mehrerer Biopsien die Rate positiver Befunde. Beschränkt sich die histologische Untersuchung allerdings auf lichtmikroskopische Verfahren (Dallas-Klassifikation, ◘ Tabelle 6.2), ist von einer geringeren diagnostischen Ausbeute auszugehen (geringe Sensitivität, unsichere Probenausbeute, hohe Interobserver-Variabilität).

Der fulminante Verlauf einer akuten Myokarditis kann innerhalb von Stunden bis Tagen zum terminalen Pumpversagen, höhergradigen AV-Blockierungen oder malignen ventrikulären Tachykardien führen. Dabei kann die initiale Myokardschädigung sowohl durch die virale Infektion als auch durch eine intensive immunologische Auseinandersetzung mit dem Erreger bedingt sein. So ist paradoxerweise bei fulminanter Myokarditis die initiale Mortalität aufgrund der intensiven immunologischen Reaktion hoch. Wegen der hohen Wahrscheinlichkeit, den Virusinfekt hierdurch zu über-

◘ Tabelle 6.2. Histologische Klassifikation der Myokarditis

Diagnose	Dallas-Klassifikation 1987	WHO-Klassifikation 1999
aktive/akute Myokarditis	lymphozytäre Infiltrate, Myozytolyse, Ödem	zudem immunhistochemisch Infiltratnachweis mittels Immunglobulin- oder Komplementfixation oder De-novo-Expression von MHC oder Adhäsionsmolekülen
persistierende Myokarditis ongoing myocarditis	Verlaufskontrolle mit Infiltrat, Myozytolyse, Ödem, >14 Lymphozyten/mm²	wie oben
Borderline myocarditis	seltene Lymphozyten ohne Myozytolyse	Grenzbefund mit 1–13 Lymphozyten/mm²
chronische Myokarditis, DCM mit Inflammation	nicht definiert	>14 Lymphozyten (+ Makrophagen)/mm², ansonsten Immunhistochemie wie oben

winden, ist die langfristige Prognose dagegen besser. Fehlen trotz einer typischen Anamnese die histologischen Zeichen einer Myokarditis, ist die Ursache für eine akute kardiale Dekompensation am ehesten durch die zusätzliche hämodynamische Belastung der interkurrenten Infektion bei schon vorbestehender Herzerkrankung anzunehmen.

Neben der akuten Myokarditis wird eine entzündliche Genese der Herzinsuffizienz auch in einzelnen Fällen von persistierenden Infektionen des Herzmuskels angenommen. So zeigen Verlaufsbiopsien, dass aus einer akuten Myokarditis bei Viruspersistenz chronische Herzmuskelerkrankungen hervorgehen können. Schließlich gelang bei bis zu 17% der Patienten mit chronisch-idiopathischer DCM der Nachweis von enteroviraler RNA im Myokard, so dass auch in manchen Fällen einer primär chronischen Verlaufsform eine entzündliche Genese beteiligt sein könnte. Die ◘ Tabelle 6.3 listet die häufigsten Erreger der inflammatorischen Kardiomyopathie auf.

Bei der Perimyokarditis handelt es sich um eine Ausdehnung des entzündlichen Prozesses auf das Perikard. Typisch ist die Ausbildung eines Perikardergusses. Ist der Erguss groß, bietet sich neben der Myokardbiopsie die Perikardpunktion als eine alternative Methode zum direkten Erregernachweis an.

Immunologisch determinierte DCM

Sowohl das infektiöse Agens als auch die reaktive Immunantwort können zur Myokardschädigung führen. So kann eine Infektion humorale (antikörpervermittelt) oder zelluläre (T-Lymphozyten, Makrophagen) Reaktionen gegen das eigene Herz triggern.

Auch wird eine reaktive Myokarditis im Rahmen immunologischer Reaktionen auf Medikamente, Erkrankungen des rheumatischen Formenkreises oder bei der Abstoßung nach Herztransplantation beobachtet (► folgende Übersicht). Insbesondere zeigen immunhistochemische Analysen von Myokardbiopsien häufig entzündliche Infiltrate, auch wenn kein Erregernachweis (mehr) gelingt.

◻ Tabelle 6.3. Erreger der inflammatorischen DCM

RNA-Viren	Picorna (**Coxsackie** A, **B**, Echo, Polio)
	Orthomyxo (Influenza A, B, C)
	Paramyxo (Mumps, Rubeola)
	Toga (Chicungunya, Dengue, Gelbfieber, Rubella)
	Rhabdo (Rabies)
	Arena (lymph. Choriomeningitis)
	Hepatitis C
	Retroviren (**HIV**)
DNA-Viren	Pocken (Variola, Vakzina)
	Herpes (simplex, Varizella-Zoster, Zytomegalie, EBV, H. humanus)
	Adenoviren (Typ 2 und **Typ 5)**
	Parvoviren (**Parvovirus B$_{19}$**)
	Masern-Virus
Bakterien	Sepsis
	Streptokokken, Staphylokokken
	Pneumokokken, Gonokokken
	Mycobacterium tuberculosis, Haemophilus influenza
	Mycoplasma pneumoniae, Chlamydia pneumoniae
	Corynebacterium diphtheriae (Diphtherie)
	Borrelia burgdorferi (Lyme disease)
	Rickettsia burnetii (Q-Fieber), Rickettsia rickettsii (Fleckfieber)
	Brucellen
	Francisella (Tularämie)
	Leptospirose (M. Weil), Treponema pallidum (Syphilis)
	Salmonellen (Para-/Typhus)
Protozoen	Trypanosoma cruzi (Chagas-Krankheit)
	Toxoplasma gondii (Toxoplasmose)
	Amöbiasis
	Malaria
	Leishmaniose
	Larva migrans
	Zystizerken
	Trichinella spiralis
Parasiten	Trichinen
	Echinokokken
	Askariden

Fett geschrieben sind die in Deutschland häufigsten Erreger

Mögliche Auslöser einer immunologischen Myokarditis

- Akute (Virus-)Myokarditis
- Antibiotika
- Antikonvulsiva
- Tuberkulostatika
- Antiinflammatorische Medikamente
- Diuretika
- Kokain, Tetanus-, Windpockenimpfstoff, Methyldopa
- Autoimmunerkrankungen
- Eosinophile Myokarditis
- Sarkoidose
- Thyreotoxikose
- Abstoßung nach Herztransplantation

Durch lokale Freisetzung von Zytokinen und Expression von Adhäsionsmolekülen können diese entzündlichen Prozesse noch amplifiziert werden, indem die Invasion von mononukleären Zellen stimuliert wird. Epitope der Kardiomyozyten sind insbesondere
- Sarkolemm,
- kontraktile Proteine (Myosin, Aktin, Tropomyosin),
- Matrixproteine (Laminin, Desmin),
- Rezeptoren (β-adrenerger Rezeptor),
- Carrier (ADP-/ATP-Carrier-Protein) und
- mitochondriale Proteine.

Inwieweit die Bildung der Antikörper eine harmlose Folge einer vorausgegangenen Myokarderkrankung – und damit ein Epiphänomen – darstellt, ist allerdings noch teilweise unklar. Immerhin deuten die Erfolge der immunmodulatorischen Therapiestrategien auf eine kausale Beteiligung der reaktiven Immunantwort hin. Die ◘ Abb. 6.1 weist auf die diagnostischen und potenziell therapeutischen Distinktionen bei der dilatativen Kardiomyopathie hin (◘ Abb. 6.1).

6.1.2 Idiopathische DCM

Bei vielen Patienten mit dilatativer Kardiomyopathie lässt sich weder eine genetische noch eine infektiös/immunologische Ursache für die Herzinsuffizienz finden. Histologisch findet sich in diesen Fällen eine Hypertrophie der Kardiomyozyten mit Vergrößerung der Zellkerne sowie eine zunehmende Fibrosierung des Myokards. Nicht unmittelbar sichtbar, aber pathogenetisch von großer Bedeutung, kann der apoptotische Untergang von Kardiomyozyten sein (s. auch in ▶ Abschn. 3.2.2 Unterabschnitt »Apoptose

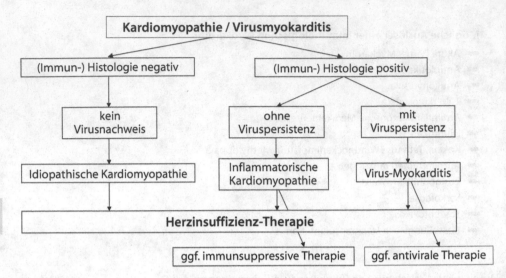

Abb. 6.1. Diagnostische und potenziell therapeutische Distinktionen bei der dilatativen Kardiomyopathie

der Myozyten«). Diese zellulären Veränderungen bieten auch die Grundlage für die makroskopischen Charakteristika der DCM. So wird typischerweise eine Vergrößerung aller Herzhöhlen, eine relativ geringe Wanddicke sowie eine global oder multifokal eingeschränkte systolische Kontraktilität mit gleichzeitiger diastolischer Funktionsstörung beobachtet.

6.1.3 Richtungsweisende diagnostische Testverfahren bei dilatativer Kardiomyopathie

Anamnese. Eine akut aufgetretene oder langsam progrediente Abgeschlagenheit, Schwäche, Müdigkeit und Palpitationen sind unspezifische Zeichen der Herzinsuffizienz. Oft findet sich eine Dekompensation auch im Rahmen (oder als Folge) eines viralen Infektes. Auskultatorisch bestehen initial häufig Rasselgeräusche und ein 3. Herzton als Zeichen der Dekompensation sowie eine Mitralinsuffizienz als Folge der Kardiomegalie. Ein Perikardreiben kann auf die inflammatorische Komponente hinweisen.

Serologie. Erhöhte oder ansteigende Titer gegen die in ◘ Tabelle 6.3 genannten Erreger lassen bei entsprechender Klinik den Verdacht auf eine Myokarditis zu. Beweisend ist der Virusnachweis in pathologisch verändertem Gewebe. Die Bedeutung der serologischen Diagnostik ist strittig. Gelegentlich Nachweis zirkulierender Immunkomplexe.

Ruhe-EKG. Bei DCM kann das Ruhe-EKG unspezifische Veränderungen wie Vorhofflimmern (30%), Links-(Rechts-)Schenkelblock (20%), Q-Zacken (10%), AV-Block (5%) aufweisen.

Belastungs-EKG. Gelegentlich finden sich progrediente ventrikuläre Rhythmusstörungen oder unspezifische Erregungsrückbildungsstörungen.

Thoraxröntgenuntersuchung. Das Thoraxröntgenbild zeigt bei fortgeschrittener Erkrankung meist eine Verbreiterung der Herzsilhouette und kann zur Diagnose einer pulmonalen Stauung und zum Ausschluss von Differenzialdiagnosen hilfreich sein. In Relation zum Herzschatten ist die Aorta oft unverhältnismäßig schlank.

Echokardiographie. Global bzw. multifokal eingeschränkte Kontraktilität meist aller Herzhöhlen. In der initialen Phase einer Myokarditis können die Diameter noch normal sein, bei chronischem Verlauf oder idiopathischer DCM kommt es zur Erweiterung aller Herzhöhlen bei relativ verdünntem Myokard. Häufig finden sich eine diastolische Dysfunktion und eine relative Mitralinsuffizienz. Ein Perikarderguss weist auf eine Perimyokarditis hin.

Nuklearmedizin. Mit Gallium-67 oder markierten Antimyosinantikörpern können bei M. Boeck oder der akuten Myokarditis mit hoher Trefferquote myozytäre Defekte nachgewiesen werden. Allerdings stellt dies kein Routineverfahren dar.

Herzkatheteruntersuchung. Wichtig ist der Ausschluss einer koronaren Herzkrankheit. Auffällig ist bei der DCM oft der über dem dilatierten Ventrikel gestreckte Verlauf der Koronarien. Bei der Quantifizierung der Kontraktilitätsstörung erlaubt neben der Laevokardiographie die Rechtsherzkatheteruntersuchung eine genaue Abschätzung der hämodynamischen Situation.

Myokardbiopsie. Die Indikation zur Myokardbiopsie sollte bei Vorliegen einer ätiologisch unklaren Kontraktilitätsstörung diskutiert werden. Insbesondere eine rasch progrediente Herzinsuffizienz oder plötzlich auftretende lebensbedrohliche Herzrhythmusstörungen sollten den Verdacht auf eine Myokarditis lenken und die Entnahme von Myokardbiopsien zur Diagnosesicherung und gegebenenfalls Therapiesteuerung veranlassen.

6.1.4 Hypertrophe Kardiomyopathie

Bei der hypertrophen Kardiomyopathie (HCM) führen Mutationen der kontraktilen Proteine und noch unbekannte Kofaktoren zu einer meist asymmetrischen Hypertrophie des Myokards. Die aktuell bekannten Gendefekte (▶ Abschn. 3.3.1, ▶ Übersicht »Mutationen in sarkomerischen Proteinen bei der hypertrophen Kardiomyopathie«) verursachen meist autosomal-dominant neben einer Hypertrophie des Herzens eine Reihe von funktionellen Störungen, von denen die Ausflusstraktobstruktion (im Sinne einer hypertroph-obstruktiven Kardiomyopathie) die bekannteste ist (▶ folgende Übersicht). Häufig wird die dynamische Obstruktion der subaortalen Region noch durch eine abnorme Vorwärtsbewegung des vorderen Mitralsegels verstärkt (»systolic anterior movement«, SAM). Die Ursache für dieses Phänomen wird in einem Venturi-Effekt gesehen, wobei es als Folge der abnormen Flussbeschleunigung zu einer Sogwirkung im Ausflusstrakt kommt. Bedeutsame Komplikationen der HCM sind Rhythmusstörungen wie Vorhofflimmern und ventrikuläre Tachykardien, die Synkopen und einen plötzlichen Herztod nach sich ziehen können.

Komplikationen der hypertrophen Kardiomyopathie

- Ausflusstraktobstruktion (25–40%)
- (Paroxysmales) Vorhofflimmern (20–25%)
- Herzinsuffizienz (15–20%)
- Synkopen
- Plötzlicher Herztod

Die klinische Präsentation der hypertrophen Kardiomyopathie ist allerdings recht variabel. So finden sich selbst bei identischer Mutation unterschiedliche Verläufe, die im Extremfall zwischen terminaler Herzinsuffizienz oder plötzlichem Herztod im Jugendalter bis zum asymptomatischen Gendefektträger im Alter von 90 Jahren reichen können. Für die Beurteilung der individuellen Prognose ist die Evaluation von Risikoprädiktoren erforderlich, die damit auch zu einer individuell angepassten Therapiesteuerung beitragen. Die Prädiktoren für den plötzlichen Herztod sind in der folgenden ▶ Übersicht zusammengefasst.

Risikoprädiktoren für den plötzlichen Herztod bei Patienten mit hypertropher Kardiomyopathie

- Wanddicke >30 mm
- Anamnestisch Synkopen oder überlebtes Kammerflattern/-flimmern
- Positive Familienanamnese für den plötzlichen Herztod
- Maligner Genotyp

Richtungsweisende diagnostische Testverfahren bei hypertropher Kardiomyopathie

Anamnese. Eine progrediente Herzinsuffizienz, Synkopen oder Palpitationen können unspezifische Zeichen einer HCM sein. Auskultatorisch findet sich bei Obstruktion des Ausflusstraktes ein Crescendo-Systolikum, das unter körperlicher Anstrengung oder postextrasystolisch zunimmt. Wegweisend kann auch eine positive Familienanamnese sein. Andere mögliche Ursachen einer extremen LVH (Hypertonie, Aortenstenose) sollten ausgeschlossen werden.

Ruhe-EKG. Während unspezifische Veränderungen wie Vorhofflimmern, Schenkelblockbilder oder Erregungsrückbildungsstörungen im Ruhe-EKG bei den meisten Patienten (75–95%) zu finden sind, fehlen typische Zeichen. Die Voltage-Kriterien zur LVH-Diagnostik sind für die quantitative Abschätzung der Hypertrophie nur bedingt geeignet.

Belastungs-EKG. Das Belastungs-EKG ist insbesondere bei einem signifikanten Gradienten im Ausflusstrakt kontraindiziert.

Thoraxröntgenuntersuchung. Eine Verbreiterung der Herzsilhouette ist möglich, aber nicht regelhaft zu finden. Aufgrund der häufig anzutreffenden diastolischen Dysfunktion kann dagegen oft eine pulmonale Stauung diagnostiziert werden.

Echokardiographie. Die Echokardiographie ist diagnostisch wegweisend. Die Hypertrophie der Herzwände kann extreme Ausmaße annehmen (15–>30 mm) und ist meist septumbetont. Grundsätzlich können jedoch alle Wandabschnitte betroffen sein. Zusätzlich kann sich bei der Doppler-Echokardiographie eine deutliche Flussbeschleunigung im linksventrikulären Ausflusstrakt finden.

Herzkatheteruntersuchung. Sie dient hämodynamischen Messungen sowie dem Ausschluss einer koronaren Herzkrankheit. Der Gradient im Ausflusstrakt kann durch Induktion einer Extrasystole (und postextrasystolischer Pause mit konsekutiv verstärkter Kontraktion) gezielt provoziert werden (Braunwald-Brockenbrough-Manöver).

Myokardbiopsie. Sie ist nur in Ausnahmefällen bei diagnostisch unklarer Situation indiziert (Differenzialdiagnose-[DD-]Amyloidose) und zeigt eine ungeordnete Ausrichtung sowie Hypertrophie der Kardiomyozyten. Gelegentlich findet sich auch eine Hypertrophie der kleinen Widerstandgefäße.

Molekulargenetische Diagnostik. Zurzeit befindet sich ein BMBF-gefördertes Kompetenznetzwerk zur molekulargenetischen Diagnostik bei familiärer HCM im Aufbau (Kontakte unter jeanette.erdmann@innere2.uni-luebeck.de).

Therapeutische Besonderheiten bei hypertropher Kardiomyopathie

Hinsichtlich spezieller Aspekte in der Therapie der hypertrophen Kardiomyopathie sei auch auf ► Abschn. 12.1 verwiesen. Asymptomatische Patienten bedürfen keiner Therapie, müssen jedoch engmaschig hinsichtlich klinischer Symptome beobachtet werden. Im Allgemeinen sollten stärkere körperliche Belastungen vermieden werden. ◘ Tabelle 6.4 fasst mögliche therapeutische Optionen zusammen. Liegt eine symptomatische Linksherzinsuffizienz mit Stauungssymptomen vor, so kommen vornehmlich Diuretika zum Einsatz. Eine Therapie mit β-Adrenozeptorblockern kann den Gradienten im Ausflusstrakt aufgrund der negativ inotropen und negativ-chronotropen Wirkung günstig beeinflussen. Etwa 70% der Patienten berichten über eine klinische Besserung der Symptome. Klare Hinweise für die prognostische Bedeutung der medikamentösen Therapie existieren bislang jedoch nicht. ACE-Inhibitoren und Nitrate sind aufgrund ihrer ausgeprägten Nachlastsenkung (und damit Zunahme des Druckgradienten über die

◘ **Tabelle 6.4.** Behandlungsoptionen bei der hypertrophischen Kardiomyopathie (HCM)

Medikamentös	
β-Adrenozeptorblocker Kalziumkanalblocker (Verapamil-Typ)	Reduktion des Gradienten durch negativ inotrope und negativ chronotrope Wirkung, prognostische Bedeutung unklar
Amiodaron	antiarrhythmische Wirkung
Apparativ	
Schrittmacher	symptomatische Effekte durch veränderten ventrikulären Kontraktionsablauf mit konsekutiver Reduktion des Gradienten im Ausflusstrakt, prognostische Bedeutung unklar[a]
ICD	Vermeidung des plötzlichen Herztodes
Chirurgisch/interventionell	
Myektomie	Reduktion des Gradienten
Myokardablation (PTSMA)	Reduktion des Gradienten, prognostische Bedeutung unklar
Transplantation	bei Therapierefraktärität

[a] Indikation nur bei Versagen der konservativen Therapie und der Septumablation (PTSMA) bzw. Inoperabilität

Klappe) kontraindiziert. Ebenso sind positiv inotrop wirksame Arzneistoffe wie z. B. Herzglykoside und Sympathomimetika kontraindiziert, da diese zu einer Verstärkung der systolischen Stenose führen. Alle Patienten mit HCM sollten entsprechend den Richtlinien eine Endokarditisprophylaxe erhalten (► Abschn. 8.1). Bei Auftreten von lebensbedrohlichen oder hämodynamisch relevanten ventrikulären Herzrhythmusstörungen muss die Implantation eines Kardioverter-Defibrillators erwogen werden. Bei ausgesuchten Patienten kann eine perkutane transluminale septale Myokardablation (PTSMA) durchgeführt werden. Dabei wird durch Alkoholinjektion ein Septalast des linken Kranzgefäßes okkludiert. Die Letalität liegt unter 2%, häufiger kommt es jedoch zu einem trifaszikulären Block mit der Notwendigkeit der Anlage eines permanenten Schrittmachers. Weiterhin besteht die Möglichkeit, durch Implantation eines DDD-Schrittmachers die Obstruktion des Ausflusstraktes durch vorzeitige Stimulation des interventrikulären Septums zu vermindern. Weitere prospektive Studien sind jedoch notwendig, um die eigentliche Bedeutung dieser Therapieformen sicherzustellen. Alternativ kann chirurgisch eine transaortale subvalvuläre Myektomie durchgeführt werden. Hinsichtlich Einzelheiten dieser Therapieoptionen sei auf die einschlägige Literatur verwiesen.

6.1.5 Restriktive Kardiomyopathie

Unter dem Begriff *restriktive Kardiomyopathie* (RCM) wird eine heterogene Gruppe von Erkrankungen zusammengefasst, die strukturell einen Umbau des Endo- und/oder Myokards und funktionell eine Füllungsstörung des linken oder rechten Ventrikels zur Folge hat (► folgende Übersicht).

Ursachen der restriktiven Kardiomyopathie

- Amyloidose
- Endocarditis fibroplastica (Löffler-Endokardfibrose)
- Hypereosinophiles Syndrom (eosinophile Myokarditis)
- Endomyokardfibrose
- Endokardfibroelastose
- Sarkoidose

Richtungsweisend ist meist die Echokardiographie, die ein restriktives Füllungsmuster mit oder ohne begleitende Myokardhypertrophie zeigt. Gelegentlich können auch eine Verdickung des Endokards oder thrombotische Auflagerungen auf dem Endokard beobachtet werden.

Amyloidose

Eine interstitielle Ablagerung von Amyloidfibrillen im Herzen wird vornehmlich bei der primären Amyloidose beobachtet. Die Amyloidfibrillen zerstören die zelluläre Architektur, führen zu einer Wandverdickung sowie einer meist restriktiven Kardiomyopathie. Ätiologisch findet sich bei der primären Amyloidose eine klonale Vermehrung von Leichtketten produzierenden Plasmazellen, in etwa 20% der Fälle auch ein malignes Myelom (AL-Amyloidose). Eine andere Form der kardialen Amyloidose ist mit hohem Alter assoziiert und betrifft häufig die Vorhöfe. Weiterhin sind Mutationen im Transthretin-Gen identifiziert worden, die zu einer kardialen Amyloidose führen. Bei sekundären Amyloidosen ist eine kardiale Beteiligung seltener anzutreffen (AA-Amyloidose).

Die Diagnose einer kardialen Beteiligung ist in Kenntnis einer relevanten Grunderkrankung leicht zu stellen. Wegweisend für eine Amyloidose können eine Niedervoltage im EKG im Kontrast zu dem echokardiographisch verdickten Myokard sein. Manche Autoren berichten von einem fleckigen Reflexmuster des Myokards. Eine Biopsie kann die Diagnose bestätigen, wobei leicht zugängige Gewebe wie das subkutane Fett oder das Rektum zunächst evaluiert werden sollten. Nur in einzelnen Fällen, bei denen negative Biopsiebefunde und ein starker klinischer Verdacht gegenüberstehen, ist eine Myokardbiopsie zur Etablierung der Diagnose erforderlich.

Endocarditis fibroplastica (Löffler-Endokardfibrose)

Bei der Löffler-Endokardfibrose handelt es sich um eine meist linksventrikulär gelegene Verdickung des Endokards, die zu einer rasch progredienten restriktiven Kardiomyopathie führen kann. Diagnostisch richtungsweisend sind klinische Zeichen der (diastolischen) Herzinsuffizienz sowie eine Eosinophilie. Die Diagnosestellung erfolgt mittels Myokardbiopsie.

Hypereosinophiles Syndrom (eosinophile Myokarditis)

Das hypereosinophile Syndrom kann diagnostiziert werden, wenn neben einer ätiologisch unklaren Eosinophilie (>1.500 Zellen/mm^3) Organmanifestationen in Herz, Haut, Muskulatur, Nervensystem, Leber, Nieren und/oder Lunge auftreten. Diese sind durch Gewebeinfiltration der eosinophilen Granulozyten erklärt. Andere Ursachen der Eosinophilie sollten ausgeschlossen werden (Leukämie, Parasitose, Mykose, Churg-Strauss-Syndrom etc.). Die Diagnosestellung erfolgt mittels Myokardbiopsie.

Endomyokardfibrose

Die Endomyokardfibrose, eine meist in den Tropen auftretende, ätiologisch unklare Erkrankung, bewirkt eine biventrikuläre Fibrosierung des Endokards mit konsekutiver restriktiver Kardiomyopathie. Die Diagnose wird bioptisch gesichert.

Endokardfibroelastose

Die Endokardfibroelastose ist eine ätiologisch unklare Form der restriktiven Kardiomyopathie, die typischerweiser im Kindes- oder jungen Erwachsenenalter zur Dilatation oder Kontraktion der betroffenen Herzhöhlen führt. Zugrunde liegt eine Myokardfibrose aus elastischen oder kollagenen Fasern. Eine Beteiligung der Klappen kann zu Stenose- oder Insuffizienzvitien führen. Die Diagnose wird bioptisch gesichert.

Sarkoidose

In 20% der Fälle kommt es beim **M. Boeck** zu kardialen Infiltraten. Neben einer dilatativen oder restriktiven Kardiomyopathie können Reizleitungsstörungen (AV-Block, Schenkelblock etc.) die Folge einer Herzbeteiligung bei Sarkoidose sein. Die Diagnosestellung sollte bioptisch an Geweben erfolgen, die leichter zugänglich sind als der Herzmuskel. Die Szintigraphie kann auf die Beteiligung des Herzmuskels hinweisen. Die Therapie erfolgt mit Steroiden.

6.2 Arrhythmogene rechtsventrikuläre Kardiomyopathie

Die Ursache für die arrhythmogene rechtsventrikuläre Kardiomyopathie (ARVC) ist ein genetisch bedingter, segmentaler, fettig/fibröser Umbau des Myokards, wobei meist der rechte Ventrikel betroffen ist. Diese morphologischen Veränderungen können durch »Makro-reentry« zu Rhythmusstörungen oder durch Ersatz des funktionell intakten Myokards zur Herzinsuffizienz führen. Kausal sind genetische Ursachen anzusehen, die in ◘ Tabelle 6.5 zusammengefasst sind.

◘ **Tabelle 6.5.** ARVC-assoziierte Gendefekte

Genprodukt	Chromosom	Vererbung	Bemerkung
Pakoglobin	17q21	autosomal-rezessiv	assoziiert mit palmoplantaren Keratomata und Woll-Haar (»Naxos-Disease«)
Desmoglobin	6p23-p24	autosomal-rezessiv	assoziiert mit palmoplantaren Keratomata und Woll-Haar (»Naxos-Disease«)
Ryanodinrezeptor	1q42	autosomal-dominant	bei 4 verschiedenen, nicht verwandten Familien
Plakophilin-2	12p11.21	autosomal-dominant	Ursache bei ca. 25% nichtverwandter Patienten

6.2.1 Richtungsweisende diagnostische Testverfahren bei arrhythmogener rechtsventrikulärer Kardiomyopathie

Anamnese. Ventrikuläre Rhythmusstörungen, ein (überlebter) plötzlicher Herztod oder eine Herzinsuffizienz können bei ARVC zu Symptomen führen. Männer sind häufiger als Frauen und meist in den ersten 3 Lebensdekaden erstmalig betroffen. Die Familienanamnese ist für diese Ereignisse ebenfalls häufig positiv, wobei auch innerhalb einer Familie trotz autosomal-dominantem Erbgang unterschiedliche Verläufe beobachtet werden (variable Penetranz).

Ruhe-EKG. Neben unspezifischen EKG-Veränderungen können sich eine rechtspräkordiale T-Welleninversion, ein Rechtsschenkelblock oder eine so genannte ε-Welle (vertikale Deflektion im Anschluss an den QRS-Komplex [Kammerkomplex]) finden. Ebenso können sich im signalgemittelten EKG Spätpotenziale finden.

Langzeit-EKG. Das Holter-EKG dient zur Detektion der typischen ventrikulären Tachykardien, bei denen sich typischerweise eine linksschenkelblockartige Konfiguration findet.

Echokardiographie. Regionale Wandbewegungsstörungen in Ruhe oder unter Belastung können erste Hinweise für den Umbau des Myokards liefern.

Magnetresonanztomographie. Die MRT bildet das rechtsventrikuläre Myokard am besten ab und erlaubt zudem eine gute Erkennung von myokardialen Fettgewebeeinlagerungen (diagnostischer Goldstandard).

Dextrokardiographie. Meist findet sich eine Dilatation sowie verminderte Kontraktilität des rechten Ventrikels. Aneurysmata sind möglich. Typisch ist eine Riffelung des Myokards (Tellerstapelphänomen).

Myokardbiopsie. Eine fibrolipomatöse Infiltration des Myokards ist typisch für die ARVC.

6.2.2 Therapeutische Besonderheiten bei arrhythmogener rechtsventrikulärer Kardiomyopathie

Liegen die klinischen Zeichen einer Rechtsherzinsuffizienz vor, so steht die Behandlung mit Diuretika im Vordergrund. Hauptgefahr geht jedoch von den Rhythmusstörungen aus. Bei positiver Familienanamnese für den plötzlichen Herztod oder dokumentierte höhergradige Rhythmusstörungen bzw. überlebten plötzlichen Herztod kommt in erster Linie die Implantation eines Kardioverter-Defibrillators in Betracht. Bei hämodynamisch ventrikulären Tachykardien kann alternativ die Gabe von Klasse-II- (β-Adrenozeptorblockern) oder Klasse-III-Antiarrhythmika (Amiodaron, d/l-Sotalol) in Erwägung gezogen werden. Kann im Rahmen einer elektrophysiologischen Untersuchung ein arrhythmogener Fokus nachgewiesen werden, so besteht die Möglichkeit zur Radiofrequenz- oder Cryoablation, allerdings besteht dabei ein erhöhtes Risiko für ein Rezidiv.

6.3 Koronare Herzkrankheit

Die koronare Herzkrankheit ist in Industrienationen die häufigste Ursache der Herzinsuffizienz. Sowohl persistierende als auch transiente Perfusionsstörungen können die Funktion des Herzens akut und chronisch beeinträchtigen. So hat ein Myokardinfarkt initial eine umschriebene Akinesie zur Folge, die bei fehlender Reperfusionstherapie nach 3–10 h irreversibel wird. Verantwortlich hierfür ist eine progrediente Apoptose bzw. Nekrose der ischämischen Myozyten, die wiederum der narbigen Umwandlung des infarzierten Myokardareals vorausgeht. Zu diesem regionalen Funktionsverlust des Herzens addieren sich im Laufe der nächsten Monate die Effekte der Narbenexpansion (Aneurysma-Bildung) und des »*remodellings*«. Beim »*remodelling*« handelt es sich um eine Hypertrophie und Expansion der primär nichtischämischen Myokardareale (► Abschn. 3.2.1., Unterabschn. »Remodelling« nach Herzinfarkt«).

Ist eine akute Ischämie reversibel oder tritt eine Ischämie langsam progredient ein, kann *auch der Funktionsverlust reversibel bleiben, indem sich das Myokard durch »hibernation«, »stunning«* oder durch Ausbildung von Kollateralen der Nekrotisierung entzieht (► Abschn. 3.1.5, Unterabschn. »Präkonditionierung, Hibernation und »Stunning«).

6.3.1 Richtungsweisende diagnostische Testverfahren bei koronarer Herzkrankheit

Anamnese. Kardiovaskuläre Risikofaktoren, typische Angina-Pectoris-Symptome oder anamnestische Hinweise auf einen vorausgegangenen Herzinfarkt tragen wesentlich zur ätiologischen Abklärung einer Herzinsuffizienz auf dem Boden einer koronaren Herzkrankheit bei. Hilfreich sind auch Hinweise auf eine Atherosklerose in anderen Gefäßstrombahnen. Allerdings können auch klinisch stumm verlaufende Myokardinfarkte oder eine langsam progrediente Ischämie zur Herzinsuffizienz führen, so dass eine

6

differenzierte Abklärung einer koronaren Herzkrankheit auch bei Fehlen typischer Zeichen erfolgen sollte. Koronarspasmen werden meist durch atheromatöse Wandabschnitte getriggert, können jedoch auch ohne makroskopisch erkennbare Veränderungen zu transienten Ischämien oder zum Myokardinfarkt führen.

Serumparameter. Cholesterinprofil, Elektrolyte sowie die Routine zur Untersuchung der Nieren- und Leber- und – vor Herzkatheteruntersuchung – auch der Schilddrüsenfunktion sollten bei herzinsuffizienten Patienten mit Verdacht auf eine koronare Herzkrankheit dokumentiert werden. Bei akuter Symptomatik steht die Messung der Nekrosemarker (Troponin T oder I, Kreatinkinase, Myoglobin etc.) im Mittelpunkt der diagnostischen Maßnahmen.

Ruhe-EKG. Die meisten KHK-Patienten mit Herzinsuffizienz weisen unspezifische EKG-Veränderungen oder ein normales Ruhe-EKG auf. Finden sich im Ruhe-EKG dagegen infarkttypische Q-Zacken, ist die Ätiologie der Herzinsuffizienz leicht zu identifizieren. Gleiches gilt für die Zeichen des frischen Myokardinfarktes bei akuter Herzinsuffizienz. Ischämietypische Erregungsrückbildungsstörungen können auch transient beobachtet werden, z. B. bei instabiler Angina oder Koronarspasmen.

Belastungs-EKG. Unter körperlicher oder pharmakologischer Belastung kann das EKG in Form von ischämietypischen Endstreckenveränderungen oder progredienten ventrikulären Rhythmusstörungen auf eine koronare Herzkrankheit als Ursache der Herzinsuffizienz hinweisen. Auch können bei vielen KHK-Patienten unter Belastung Angina-Pectoris-Symptome oder ein Blutdruckabfall verzeichnet werden. Allerdings ist die Sensitivität des Belastungs-EKG für die KHK begrenzt. Zudem ist es wichtig, dass bei herzinsuffizienten Patienten die Kontraindikationen für das Belastungs-EKG Beachtung finden.

Thoraxröntgenuntersuchung. Das Thoraxröntgenbild kann bei Verdacht auf eine koronare Herzkrankheit zur Diagnose einer pulmonalen Stauung und zum Ausschluss von Differenzialdiagnosen hilfreich sein.

Echokardiographie. Regionale Wandbewegungsstörungen in Ruhe oder unter Belastung (Stressechokardiographie) sind wichtige Hinweise für eine koronare Ursache der Herzinsuffizienz. Die Stressechokardiographie ist zudem ein wichtiges Instrument in der Ischämiediagnostik.

Herzkatheteruntersuchung. Die invasive Abklärung einer Herzinsuffizienz hat das wesentliche Ziel, eine koronare Herzkrankheit zu identifizieren und gegebenenfalls die optimale Revaskularisationsstrategie festzulegen. Da alle konkurrierenden Verfahren nicht über die diagnostische Sicherheit der Herzkatheteruntersuchung verfügen und die therapeutischen Implikationen weit reichend sein können, sollte bei den meisten Patienten mit ätiologisch unklarer Herzinsuffizienz einmal eine entsprechende Diagnostik erfolgen. Seltene Ursachen der koronarbedingten Herzinsuffizienz sind Koronarspasmen, Muskelbrücken und Dissektionen.

Myokardszintigraphie. Die Myokardszintigraphie gilt als Goldstandard zur Diagnose reversibler oder persistierender Ischämien.

Magnetresonanztomographie. Die MRT stellt ein interessantes Instrument dar, um
1. die Morphologie der Koronarien,
2. die Herzfunktion und
3. mögliche Ischämieareale
in einem einzigen Untersuchungsgang zu diagnostizieren. Allerdings ist die Untersuchung aufwändig und teilweise noch im experimentellen Stadium.

Spiral-CT. Die Computertomographie erlaubt nichtinvasiv eine zuverlässige Feststellung einer Koronarverkalkung. Diese wiederum hat prädiktiven Wert in der Beurteilung des koronaren Risikos. Eine zuverlässige Beurteilung der epikardialen Kranzarterien ist dagegen aktuell noch nicht zufrieden stellend möglich.

Vitalitätsdiagnostik. Hypo- bzw. akinetische Myokardareale werfen die Frage auf, ob die Funktionseinbuße Folge einer irreversiblen Vernarbung oder potenziell reversiblen Ischämie *(»Hibernation/ Stunning«)* ist. Zur Differenzierung eignen sich sowohl die PET, die Myokardszintigraphie, die Dobutamin-Stressechokardiographie und die MRT.

6.3.2 Therapeutische Besonderheiten bei koronarer Herzkrankheit

Zur Verbesserung der Prognose und der Symptomatik kommt der Revaskularisation (operativ oder interventionell) eine entscheidende Bedeutung zu. Liegt eine chronische Herzinsuffizienz im Rahmen einer koronaren Herzkrankheit bzw. rezidivierender Myokardinfarkte vor, wird diese entsprechend den Richtlinien (▶ Kap. 7) behandelt. Ergänzend erfolgt eine lebenslange Therapie mit einem Thrombozytenaggregationshemmer (z. B. Azetylsalizylsäure) zur Verhinderung von Koronarthrombosen. Wichtig ist weiterhin die Kupierung rezidivierender Myokardischämien, z. B. durch revaskularisierende Maß-

Tabelle 6.6. Behandlung klassischer Risikofaktoren der koronaren Herzkrankheit

Erkrankung	Therapieziele	Therapieoption
arterielle Hypertonie	normotensive Blutdruckwerte	Antihypertensiva
Hyperlipoproteinämie	LDL <100 mg/dl; HDL >35 mg/dl, Cholesterin <200 mg/dl, TG <200 mg/dl	Statine, Ezetimibe, Fibrate, LDL-Apharese
Diabetes mellitus	HbA_{1c} <6,5%	Diät, orale Antidiabetika, Insulin
Adipositas	BMI 21–25 kg/m^2	Diät, Lipaseinhibitoren, chirurgisch
Nikotinabusus	nikotinfrei	Nikotinkarenz, Rimonabant

BMI Bodymass-Index; *TG* Triglyceride

nahmen oder die Gabe von Nitraten (akut oder chronisch), um den irreversiblen Verlust von Myozyten zu vermindern. Hinzu kommt, dass Begleiterkrankungen, die das kardiovaskuläre Risiko erhöhen, entsprechend mitbehandelt werden müssen (**Tabelle 6.6**).

6.4   Extrakardiale Ursachen der Herzinsuffizienz

Auch primär extrakardiale Erkrankungen können zur chronischen Herzinsuffizienz führen, insbesondere wenn
1. der Metabolismus,
2. die Vor- oder Nachlast,
3. die Herzfrequenz oder
4. die Kontraktilität des Herzmuskels
beeinträchtigt werden.

6.4.1 Arterielle Hypertonie/linksventrikuläre Hypertrophie

Erst in der zweiten Hälfte des 20. Jahrhunderts ist die arterielle Hypertonie als häufigste Ursache der Herzinsuffizienz von der koronaren Herzkrankheit abgelöst worden. Dabei kamen einerseits die bessere Prophylaxe (antihypertensive Therapie) als auch wachsende Bedeutung der koronaren Herzkrankheit in der älter werdenden Bevölkerung zum Tragen. Die hypertensiv-bedingte chronische Drucküberlastung des Herzens ist sehr eng mit der Entwicklung einer linksventrikulären Hypertrophie verknüpft. Diese wiederum reflektiert auf zellulärer Ebene eine weit reichende Umstrukturierung, wobei sowohl das myozytäre, vaskuläre als auch das interstitielle Kompartiment betroffen ist. Funktionell wird zunächst meist eine diastolische Störung beobachtet. Langfristig kann das »Remodelling« auch die systolische Funktion beeinträchtigen, wobei eine progrediente Hypertrophie und Apoptose der Kardiomyozyten eine kausale Rolle spielen können.

Diagnostisch sollte neben der regelmäßigen Blutdruckmessung eine ätiologische Abklärung der Hypertonie erfolgen. Insbesondere sollten renale, renovaskuläre und endokrine Ursachen evaluiert werden. Allerdings repräsentieren die essenzielle sowie die adipositasinduzierte Hypertonie (Ausschluss bzw. Blickdiagnosen) quantitativ mit mehr als 90% aller Formen des Bluthochdruckes die Hauptursachen der Hypertonie.

6.4.2 Adipositas

Die Adipositas kann über multiple Mechanismen auf die linksventrikuläre Funktion Einfluss nehmen (◘ Abb. 6.2).

So kann die Adipositas einer
- arteriellen Hypertonie,
- linksventrikulären Hypertrophie,
- koronaren Herzkrankheit (erhöhte Prävalenz von Risikofaktoren),
- Schlafapnoe und
- Hypervolämie

vorgeschaltet sein. Während die Diagnose einer Adipositas kaum Probleme bereitet, ist die kausale Beziehung zur Herzinsuffizienz

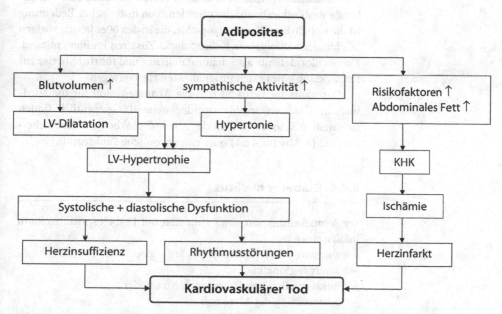

◘ **Abb. 6.2.** Mechanismen, die bei der Adipositas auf die linksventrikuläre Funktion Einfluss nehmen. (Nach Wirth 2000)

weniger evident. Bei Vorliegen von Endorganschäden, wie einer manifesten Herzinsuffizienz, sollte therapeutisch das gesamte Spektrum der Adipositastherapie inklusive Diät, körperliches Training, pharmakotherapeutische und verhaltenstherapeutische Interventionen ausgeschöpft werden.

6.4.3 Äthyltoxische Kardiomyopathie

Die äthyltoxische Kardiomyopathie kann infolge eines Alkoholabusus eintreten, wobei dieser meist vor Beginn der Krankheit erheblichen Umfang hatte. Typischerweise berichten die betroffenen Patienten, regelmäßig mehr als 90 g Alkohol täglich für mehr als 5 Jahre konsumiert zu haben. Makroskopisch findet sich eine Dilatation und Verdünnung der Herzwände mit konsekutiver Zunahme der linksventrikulären Masse. Initial wird häufig eine Erhöhung des diastolischen Blutdruckes beobachtet. Tachykardes Vorhofflimmern ist ein weiteres häufiges Symptom der Krankheit. Das klinische Gesamtbild ist der dilatativen Kardiomyopathie recht ähnlich, so dass hierin die wichtigste Differenzialdiagnose zu sehen ist. Entscheidend zur Diskriminierung der Entitäten ist die Alkoholanamnese. Mikroskopisch wird eine Hypertrophie und Apoptose der Kardiomyozyten beobachtet. Wird der Alkoholabusus fortgesetzt, sind die Veränderungen oft rasch progredient. Die Prognose ist damit schlechter als bei klassischer DCM. Gelingt es dagegen, den Alkoholabusus einzustellen, kann in einzelnen Fällen eine weitgehende Restitution beobachtet werden. Von historischer Bedeutung ist die Kobalt-Bier-Kardiomyopathie, die in den 60er Jahren vorigen Jahrhunderts infolge von Kobaltchlorid-Zusätzen im Bier entstand. Kobaltchlorid diente als Schaumstabilisator und führte teilweise zur Entwicklung eines rasch progredienten Herzversagens.

Der klinische Verdacht und die Anamnese sind für die äthyltoxische Kardiomyopathie richtungsweisend. Gelegentlich finden sich weitere Manifestationen der Alkoholkrankheit wie eine Leberzirrhose (▶ Abschn. 4.6.1) oder eine chronische Pankreatitis.

6.4.4 Diabetes mellitus

Die Ventrikelfunktion eines Patienten mit Diabetes mellitus kann infolge einer
- koronaren Herzkrankheit (Makroangiopathie),
- Mikroangiopathie,
- linksventrikulären Hypertrophie und/oder
- Fibrosierung des Myokards

beeinträchtigt werden. Neben einer Assoziation von Diabetes mellitus mit anderen Risikofaktoren wie Adipositas, Hypertonie, Dyslipidämie (HDL erniedrigt, Triglyceride und LDL erhöht) führt die Stoffwechselerkrankung selbst auch zu einer progredienten Schädigung von Myokard und Gefäßen. So findet sich beim Diabetiker häufiger und im früheren Lebensalter eine diffuse Koronarsklerose. Kommt es zum Myokardinfarkt, ist die Wahrscheinlichkeit einer konsekutiven Herzinsuffizienz größer und die Prognose schlechter. Aber auch ohne vorausgegangenen Herzinfarkt findet sich beim Diabetiker gehäuft eine systolische oder diastolische Ventrikelfunktionsstörung. Zudem finden sich bei der diabetischen Kardiomyopathie infolge einer autonomen Funktionsstörung (Rückgang der vagalen Aktivität) gehäuft Arrhythmien.

Die Diagnostik beim Diabetiker wird kompliziert durch die oft atypische klinische Symptomatik. So fehlen beim Vorliegen einer stenosierenden koronaren Herzkrankheit oft die Symptome einer Angina Pectoris; Myokardinfarkte verlaufen gehäuft stumm. Folglich sollten beim Diabetiker intensiver die Möglichkeiten der nichtinvasiven (EKG in Ruhe und unter Belastung, Holter-EKG zur Bestimmung der Herzfrequenzvariabilität, Echokardiographie etc.) und – falls erforderlich – der invasiven Diagnostik genutzt werden.

6.4.5 Schilddrüsenfehlfunktion

Die Schilddrüsenhormone T_3 und T_4 beeinflussen sowohl den Stoffwechsel als auch die Funktion von Herz und Gefäßen. Vermittelt werden die Effekte durch Bindung von T_3 an nukleäre Rezeptoren, die modulierend in die Genexpression eingreifen. Neben den direkten Effekten auf das kardiovaskuläre System sind indirekte Effekte durch Augmentation des Sympathikus und Zunahme des Blutvolumens von Bedeutung. Zudem wurden extranukleäre Effekte auf den Glukose- und Aminosäurestoffwechsel beschrieben.

Die kardiovaskulären Nettoeffekte von T_3 umfassen eine positive Inotropie und Chronotropie sowie eine Vasodilatation. Hieraus resultiert eine Zunahme des Herzzeitvolumens sowie des systolischen Blutdruckes. Eine Schilddrüsenüber- bzw. -unterfunktion kann als Folge der Begleitmedikation des herzinsuffizienten Patienten iatrogen auftreten (amiodaroninduziert).

Hypothyreose

Aus kardiovaskulärer Sicht besteht das klassische Bild der Schilddrüsenunterfunktion, das Myxödem, aus einer Low-output-Herzinsuffizienz mit Bradykardie, erniedrigter Voltage, Perikarderguss und diastolischer Hypertonie. Außerdem finden sich gehäuft Fettstoffwechselstörungen mit Erhöhungen von LDL, Lp (a) und Triglyceriden. Die Folge ist eine erhöhte Prävalenz der koronaren Herzkrankheit, die – wie beim Diabetiker – oft asymptomatisch verläuft.

Hyperthyreose

Die Schilddrüsenüberfunktion führt häufig zu Palpitationen, denen meist supraventrikuläre oder ventrikuläre Extrasystolen inklusive Vorhofflimmern zugrunde liegen. Bei jüngeren Patienten kann eine Sinustachykardie Ausdruck der hyperthyreoten Stoffwechsellage sein. Eine schwere Hyperthyreose kann in Form einer Myokardhypertrophie und Kardiomyopathie auch morphologische Veränderungen am Herzen bewirken. Bei erfolgreicher Therapie der Hyperthyreose sind die Veränderungen meist reversibel.

Bei latenter Schilddrüsenüberfunktion mit autonomem Gewebe kann es nach Jodidgabe (Röntgenkontrastmittel) zur Thyreotoxikose kommen. Diese kann insbesondere bei präexistenter Herzerkrankung zur Präzipitation einer Koronar- oder Herzinsuffizienz führen. Neben der Prävention (Schilddrüsenblockade mittels Gabe von Perchlorat vor Kontrastmittelapplikation) ist klinischerseits bei entsprechender Anamnese zeitig der Verdacht auf eine Schilddrüsenüberfunktion zu lenken, um durch frühzeitige Therapie eine potenziell lebensbedrohliche Situation abzuwenden.

Inadäquate Schilddrüsenfunktion

Bei schwerstkranken Patienten (postoperativ, Sepsis etc.) kann auch bei normwertigen Konzentrationen des thyreoideastimulierenden Hormons (TSH) eine relative Schilddrüsenunterfunktion bestehen. Auch bei hochgradiger Herzinsuffizienz kann diese Situation eintreten. Funktionell kann es unter Gabe von T_3 zu einer Verbesserung der Ventrikelfunktion kommen, allerdings haben randomisierte Studien (meist mit 0,1 µg/kg/h) keinen nachhaltigen Vorteil zeigen können.

6.4.6 Phäochromozytom

Das Phäochromozytom bewirkt eine unkontrollierte Produktion von Katecholaminen mit vielfältigen Auswirkungen auf die Perfusion und Nachlast des Herzens. Im Extremfall kann eine schwerste akute Herzinsuffizienz resultieren. Bei längerem Bestehen des Phäochromozytoms treten ultrastrukturelle Veränderungen im Herzmuskel (Hypertrophie, Fibrose, Inflammation) hinzu. Unter engem Monitoring ist therapeutisch die Gabe eines irreversiblen α-Rezeptorblockers (Phenoxybenzamin initial einschleichende Dosierung mit 10 mg alle 12 h, danach in Abhängigkeit vom Blutdruck um 10 mg alle 2–3 Tage steigern bis zu einer Maximaldosis von 120 mg/Tag verteilt auf 2–3 Dosen) indiziert. Erst nach konsequenter α-Blockade kann mit der zusätzlichen Gabe eines β-Rezeptorblockers begonnen werden, da ansonsten initial die Gefahr einer zusätzlichen Blutdrucksteigerung besteht.

6.4.7 Akromegalie

Bei einem Hyperpituitarismus kommt es durch die Überproduktion des somatotropen Hormons aus dem Hypophysenvorderlappen neben den klassischen Symptomen einer Akromegalie zu typischen kardialen Veränderungen. Etwa 50% der Patienten zeigen echokardiographisch eine biventrikuläre Hypertrophie. Auch eine septumbetonte asymmetrische Hypertrophie des linken Ventrikels wird gelegentlich beobachtet. Aufgrund des gleichzeitig bestehenden arteriellen Hypertonus, eines Diabetes mellitus und der Neigung zur Adipositas wird die Entwicklung einer Atherosklerose beschleunigt. Dies führt frühzeitig zur Entwicklung einer diastolischen und systolischen Dysfunktion. Meist ist eine chirurgische Therapie angezeigt. Durch Gabe des Dopaminantagonisten Bromocriptin kann die Konzentration des somatotropen Hormons signifikant gesenkt werden, so dass etwa 70% der Patienten eine symptomatische Besserung erfahren.

6.4.8 Niereninsuffizienz

Eine linksventrikuläre Dysfunktion und/oder klinische Zeichen einer Herzinsuffizienz sind häufig bei Patienten mit chronischer Niereninsuffizienz anzutreffen. Die Ursachen hierfür sind vielfältig (▶ folgende Übersicht). Durch die vermehrte Retention von Flüssigkeit und Kochsalz wird die Entwicklung einer Hyperhydratation begünstigt. Diese wird durch die im Rahmen der chronischen Niereninsuffizienz häufig beobachtete normochrome, normozytäre Anämie verstärkt. Die hämodynamischen Effekte der AV-Fistel für die Hämodialyse sind i. Allg. von geringer Bedeutung, können jedoch im Einzelfall über die vermehrte Volumenbelastung zur Entwicklung einer Herzinsuffizienz beitragen. Die bei diesen Patienten ebenfalls häufig beobachtete systemische Hypertension und die damit verbundene erhöhte Nachlast ist nicht selten für das Auftreten einer akuten oder chronischen Herzinsuffizienz verantwortlich. Auch während der Dialyse kommt es zu erheblichen Veränderungen, die die myokardiale Kontraktilität positiv (z. B. Senkung der Vorlast und Nachlast, Sympathikusaktivierung) oder negativ (Hypoxämie, Arrhythmien, Elektrolytverschiebungen) beeinflussen können. Die Therapie chronisch nierenkranker Patienten mit Herzinsuffizienz unterscheidet sich im Wesentlichen nicht von der anderer Patienten mit Herzinsuffizienz (▶ Kap. 7). Auf eine strikte Beschränkung der Kochsalzzufuhr ist zu achten (<2 g/Tag). Daneben kann versucht werden, durch eine verlängerte Hämodialyse oder kontinuierliche Hämofiltration dem Körper schonend mehr Flüssigkeit zu entziehen (Vorlastsenkung), dabei sollte das Auftreten längerer Perioden mit einer signifikanten Hypotension vermieden werden. Die Applikation von Erythropoetin zur Behandlung der Anämie (und Anhebung des Hämatokrits) hat sich als sicher und wirkungsvoll erwiesen.

> **Faktoren, die eine Schädigung des Myokards bei Patienten mit chronischer Niereninsuffizienz begünstigen**
> - Zugrunde liegende Erkrankung (z.B. Diabetes mellitus, arterielle Hypertonie, Amyloidose)
> - Koronare Herzkrankheit
> - Vermehrtes Volumen und erhöhter Blutdruck
> - Malnutrition (z.B. Carnitin-, Thiamin-, Selenmangel)
> - Hyperparathyroidismus
> - Urämie
> - Andere Faktoren (Kobalttoxizität, virale Infektionen)

6.4.9 Fehl-/Mangelernährung

Durch eine Fehl- oder Mangelernährung kann es zur Entwicklung einer Kardiomyopathie kommen. Beispiele hierfür sind der chronische Selenmangel (endemisch in manchen Gebieten Chinas) oder die Intoxikation mit Kobalt (z.B. als Schaumregulator in manchen Biersorten). Diese spielen in der Klinik jedoch nur eine untergeordnete Rolle. Demgegenüber führt der chronische Missbrauch von Alkohol durch die direkte kardiotoxische Wirkung bzw. über die häufig gleichzeitig bestehende Mangelernährung (Thiaminmangel) nicht selten zur einer Schädigung des Myokards und damit zur Herzinsuffizienz. Häufig sind Männer im Alter zwischen 30–55 Jahren mit einer langjährigen (meist mehr als 10 Jahre) Alkoholanamnese betroffen. Häufig wird schon zu frühen Zeitpunkten, das heißt vor Auftreten entsprechender klinischer Symptome, eine systolische und/oder diastolische Funktionsstörung des linken Ventrikels beobachtet. Paroxysmales Vorhofflimmern tritt gehäuft auf. Im fortgeschrittenen Stadium beobachtet man dann eine biventrikuläre Herzinsuffizienz, die mit einer schlechten Prognose verbunden ist. Auch hier unterscheidet sich die Therapie nicht grundsätzlich von anderen Formen der chronischen Herzinsuffizienz. Im Vordergrund muss jedoch der absolute Verzicht auf Alkohol stehen. Im Einzelfall kann aus pathophysiologischen Erwägungen der Einsatz von Thiamin in Betracht gezogen werden.

6.4.10 Anämie

Im Sinne der gemeinsamen Aufgabe, den Körper mit Sauerstoff zu versorgen, bilden Herz und Blut eine funktionelle Einheit. Fällt der Hämoglobinwert unter (12–)10 g/dl ab und verringert sich somit die Sauerstofftransportkapazität, hat dies auch Auswirkungen auf die Ventrikelfunktion. So antwortet das Kreislaufsystem physiologischerweise bei Anämie mit einem Anstieg des Herzminutenvolumens, der durch beschleunigte LV-Füllung, Anstieg der Herzfrequenz und periphere Vasodilatation vermittelt wird. Tritt jedoch eine Erkrankung des Herzens hinzu, sind diese Adaptationsmechanismen begrenzt. Hierdurch wiederum werden sowohl die Symptomatik als auch die Prognose des herzinsuffizienten Patienten weiter aggraviert. Derzeit wird in Studien evaluiert, ob und ab welchem Hämoglobinwert eine Substitution mit Blut oder eine Therapie mit Erythropoeitin bei herzinsuffizienten Patienten sinnvoll ist.

6.4.11 Rheumatologische Erkrankungen

Rheumatisches Fieber

Das rheumatische Fieber kann infolge eines autoimmunologischen Prozesses sekundär nach Infektion mit β-hämolysierenden Streptokokken auftreten. Das Risiko eines rheumatischen Fiebers steigt mit Dauer und Schwere der Pharyngitis. Das Peri-, Endo- und Myokard sowie das Reizleitungssystem können von der sterilen Entzündung betroffen sein (Pankarditis). In seltenen Fällen kommt es zur akuten Herzinsuffizienz. Die Regel ist dagegen ein progredienter Umbau der Herzklappen, der in einem Abstand von ca. 10–20 Jahren in den meisten (unbehandelten) Fällen zu einem signifikanten Klappenvitium führt. Die Diagnose wird im Wesentlichen anhand der Klinik sowie der Jones-Kriterien gestellt (◘ Tabelle 6.7). Mit einer Herzbeteiligung ist in ca. 20% der Fälle einer Erstmanifestation des rheumatischen Fiebers zu rechnen. Der akute Krankheitsverlauf bei kardialer Beteiligung kann nur symptomatisch behandelt werden. Es werden i. Allg. eine Bettruhe sowie eine 10-tägige Penizillinbehandlung bei akutem Streptokokkeninfekt empfohlen. Die symptomatische Therapie erfolgt mit Azetylsalizylsäure (Kinder

◘ **Tabelle 6.7.** Jones Kriterien. Die Diagnose wird wahrscheinlich bei Vorliegen von zwei Hauptkriterien oder einem Hauptkriterium und zwei Nebenkriterien

Hauptkriterien	Nebenkriterien
– Karditis	– Fieber
– (migratorische) Polyarthritis	– Athralgien
– Chorea minor (Sydenham)	– erhöhte Blutsenkung
– Erythema anulare	– erhöhtes C-reaktives Protein
– Rheuma-Knötchen	– AV-Block I°
	– Streptokokkenantikörpertiter

80 – 100 mg/Tag cave Reye-Syndrom; Erwachsene bis 4 g/Tag). Bei ausbleibender Wirkung können ggf. Kortikosteroide verordnet werden, die auch bei ausgeprägter karditischer Symptomatik indiziert sind. Eine frühzeitige, prophylaktische Antibiotikatherapie ist bei allen bakteriellen Pharyngitiden angezeigt (Primärprävention, ◘ Tabelle 6.8). Neben einer konsequenten Rezidivprophylaxe (Sekundärprävention, ◘ Tabelle 6.9 und 6.10) sollte eine

◘ **Tabelle 6.8.** Primärprävention des rheumatischen Fiebers (Indikation: eitrige Pharyngitis). (Mod. nach Dajani et al. 1995)

Antibiotikum	Dosierung	Applikation	Dauer
Penicillin G	0,6 Mio IE bei Patienten <27 kg	i.m.	einmalig
Penicillin G	1,2 Mio IE bei Patienten >27 kg		
Penicillin V	Kinder: 3 × 0,6 Mio IE/Tag Jugendliche und Erwachsene 3 × 1,2 Mio IE/Tag	p.o. p.o.	10 Tage 10 Tage
Bei Penicillin-Allergie			
Erythromycin	20–40 mg/kg/Tag	p.o.	10 Tage

◘ **Tabelle 6.9.** Sekundärprophylaxe des rheumatischen Fiebers

Antibiotikum	Dosierung	Applikation	Dauer
Penicillin G	1,2 Mio IE	i.m.	alle 4 Wochen
Penicillin G	1,2 Mio IE	i.m.	alle 3 Wochen bei Risikopatienten[a]
Penicillin V	3 × 1,2 Mio IE	p.o.	täglich
Bei Penicillin-Allergie			
Erythromycin	2 × 250 mg	p.o.	täglich

[a] Risikopatienten: rheumatisches Fieber mit Herzbeteiligung, modifiziert nach Dajani et al. Pediatrics 1995; 96:758–64

◘ **Tabelle 6.10.** Dauer der Sekundärprophylaxe bei rheumatischem Fieber. (Mod. nach Dajani et al. 1995)

Kategorie	Behandlungsdauer
Rheumatisches Fieber mit Herzbeteiligung und Herzklappenschaden	>10 Jahre seit letztem rheumatischem Fieber, mindestens jedoch bis zum 40. Lebensjahr, ggf. auch lebenslang[a]
Rheumatisches Fieber mit Herzbeteiligung ohne Herzklappenschaden	10 Jahre bzw. bis ins Erwachsenenalter
Rheumatisches Fieber ohne Herzbeteiligung	5 Jahre bzw. bis zum 21. Lebensjahr

[a] Patienten mit hohem Risiko, mit Streptokokken in Berührung zu kommen (z. B. Lehrer)

konservative und gegebenenfalls chirurgische Therapie der Herzinsuffizienz unter Berücksichtigung der begleitenden Vitien angestrebt werden.

Rheumatoide Arthritis

Bei der rheumatoiden Arthritis können alle Wandabschnitte des Herzmuskels von der Entzündung betroffen sein. Außerdem kann es zu einer Beteiligung der Gefäße im Sinne einer Arteriitis kommen. Eine leichte bis mittelgradige Einschränkung der Ventrikelfunktion wird gelegentlich beobachtet. Die Behandlung erfolgt in Abhängigkeit der entzündlichen Aktivität spezifisch oder symptomatisch.

Lupus erythematodes

Die entzündlichen Veränderungen bei Lupus erythematodes können sowohl den Herzmuskel, das Endokard als auch die Gefäße betreffen. Letztere können sowohl als Arteriitis der kleinen Gefäße als auch als (epikardiale) koronare Herzkrankheit in Erscheinung treten. So bringt der Lupus erythematodes eine erhebliche Erhöhung des Herzinfarktrisikos bei ansonsten wenig gefährdeten jungen Frauen mit sich. So wird die koronare Gefährdung als quantitativ häufiger als die sterile Liebman-Sachs-Endokarditis angesehen. Bei letzter handelt es sich um Degenerationen der Bindegewebsgrundsubstanz (fibrinoide Nekrosen), die prinzipiell überall im Herzen vorkommen, jedoch überwiegend an atrioventrikulären Klappen zu finden sind (bis 4 mm große verrucae). Diese sind jedoch in den meisten Fällen klinisch nicht relevant.

M. Bechterew, seronegative Spondylarthritiden und Vaskulitiden

Bei langjährigem Krankheitsverlauf entwickelt sich bei vielen rheumatologischen Erkrankungen eine entzündliche Degeneration der Herzklappen, wobei die Aortenklappe am häufigsten betroffen ist. Weiterhin wurden Störungen der Reizleitung und die Entwicklung einer myokardialen Insuffizienz gehäuft bei M. Bechterew und M. Reiter beschrieben. Die Therapie richtet sich nach der Grunderkrankung und der prädominanten kardialen Manifestation. Gleiches gilt auch für die verschiedenen Vaskulitiden wie das Churg-Strauss-Syndrom und den M. Wegener.

6.4.12 Speicherkrankheiten

Durch die intrazelluläre Ablagerung verschiedener endogener Substanzen kann es im Rahmen sog. Speichererkrankungen durch die myokardiale Kontraktilitätsstörung zur Entwicklung einer chronischen Herzinsuffizienz kommen (◘ Tabelle 6.11). Diese sind meist asymptomatisch, gelegentlich treten jedoch Rhythmusstörungen auf, selten wird eine chronische Herzinsuffizienz beobachtet. Insgesamt sind die zuvor genannten Krankheitsbilder selten und daher von keiner großen klinischen Bedeutung.

6.4.13 Peripartale Kardiomyopathie

Eine peripartale Kardiomyopathie (◘ Tabelle 6.12) stellt eine seltene Komplikation am Ende der Schwangerschaft dar. Diese Erkrankung tritt häufig im 3. Trimenon oder innerhalb von 5 Monaten nach der Geburt des Kindes auf. Die Inzidenz wird auf 1/15.000 Schwangerschaften geschätzt. Risikofaktoren sind wiederholte Schwangerschaften, Zwillingsschwangerschaften, eine Präeklampsie und eine späte Schwangerschaft (>30 Jahre). Klinisch steht eine progrediente Herzinsuffizienz als Folge einer gestörten

◘ **Tabelle 6.11.** Speicherkrankheiten

Erkrankung	Pathomechanismus
Hämochromatose	erhöhte Eisenresorption und vermehrte Ablagerung in den Organen (Haut, Pankreas und Herz) durch genetischen Defekt (autosomal-rezessiv, »Bronze-Diabetes«). Typisch ist eine exzentrische Hypertrophie mit systolischer Pumpfunktionsstörung und Zeichen der Restriktion. Behandlung durch Aderlässe, Kardiomyopathie prinzipiell reversibel
M. Fabry	Fehlen einer spezifischen α-Galactosidase (x-chromosomale Vererbung) mit ubiquitär vermehrter Speicherung von Ceramidtrihexosid. Kardial sowohl Hypertrophie als auch Dilatation, klinisch Zeichen der Herzinsuffizienz bei systolischer und diastolischer Ventrikeldysfunktion
Metabolische Myopathien (Lysosomale und nicht-lysosomale Speicher-erkrankungen)	Gruppe verschiedener Erkrankungen, die durch ein Energiedefizit der Muskulatur gekennzeichnet ist. Ursache hierfür sind genetisch bedingte Störungen des zellulären Energiestoffwechsels. Kardiale Beteiligung in Form einer Kardiomyopathie im frühen Kindesalter, häufig tödlich verlaufend

◘ **Tabelle 6.12.** Definition der peripartalen Kardiomyopathie. (Nach Pearson et al. 2000)

Klassische Faktoren	Zusätzliche Faktoren
– Zeichen der Herzinsuffizienz innerhalb des letzten Monats der Schwangerschaft bis 5 Monate nach Geburt des Kindes – fehlende andere Ursachen für eine Herzinsuffizienz – keine Herzerkrankung vor dem letzten Schwangerschaftsmonat	– Nachweis einer systolischen Dysfunktion in der Echokardio-graphie

linksventrikulären Pumpfunktion im Vordergrund. Diese wiederum kann zu einer intrauterinen Entwicklungsstörung des Kindes führen. Die genaue Ursache dieser Form der Kardiomyopathie ist unbekannt, möglicherweise spielen hämodynamische Veränderungen während der Schwangerschaft, zytotoxische Zytokine oder Autoimmunphänomene (z. B. gegen AT1-Rezeptoren) dabei eine Rolle. Bei etwa 50–60% der Patientinnen kommt es innerhalb von 6 Monaten nach der Geburt zu einer vollständigen Erholung der Ventrikelfunktion. Die Ventrikelfunktion der verbleibenden Patientinnen wird entweder progredient schlechter oder aber bleibt stationär. Eine erneute Schwangerschaft führt in den meisten Fällen erneut zum Auftreten einer ventrikulären Dysfunktion. Während der Schwangerschaft können Digitalispräparate, Diuretika und Hydralazin therapeutisch eingesetzt werden. ACE-Inhibitoren und AT_1-Blocker sind aufgrund ihrer teratogen Wirkung kontraindiziert.

6.4.14 Malignome

Primäre bösartige Tumoren des Herzens sind selten, häufiger liegt eine kardiale Metastasierung eines extrakardialen Malignoms vor (20- bis 40-mal häufiger als primäre Malignome). Primäre Malignome des Herzens (◘ Tabelle 6.13) sind zum Zeitpunkt der Diagnosestellung häufig mediastinal, pleural, pulmonal oder hepatisch metastasiert. Extrakardiale Tumoren können das Herz auf lymphogenem, hämatogenem Wege oder per continuitatem erreichen. Tumoren des Herzens sind häufig asymptomatisch und werden meist per Zufall entdeckt. Bei Beteiligung des Perikards kommt es gehäuft zu hämorrhagischen Ergüssen. Auch tumorassoziierte Myokardinfarkte und Klappenveränderungen (Destruktion, Funktionsbehinderung, nichtbakterielle thrombotische Endokarditis) werden beobachtet.

◘ **Tabelle 6.13.** Primäre und sekundäre Malignome des Herzens

Primäre Malignome	Sekundäre Malignome
– Angiosarkome	– Melanome
– Rhabdomyosarkome	– Keimzelltumoren
– Fibrosarkome	– maligne Lymphome
– Chondrosarkome	– Bronchialkarzinom
– Histiosarkome	– Mammakarzinom
– Osteosarkome	– Kaposisarkom
– Mesotheliome des Perikards	
– Teratome	

6.4.15 Medikamentösinduzierte Herzinsuffizienz

Viele Medikamenten können die linksventrikuläre Funktion beeinträchtigen. Medikamente können funktionell (z. B. β-Rezeptorblocker, Kalziumkanalblocker), rhythmogen (z. B. erworbenes **Long-QT-**Syndrom) oder über eine toxische Wirkung (Zytostatika, Immunsuppressiva) zur Einschränkung der kardialen Funktion beitragen (► folgende Übersicht).

Kardiotoxische bzw. kardiodepressive Medikamente
- **Zytostatika, Immunsuppressiva**
  - Anthrazykline
  - Herzeptin
  - Zyklophosphamid
  - Interferon
- **Antidepressiva, Neuroleptika**
  - Amitryptilin
  - Haloperidol etc.
- **Analgetika**
  - Barbiturate
  - Pethidin
- **Antiarrhythmika**
- **β-Rezeptorblocker**
- **Kalziumkanalblocker**
- **Intoxikationen**

6.4.16 Takotsubo-Kardiomyopathie

Bei der Takotsubo-Kardiomyopathie handelt es sich um eine erst kürzlich identifizierte Krankheitsentität, in der durch extremen psychischen Stress plötzlich ein fokal umschriebener Funktionsverlust des Herzens auftritt. Meist ist die Spitze des linken Ventrikels betroffen, so dass es zu einer apikalen Balloonierung während der Systole kommt (»apical ballooning«). Sowohl subjektiv erfreuliche wie auch bedrohliche Erlebnisse wurden als Auslöser beobachtet.

Die Ätiologie der Erkrankung ist weitestgehend unklar, wobei eine übermäßige Noradrenalin-Freisetzung mit nachfolgender Akinesie der Kardiomyozyten als mögliche Erklärung gilt. Die Erkrankung geht oft einher mit einem diskreten Anstieg der Nekrosemarker Troponin T bzw. Troponin I. Selten wird auch eine Erhöhung der Kreatinkinase im 2-stelligen Bereich beobachtet. Obwohl die A- bis Dyskinesie bis zu 50% des linksventrikulären Myokards umfassen kann, wird in der Regel im Laufe von Wochen bzw.

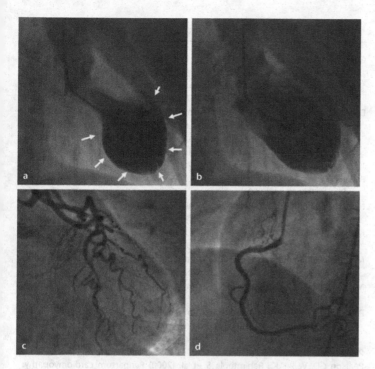

Abb. 6.3. Takotsubo-Kardiomyopathie. 64jährige Patientin mit klinischen und elektrokardiographischen Zeichen eines akuten Vorderwandinfarktes. Lävokardiographie in der Systole (**a**) und Diastole (**b**) mit Darstellung der apikalen Wandbewegungsstörung (»apical ballooning«) ohne Hinweis auf eine koronare Herzkrankheit. Linke (**c**) und rechte (**d**) Kranzarterie.

Monaten eine vollständige Restitution beobachtet. Bemerkenswert ist, dass Frauen 10-mal häufiger als Männer betroffen sind.

FAZIT

Die Herzinsuffizienz stellt ein klinisches Syndrom dar, das durch die Unfähigkeit des Herzens gekennzeichnet ist, das vom Organismus benötigte Herzzeitvolumen bei normalem enddiastolischem Füllungsdruck aufrecht zu erhalten. Prinzipiell kann zwischen kardialen und extrakardialen Ursachen für eine Herzinsuffizienz unterschieden werden. Im Rahmen der Diagnostik müssen alle möglichen Ursachen für die Entstehung einer Herzinsuffizienz berücksichtigt werden. Je nach klinischem Verdacht kann sich dabei die diagnostische Strategie unterscheiden. Neben der symptomorientierten Therapie der Herzinsuffizienz anhand der derzeit gültigen Leitlinien (▶ Kap. 7) gehört zum individuellen Therapieplan die spezifische Therapie der Grunderkrankung, die im Einzelfall sehr verschieden sein kann.

Weiterführende Literatur

Guidelines for the diagnosis of rheumatic fever. Jones Criteria (1992 update) Special Writing Group of the Committee on Rheumatic Fever, Endocarditis, and Kawasaki Disease of the Council on Cardiovascular Disease in the Young of the American Heart Association. JAMA 268:2069–2073

Dajani A, Taubert K, Ferrieri P, Peter G, Shulman S (1995) Treatment of acute streptococcal pharyngitis and prevention of rheumatic fever: a statement for health professionals. Committee on Rheumatic Fever, Endocarditis, and Kawasaki Disease of the Council on Cardiovascular Disease in the Young, the American Heart Association. Pediatrics 96:758–764

Fatkin D, Graham RM (2002) Molecular mechanisms of inherited cardiomyopathies. Physiol Rev 82:945–980

Horstkotte D (2000) Endocarditis: epidemiology, diagnosis and treatment. Z Kardiol 89 Suppl 4:IV2–11

Kampmann C, Wiethoff CM, Perrot A, Beck M, Dietz R, Osterziel KJ (2002) The heart in Anderson Fabry disease. Z Kardiol 91:786–789

Mann DL (2002) Inflammatory mediators and the failing heart: past, present, and the foreseeable future. Circ Res 91:988–998

Maron BJ (2002) Hypertrophic cardiomyopathy. A systematic review. JAMA 287:1308–1320

Pauschinger M, Noutsias M, Li J, Schwimmbeck PL, Kühl U, Schultheiss HP (2002) Virusinfektion als Ursache von Kardiomyopathien – Differenzierte Diagnostik. Med Welt 53:14–18

Piano MR (2002) Alcohol and heart failure. J Card Fail 8:239–246

Pearson GD, Veille JC, Rahimtoola S et al. (2000) Peripartum cardiomyopathy: National Heart, Lung, and Blood Institute and Office of Rare Diseases (National Institutes of Health) workshop recommendations and review. JAMA 283:1183–1188

Schönberger J, Zimmer M, Ertl G (2004) Genetik der dilatativen Kardiomyoparthie. Dtsch Arztebl 101 (16): A-1099

Schunkert H (2002) Obesity and target organ damage: the heart. Int J Obes Relat Metab Disord 26 (Suppl 4):S15–20

Smart N, Marwick TH (2004) Exercise training for patients with heart failure: a systematic review of factors that improve mortality and morbidity. Am J Med 116:693–706

Special Writing Group of the Committee on Rheumatic Fever, Endocarditis, and Kawasaki Disease of the Council on Cardiovascular Disease in the Young of the American Heart Association (1992 update) Guidelines for the diagnosis of rheumatic fever. Jones Criteria. JAMA 268:2069–2073

Task force committee European Society of Cardiology (2004) Guidelines on prevention, diagnosis and treatment of infective endocarditis. Eur Heart J 00:1–37

Wijetunga M, Rockson S (2002) Myocarditis in systemic lupus erythematosus. Am J Med 113:419–423

Wirth A, Schunkert H (2000) Cardiomyopathy in obesity – a disease entity. Dtsch Med Wochenschr 125:944–949

Therapie der chronischen Herzinsuffizienz

Die Entwicklung neuer Pharmaka und die Ergebnisse großer, kontrollierter klinischer Studien haben dazu geführt, dass sich die Therapie der Herzinsuffizienz in den letzten Jahren grundlegend gewandelt hat. In dem vorliegenden Kapitel soll ein Überblick über den derzeitigen Stand der Therapie und deren zukünftige Perspektiven gegeben werden. Dabei wurden insbesondere die aktuellen Leitlinien der Deutschen Gesellschaft für Kardiologie – Herz- und Kreislaufforschung von 2005 sowie die Empfehlungen der European Society of Cardiology berücksichtigt. Anhand der vorhandenen Studienergebnisse lassen sich die nachfolgend beschriebenen Therapieempfehlungen nach Evidenzkriterien in die Kategorien A–C einteilen (☐ Tabelle 7.1).

Die Herzinsuffizienz als klinisches Syndrom bietet aus therapeutischer Sicht eine Reihe von Ansatzpunkten. Hierzu zählen aktivierte neurohumorale Systeme (sympathisches Nervensystem und Renin-Angiotensin-Aldosteron-System, Zytokine; s. ► Kapitel 3 und 4), der progrediente Zellverlust (Apoptose und Nekrose), der derangierte Flüssigkeits- und Elektrolythaushalt sowie die eingeschränkte systolische und diastolische Funktion.

Jede symptomatische Herzinsuffizienz (NYHA II–IV), aber auch jede kardiale Pumpfunktionsstörung mit einer Ejektionsfraktion von weniger als 40% (NYHA I) stellt nach den heutigen Erkenntnissen eine Indikation zur Behandlung dar. Folgende therapeutische Ziele werden dabei verfolgt:

1. Senkung der Letalität,
2. Hemmung der Progression der kardialen Dysfunktion,
3. Steigerung der Leistungsfähigkeit und damit der Lebensqualität und
4. Senkung der Hospitalisierungsrate.

Im Hinblick auf die zahlenmäßige Bedeutung der koronaren Herzkrankheit und der arteriellen Hypertonie für die Entstehung der

◘ Tabelle 7.1. Indikationsklassen und Evidenzgrade für Therapieempfehlungen

Stufe der Evidenz	Verfügbare Evidenz
A	zwei oder mehr randomisierte Studien
B	eine randomisierte Studie und/oder eine Metaanalyse
C	Expertenmeinung, die durch klinische Untersuchungen oder Erfahrungen gestützt wird
Bewertung	**Definition**
I	Wissenschaftlicher Nachweis oder allgemeiner Expertenkonsens über Nutzen und Effektivität einer Therapie
II	Unsichere Datenlage oder Meinungsverschiedenheit der Experten über Nutzen und Effektivität einer Therapie
IIa	Überwiegend positive Daten oder Expertenmeinungen
IIb	Fragliche Datenlage, eher ablehnende Haltung der Mehrzahl der Experten
III	Wissenschaftlicher Nachweis oder allgemeiner Expertenkonsens, dass eine Therapie nicht nützlich und effektiv oder sogar schädlich ist

chronischen Herzinsuffizienz ist die konsequente Therapie dieser Volkskrankheiten eine wichtige Voraussetzung für die Senkung der Inzidenz (Prävention) der chronischen Herzinsuffizienz. Viele klinische Studien haben hier inzwischen eindeutige Erfolge dokumentiert.

7.1   Kausale Therapie

Lässt sich im Rahmen der diagnostischen Abklärung eine behebbare Ursache (z. B. Koronarstenose, erworbene oder kongenitale Vitien, Arrhythmien, metabolisch bedingte Erkrankungen) für die eingeschränkte kardiale Funktion finden, so sollte zunächst eine kausale Therapie (interventionell, operativ, medikamentös) in Erwägung gezogen werden.

7.2   Allgemeine Maßnahmen

Jeder Patient mit chronischer Herzinsuffizienz ist über die Symptome seiner Erkrankung, deren Erkennung sowie deren Ursachen aufzuklären. Obgleich nur wenige kontrollierte Studien zur nichtpharmakologischen Therapie existieren, geht man aufgrund klinischer Beobachtungen davon aus, dass sich verschiedene Allgemeinmaßnahmen positiv auf den Krankheitsverlauf auswirken. Bei jedem Patienten sollte das Normalgewicht (Bodymass-Index von 20–25 kg/m²) angestrebt werden (Evidenz B), da insbesondere eine Übergewichtigkeit mit einer vermehrten Belastung des Herz-Kreislauf-Systems verbunden ist. Unklar ist allerdings, ob auch bei fortgeschrittener (NYHA III–IV) Herzinsuffizienz eine Gewichtsabnahme nutzbringend ist. Eine Mangelernährung liegt bei ca. 50% der Patienten mit schwerer Herzinsuffizienz vor (kardiale Kachexie) und wird als ein negativer Prädiktor für das Überleben gewertet. Ziel ist auch hier die Normalisierung des Körpergewichtes durch Aufbau von Muskelgewebe (adaptiertes körperliches Training). Eine regelmäßige Kontrolle des Körpergewichtes zur frühzeitigen Erkennung einer Flüssigkeitsretention ist ebenso anzustreben. Bei einer Zunahme von >1 kg/24 h oder 2 kg/Woche ist ein Arzt zu konsultieren (Evidenz B). Zur Verminderung der Flüssigkeitsretention und/oder zur Verbesserung der Wirkung von Diuretika ist die Zufuhr von Kochsalz, auch bei Patienten mit asymptomatischer Dysfunktion des Herzens, idealerweise auf <3 g/Tag zu begrenzen (Evidenz B), was aber bei einer ausgewogenen Ernährung erheblicher Modifikationen der Durchschnittsdiät bedarf. Ebenfalls sollte die Flüssigkeitszufuhr 1,5–2 l/Tag nicht überschreiten (Evidenz B). Unter bestimmten Bedingungen (z. B. Diarrhö, Erbrechen, Fieber) ist die Flüssigkeitszufuhr dem extrarenalen Flüssigkeitsverlust anzupassen. Alkohol in moderater Dosierung ist erlaubt, sollte aber 30 g bzw. 20 g pro Tag bei Männern bzw. Frauen nicht überschreiten (Evidenz B). Bei koronarer Herzkrankheit kann etwas liberaler verfahren werden, wohingegen bei DCM die Alkoholrestriktion strenger zu stellen ist. Bei Verdacht auf eine äthyltoxisch induzierte Kardiomyopathie besteht striktes Alkoholverbot. Auf den Gebrauch von Nikotin sollten alle Patienten verzichten (❏ Tabelle 7.2).

7.2.1 Training

Eine angemessene körperliche Tätigkeit (z. B. Fahrrad fahren, Gehen mit einer Belastung von 60–80% der maximalen Herzfrequenz [= 180–Lebensalter]) führt bei den meisten Patienten mit stabiler Herzinsuffizienz zu einer Verbesserung der körperlichen Leistungsfähigkeit und des subjektiven Wohlbefindens. Zahlreiche Untersuchungen an Patienten mit chronischer Herzinsuffizienz konnten zeigen, dass es durch die regelmäßige dynamische Belastung des Organismus zu einer Zunahme der maximalen Sauerstoffaufnahme, einer Verbesserung der endothelialen Funktion und einer Reduktion der autonomen Dysregulation kommt (Evidenz A). Eine Verbesserung der Prognose konnte bislang dadurch nicht nachgewiesen werden. Isometrische Übungen, die zu einem Anstieg des peripheren Widerstandes und damit zur vermehrten Belastung des Myokards führen, sind zu vermeiden. Entsprechende Standards sind kürzlich durch die European Society of Cardiology veröffentlicht worden (◘ Tabelle 7.3). Bei dekompensierter Herzinsuffizienz

◘ Tabelle 7.2. Zusammenfassende Darstellung allgemeiner Maßnahmen, die der Arzneimitteltherapie vorangehen oder diese unterstützen

Allgemeine Maßnahme	Evidenzgrad
Therapieplan erläutern, um die Compliance zu Gewichtsnormalisierung zu verbessern (Ziel: BMI 20–25 kg/m²)	C
Tägliche Gewichtskontrolle unter gleichen Bedingungen	B
Flüssigkeitsrestriktion (1–2 l/Tag)	B
Salzarme Diät (2–3 g/Tag)	B
Beseitigung kardiovaskulärer Risikofaktoren inkl. Alkohol und Nikotin (Alkoholkarenz bei alkoholischer Kardiomyopathie. Ansonsten Reduktion auf maximal 30 g/Tag bei Männern und maximal 20 g/Tag bei Frauen	B
Regelmäßige, moderate körperliche Aktivität (Gehen, Radfahren) bei stabiler Herzinsuffizienz langsam beginnend (5–30 min/Tag an 2–3 Tagen in der Woche)	A
Engmaschige Betreuung durch »Heart failure nurses«	B
Pneumokokken- und Influenzaimpfungen	B

◘ Tabelle 7.3. Empfehlung zum körperlichen Training bei Patienten mit chronischer Herzinsuffizienz

Ausdauertraining	Intervalltraining
Häufigkeit und Dauer des Trainings – stärker eingeschränkte Leistungsfähigkeit: 5–10 min mehrmals täglich – gute Leistungsfähigkeit: 20–30 min pro Tag, 3- bis 5-mal pro Woche	**Fahrradergometrie** – Belastung 30 s, Erholung 60 s bei einer Intensität von 50% der maximalen Leistungsfähigkeit. Während der Erholungsphase tritt der Patient mit 10 Watt
Intensität – Stadium I (1 Monat): niedrige Intensität (40–50% von VO$_2$ max), 5–15 min, Dauer und Häufigkeit nach Symptomen und klinischem Befinden – Stadium II (5 Monate): schrittweise Steigerung der Intensität (bis 80% von VO$_2$ max.), Ausdehnung der Belastung auf 15–30 min – Stadium III (dauerhaft): Erhaltungsprogramm, nur geringe Verbesserung der Leistungsfähigkeit, jedoch wichtig für Erhalt der Leistung (Maximum aus Stadium II)	**Bestimmung der max. Leistungsfähigkeit** – Beginn bei 25 Watt für 3 min, dann Steigerung der Leistung um jeweils 25 Watt alle 10 s bis Erreichen der maximalen Leistung

ist eine körperliche Schonung mit Bettruhe indiziert. Patienten im NYHA-Stadium III–IV haben ein hohes Risiko, im Rahmen sexueller Aktivitäten kardial zu dekompensieren. Derartige Anstrengungen sollten deshalb vermieden werden. Bei Patienten im Stadium NYHA II kann, falls keine Kontraindikationen vorliegen, die sublinguale Gabe eines Nitrates vor Beginn der sexuellen Aktivität oder vor größeren emotionellen Belastungen empfohlen werden. Allerdings ist eine Kombination mit Phosphodisterase-5-Inhibitoren (Viagra, Levitra) wegen der Gefahr symptomatischer Hypotonien zu vermeiden.

7.2.2 »Heart failure nurses«

Die meisten Patienten mit einer Herzmuskelschwäche werden i. Allg. durch den Hausarzt betreut. In einer 2002 veröffentlichten Studie wurde die ambulante Behandlung herzinsuffizienter Patienten durch Hausärzte in Deutschland und 13 weiteren Ländern untersucht (»IMPROVEMENT of HF«). Die Ergebnisse dieser Studien zeigen, dass die ambulante Versorgung der herzinsuffizienten Patienten in Deutschland deutliche Defizite aufweist und verbessert werden muss. Gleichzeitig zeigen aktuelle Studien aus den USA bzw. Australien, in denen gezielt trainierte nichtärztliche »Study Nurses« oder »Case Manager« teilverantwortlich in der Patientenbetreuung mitwirkten, deutliche Verbesserungen der Behandlungsergebnisse. Personen, die wegen einer akuten Herzinsuffizienz hospitalisiert waren, wurden bei Entlassung aus dem Krankenhaus nach dem Zufall einer Gruppe mit üblicher ambulanter Betreuung oder einer Gruppe mit zusätzlicher Betreuung und Beratung durch »Heart Failure Nurses« zugeteilt. Aufgenommen wurden Kranke im Alter über 55 Jahren mit einer linksventrikulären Auswurffraktion von weniger als 55%. Kranke mit zusätzlicher Betreuung wurden 7–14 Tage nach Entlassung besucht. Die Pflegekraft kümmerte sich spezifisch um die kardialen Probleme und veranlasste im Bedarfsfall weitere ambulante Interventionen. Drei und sechs Monate später nahm die gleiche Krankenschwester nochmals telefonisch mit den Patienten Kontakt auf. Studienendpunkte waren Tod oder erneute Hospitalisation innerhalb von 6 Monaten. Von über 4.000 hospitalisierten Herzkranken erfüllten nur 285 Personen die Aufnahmekriterien der Studie. Von diesen konnten je 100 auf die beiden Gruppen randomisiert werden. In der Interventionsgruppe gab es 9 Todesfälle und 68 Rehospitalisierungen, in der Vergleichsgruppe 11 Todesfälle und 118 Rehospitalisierungen. Kranke der Interventionsgruppe mussten während 460 Tagen hospitalisiert werden, diejenigen der Vergleichsgruppe hingegen während 1.173 Tagen. Die dadurch eingesparten Kosten übertrafen die Kosten der Intervention bei weitem (Stewart et al. 1999). Zusammenfassend zeigt diese Untersuchung, dass eine qualifizierte Kontrolle und Beratung bei Herzkranken zu Hause nach einer Hospitalisierung wegen Herzinsuffizienz das Risiko einer erneuten Hospitalisierung vermindert, Kosten spart, die Lebensqualität verbessert und das Überleben verlängert.

7.2.3 Reisen

Probleme können bei Flugreisen, großen Höhenlagen, hohen Temperaturen und bei hoher Luftfeuchtigkeit auftreten. Kurze Flugreisen sind normalerweise unproblematisch und häufig empfehlenswerter als die Benutzung anderer Transportmittel. Lange Flugreisen sind wegen des Risikos einer Dehydratation, massiver Beinödeme und einer möglichen tiefen Beinvenenthrombose, insbesondere bei fortgeschrittener Herzinsuffizienz (NYHA III und IV) nicht empfehlenswert. Wenn bei diesen Patienten eine Flugreise dennoch unumgänglich ist, sollten sie individuell zur Einnahme von Flüssigkeit und Diuretika und zur Notwendigkeit einer körperlichen Bewegung auch während des Fluges beraten werden. Alle Patienten mit einer chronischen Herzinsuffizienz sollten über eine mögliche Diätumstellung, die Folgen einer Gastroenteritis und über die Folgen von hohen Umgebungstemperaturen auf den Flüssigkeitshaushalt, insbesondere unter Medikation mit Diuretika, informiert sein.

7.2.4 Impfungen

Einige Studien zeigen eine Reduktion der Krankenhausaufnahme wegen Herzinsuffizienz bei gegen Influenza geimpften Patienten während einer Influenza-A-Epidemie. Andere Studien zeigen, dass 23% der Dekompensationen bei Patienten mit mäßiger bis schwerer Herzinsuffizienz mit Infektionen assoziiert sind, davon ein Drittel pulmonale Infektionen, bzw. dass 12% aller Hospitalisierungen bei Patienten mit chronischer Herzinsuffizienz durch pulmonale Infektionen ausgelöst werden. Daher sollte allen Patienten mit chronischer Herzinsuffizienz zu einer Impfung gegen Pneumokokken und zur jährlichen Impfung gegen Influenza geraten werden (Evidenz B).

7.2.5 Schwangerschaft

Bei fortgeschrittener Herzinsuffizienz (NYHA III und IV) ist das Risiko für Schwangerschaftskomplikationen und die mütterliche Sterblichkeit erhöht. Weil eine komplikationslose Schwangerschaft unwahrscheinlich ist, sollte sie vermieden werden. Kardiologische

Beratung ist auch bei milder Herzinsuffizienz empfehlenswert, die mögliche Verschlechterung der Herzinsuffizienz durch die Schwangerschaft sollte der Patientin erklärt werden. Hormonelle Empfängnisverhütung kann heutzutage empfohlen werden. Auch Intrauterinpessare können empfohlen werden, außer bei Vorliegen eines Herzklappenfehlers, da es hier zu Problemen durch Infektionen oder durch eine Antikoagulationstherapie kommen kann.

7.3 Pharmakologische Therapie

Entsprechend der derzeitigen Vorstellung zur Pathophysiologie der chronischen Herzinsuffizienz verfolgt die medikamentöse Standardtherapie vier Prinzipien:
1. Hemmung der neurohormonalen Aktivierung,
2. Lastoptimierung (Vor- und Nachlast),
3. Verbesserung der Ventrikelfunktion und
4. Verbesserung der Morbidität und Mortalität.

Darüber hinaus wird versucht, den Verlauf und die mit der Grunderkrankung verbundenen Komplikationen durch Gabe von spezifischen Pharmaka (Antiarrhythmika, Antikoagulantien) oder anderen apparativen und operativen Maßnahmen (AICD-Implantation, biventrikuläre Schrittmacher, mechanische Unterstützungssysteme »assist device«, partielle Ventrikulektomie, Herztransplantation) günstig zu beeinflussen.

7.3.1 Hemmung der neurohormonalen Aktivität

ACE-Inhibitoren

Unabhängig von der zugrunde liegenden Ätiologie der Herzinsuffizienz sind ACE-Hemmstoffe Mittel erster Wahl bei der Therapie dieser Erkrankung. Alle ACE-Inhibitoren hemmen die Konversion von Angiotensin I in das hämodynamisch wirksame Angiotensin II (◻ Abb. 7.1). Daraus resultiert eine Abschwächung aller Angiotensin-II-vermittelten Effekte (Senkung des peripheren Widerstandes, Verminderung der Natriumrückresorbtion, Hemmung des Sympathikotonus; ◻ Tabelle 7.4).

Darüber hinaus gibt es experimentelle Befunde, die zeigen, dass ACE-Inhibitoren in Wachstumsprozesse der Herzmuskelzelle günstig eingreifen und zu einer Reduktion der interstitiellen Fibrose des Myokards (kardiales »remodeling«) führen. Da ACE-Hemmer auch zu einer Blockierung des Bradykinin abbauenden Enzyms Kininase II führen, ist es vorstellbar, dass auch die erhöhte Konzentration von Bradykinin, über die endotheliale Freisetzung von Stickstoffmonoxid (NO), zur günstigen Wirkung dieser Arzneistoffe beiträgt.

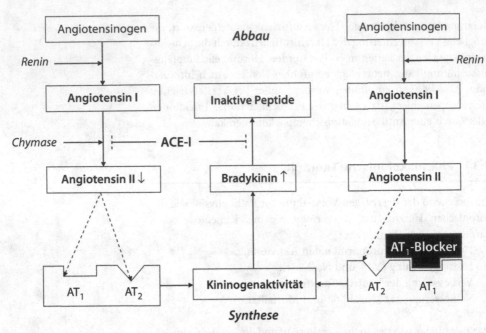

□ **Abb. 7.1.** Schematische Darstellung des Wirkmechanismus von ACE-Inhibitoren *(ACE-I). AT₁* = Angiotensin-II-Rezeptor Subtyp 1; *AT₂* Angiotensin-II-Rezeptor Subtyp 2

□ **Tabelle 7.4.** Therapeutische Effekte von ACE-Inhibitoren auf die Progredienz der chronischen Herzinsuffizienz

Pathophysiologisch ungünstige Faktoren des Renin-Angiotensin-Aldosteron-Systems	Effekt des ACE-Inhibitors
Dilatation des linken Ventrikels (erhöhte Wandspannung)	Abnahme
Zunahme der Nachlast (erhöhter Energiebedarf)	Abnahme
Aktivierung weiterer neurohormonaler Systeme (erhöhter Energiebedarf)	Abnahme
Rhythmusstörungen (Hypokaliämie, neurohumorale Aktivierung)	Abnahme

Die klinisch verwendeten ACE-Inhibitoren sind Peptidanaloga, die sich im Wesentlichen durch ihre Struktur und ihre pharmakokinetischen Eigenschaften (Halbwertszeit, Bioverfügbarkeit) unterscheiden (□ Tabelle 7.5).

Inzwischen konnten mehrere große klinische Studien übereinstimmend die Wirksamkeit und den therapeutischen Nutzen von ACE-Inhibitoren bei der chronischen Herzinsuffizienz (NYHA II–IV) nachweisen (□ Tabelle 7.6). Dabei wurde nicht nur eine Besserung der Symptomatik und Belastbarkeit festgestellt, auch die

◻ Tabelle 7.5. Pharmakokinetik einiger ACE-Inhibitoren

Substanz	»Prodrug«	Wirkdauer (h)	Zieldosis[a] (mg/Tag)
Captopril	–	8–12	3 × 50
Lisinopril	–	24	1 × 20–40
Enalapril	+	12–24	2 × 10
Ramipril	+	48	1 × 10
Perindopril	+	24	1 × 4

[a] bei normaler Nierenfunktion

◻ Tabelle 7.6. Zusammenfassung großer klinischer Studien mit ACE-Inhibitoren bei der chronischen Herzinsuffizienz

Studie	Patienten	NYHA-Klasse	Substanz	Zieldosis (mg/Tag)	Relative Reduktion der Letalität vs. Standardtherapie (Beobachtungszeitraum)
KHK- und Kardiomyopathiepatienten					
CONSENSUS	253	IV	Enalapril	40	–40% (6 Monate)[a]
V HeFT II	804	II–III	Enalapril	20	–18% (32 Monate)
SOLVD	2.569	II–III	Enalapril	20	–16% (41 Monate)
Postinfarktpatienten					
SAVE	2.231	I	Captopril	150	–19% (42 Monate)
AIRE	2.006	II–III	Ramipril	10	–27% (15 Monate)
TRACE	1.749	II–III	Trandolapril	4	–18% (24–50 Monate)

[a] präspezifizierter Endpunkt

Krankenhausaufenthalte (aufgrund einer progredienten Herzinsuffizienz) und die Letalität konnten signifikant gesenkt werden (Evidenz A). Aufgrund ihrer Wirkung sind ACE-Inhibitoren in der Lage, die Progredienz der chronischen Herzinsuffizienz zu verzögern. Patienten mit schwerer Herzinsuffizienz profitieren relativ am meisten von einer Therapie mit ACE-Inhibitoren. Bei asymptomatischen Patienten mit einer ventrikulären Dysfunktion (EF <35%) führen ACE-Hemmer zu einer Senkung der Krankenhausaufenthalte und der Inzidenz einer symptomatischen Herzinsuffizienz, obgleich ein Überlebensvorteil bislang nicht festgestellt werden

☐ Tabelle 7.7. Unerwünschte Wirkungen und Interaktionen von ACE-Inhibitoren

Unerwünschte Wirkung	Interaktion
– Hypotonie (Erstgabe bei Vorbehandlung mit Diuretika!) – trockener Reizhusten – Niereninsuffizienz – angioneurotisches Ödem – Geschmacksstörung – Leuko- und Thrombopenie – Exanthem – lebertoxisch	– Kaliumsparende Diuretika (Hyperkaliämie) – Azetylsalizylsäure >325 mg/Tag (Abschwächung der Wirkung von ACE-Inhibitoren) – Allopurinol (Leukopenie)

7

konnte (Evidenz B). ACE-Inhibitoren sollten, wenn immer möglich, auf die in den Studien empfohlene Höchstdosis (☐ Tabelle 7.5) titriert werden (Evidenz B). Diesbezüglich gibt es Hinweise aus der ATLAS-Studie, die zeigen, dass eine höhere Dosierung (Lisinopril 32,5–35 mg/Tag), verglichen mit einer Niedrigdosistherapie (2,5–5 mg/Tag), mit einer signifikanten Reduktion des kombinierten Endpunktes Letalität und Krankenhausaufenthalt einhergeht, ohne dass es zu einer wesentlichen Zunahme der unerwünschten Wirkungen (☐ Tabelle 7.7) kommt.

Die Therapie mit ACE-Inhibitoren wird einschleichend begonnen und unter Berücksichtigung der in der folgenden ▶ Übersicht angegebenen Empfehlungen fortgeführt. Der therapeutische Effekt wird meist erst nach Einnahme über mehrere Wochen voll wirksam.

Therapie mit ACE-Inhibitoren. Empfehlung für den Beginn einer Therapie mit ACE Inhibitoren

1. Entscheidung, ob und in welcher Dosierung Diuretika und Vasodilatatoren notwendig sind
2. Bei Vorbehandlung mit Diuretika Dosisreduktion, ggf. Therapieunterbrechung für 24 h
3. Einschleichende Therapie mit 25% der Zieldosis, langsame Steigerung auf maximale Dosis
4. Engmaschige Kontrolle des Blutdruckes nach Erstgabe (1–3 h), initial Substanz mit kurzer Halbwertszeit verwenden (z. B. Captopril)
5. Bei signifikanter Verschlechterung der Nierenfunktion (Anstieg des Serumkreatinins um >30%) oder bei Hyperkaliämie Unterbrechung der Therapie
6. Vermeidung nichtsteroidaler Antiphlogistika (NSAID)

▼

7. Regelmäßige Kontrolle von Blutdruck, Nierenfunktion und Serumelektrolyten, anfangs 1- bis 2-mal wöchentlich nach jeder Dosissteigerung, nach Erreichen der Zieldosis in 3- bis 6-monatigen Abständen
8. Folgende Situationen stellen relative Kontraindikationen dar oder machen besondere Vorsichtsmaßnahmen notwendig: höhergradige Aortenstenose, systolischer Blutdruck <100 mm Hg, Kreatinin >150 µmol/l

Das Nebenwirkungsspektrum (▢ Tabelle 7.7) dieser Arzneimittelgruppe umfasst vor allem Folgen der Vasodilatation (Blutdruckabfall, besonders bei Erstgabe und Vorbehandlung mit Diuretika) und des Eingriffs in die Autoregulation der Niere (Anstieg des Serumkreatinins, Hyperkaliämie) sowie allergische Reaktionen (Angioödem, Exantheme, Leukopenie), Geschmacksstörungen und Husten. Bei den meisten Patienten kommt es initial zu einem 10–15%igen Anstieg des Serumkreatinins, das im weiteren Verlauf jedoch meistens konstant bleibt. Bei Serumkreatininwerten >2 mg/dl sollte die Dosis des ACE-Hemmers auf 50% reduziert werden (Ausnahme Fosinopril). Bei Kreatininwerten >4 mg/dl sollten ACE-Hemmer nur unter engmaschiger Kontrolle der Nierenfunktion in sehr niedriger Dosierung eingesetzt werden. Die akuten renalen Effekte der ACE-Inhibitoren sind in ▢ Abb. 7.2 dargestellt. Bei zusätzlicher

Akute renale Effekte von ACE-Hemmern und AT$_1$-Rezeptorantagonisten

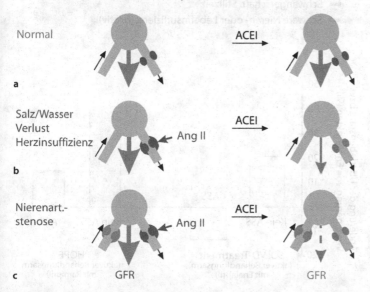

Normal

a

Salz/Wasser Verlust Herzinsuffizienz

b

Nierenart.-stenose

c

GFR

▢ **Abb. 7.2.** Es kommt zum Abfall des Gefäßtonus am Vas efferens, der normalerweise ohnehin gering ist (a). Bei der Herzinsuffizienz (b) ist die GFR stärker von der Ang II-Wirkung am Vas efferens abhängig. ACE-I kann somit zu einem Abfall der GFR führen. Dies gilt insbesondere auch für die Hämodynamik bei Nierenarterienstenose

Gabe kaliumsparender Diuretika besteht aufgrund der synergistischen Wirkung der Substanzen die Gefahr einer Hyperkaliämie (>5,5 mmol/l). Entsprechende klinische und laborchemische Kontrollen sind regelmäßig durchzuführen. Der etwa bei 5–10% der behandelten Patienten auftretende trockene Husten kann zur Umstellung auf einen AT_1-Blocker zwingen. Eine beidseitige Nierenarterienstenose und ein Angioödem (während vorausgegangener ACE-Inhibitortherapie) stellen absolute Kontraindikationen dar. Interaktionen mit anderen Arzneistoffen sind verhältnismäßig selten (◘ Tabelle 7.7 und nachfolgende ▶ Übersicht). Zurzeit gibt es keine gesicherten Daten, die zeigen, dass sich ACE-Inhibitoren hinsichtlich ihrer pharmakodynamischen Eigenschaften unterscheiden. Aus praktischen Überlegungen (Compliance, Erreichen der Höchstdosis) scheint jedoch die einmalige Gabe eines ACE-Inhibitors mit langer Halbwertszeit sinnvoll. Retrospektive Daten aus der SOLVD-Studie und der HOPE-Studie legen den Verdacht nahe, dass nichtsteroidale Antiphlogistika (NSAID) die Wirkung und damit den therapeutischen Effekt von ACE-Hemmern bei Patienten mit Herzinsuffizienz abschwächen (◘ Abb. 7.3). Eine schematische Darstellung der komplexen pathophysiologischen Vorgänge, die dabei eine Rolle spielen, findet sich in ◘ Abb. 7.4.

Kontraindikation für ACE-Inhibitoren

- Hochgradige Aortenklappenstenose (valvulär, subvalvulär)
- Bekannte Überempfindlichkeit
- Angioneurotisches Ödem
- Nierenarterienstenose beidseits
- Hyperkaliämie
- Schwangerschaft, Stillzeit
- Schwere Nieren- oder Leberinsuffizienz (relativ)

◘ **Abb. 7.3.** Interaktionen von Azetylsalizylsäure und ACE-Inhibitoren bzgl. kardiovaskulärer Endpunkte in einer retrospektiven Subgruppenanalyse der HOPE- und SOLVD-Studie. *ASS* Azetylsalizylsäure. In beiden Studien war der nutzbringende Effekt der ACE-I bei gleichzeitiger Gabe von ASS geringer.

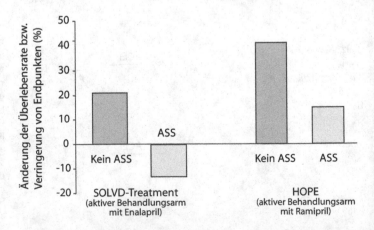

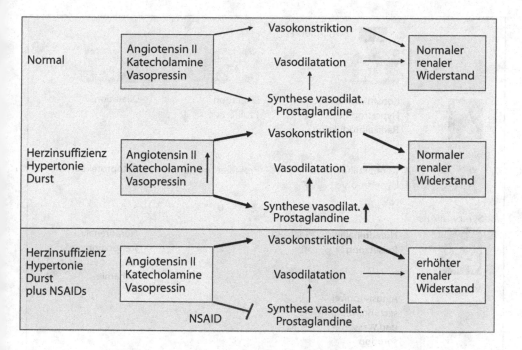

Normal

Herzinsuffizienz
Hypertonie
Durst

Herzinsuffizienz
Hypertonie
Durst
plus NSAIDs

Angiotensin-II-Rezeptorantagonisten

Substanzen, die selektiv den Angiotensin-II-Rezeptor vom Subtyp I blockieren (AT_1-Rezeptorantagonisten), bieten aus theoretischen Überlegungen mehrere Vorteile gegenüber den ACE-Inhibitoren. Da die Bildung von Angiotensin II nicht nur durch das Angiotensin-Konversionsenzym erfolgt, sondern auch durch alternative Enzyme (z. B. gewebsständige Chymasen) katalysiert werden kann, können ACE-Hemmer die Bildung von Angiotensin II nicht vollständig blockieren. Auch bleibt, anders als bei ACE-Hemmern, die Wirkung von Angiotensin II auf den AT_2-Rezeptor unter AT_1-Blockade erhalten (◘ Abb. 7.5). Da der AT_2-Rezeptor wachstumsinhibierende und blutdrucksenkende Eigenschaften zu vermitteln scheint, ist es denkbar, dass das prognostisch ungünstige »remodeling« am Herzen eher durch AT_1-Rezeptorantagonisten als durch ACE-Inhibitoren verlangsamt wird. Auch ist die Häufigkeit von unerwünschten Wirkungen geringer als bei den ACE-Inhibitoren. Bislang konnte jedoch nicht gezeigt werden, dass AT_1-Rezeptorantagonisten bei der Behandlung herzinsuffizienter Patienten (NYHA II–III, EF <40%) einen Vorteil hinsichtlich Letalität, Hospitalisierung und Lebensqualität gegenüber den ACE-Inhibitoren (Captopril) aufweisen. Therapieabbrüche aufgrund unerwünschter Wirkungen waren jedoch signifikant seltener. Ergebnisse einer Pilotstudie (RESOL-VD), die die Wirksamkeit einer Kombination eines ACE-Hemmers (Enalapril) mit einem AT_1-Rezeptorantagonisten (Candesartan) gegenüber den Einzelsubstanzen bei Patienten mit Herzinsuffizienz

◘ **Abb. 7.4.** Schematische Darstellung der Interaktion von nichtsteroidalen Antiphlogistika *(NSAID)* und ACE-Inhibitoren an der Niere

7

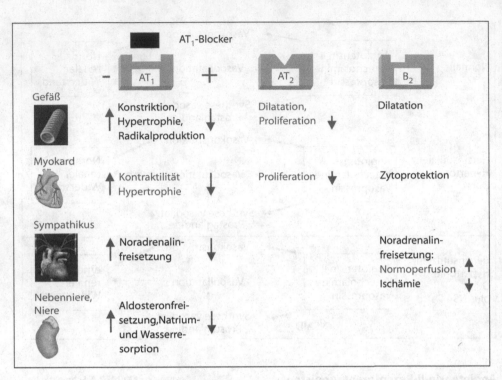

AT₁-Blocker

| | AT₁ | AT₂ | B₂ |

Gefäß – Konstriktion, Hypertrophie, Radikalproduktion ↑↓ — Dilatation, Proliferation ↓ — Dilatation

Myokard – Kontraktilität Hypertrophie ↑↓ — Proliferation ↓ — Zytoprotektion

Sympathikus – Noradrenalin-freisetzung ↑↓ — Noradrenalin-freisetzung: Normoperfusion ↑ Ischämie ↓

Nebenniere, Niere – Aldosteronfrei-setzung, Natrium- und Wasserre-sorption ↑↓

◘ Abb. 7.5. Schematische Darstellung des Wirkmechanismus von AT₁-Blockern. Es kommt zur Abnahme der AT-I-vermittelten Effekte sowie zur Zunahme der AT-2-vermittelten Effekte

überprüfte, kamen zu dem Schluss, dass die Kombinationstherapie das ventrikuläre »remodeling« günstiger beeinflusst. Auffällig ist jedoch ein statistisch nicht signifikanter Anstieg der Gesamtmortalität bei alleiniger Gabe von Candesartan in dieser Studie.

Im Rahmen der ValHeFT (»Valsartan Heart Failure Trial«) erhielten 5.010 Patienten mit Herzinsuffizienz des klinischen Stadiums NYHA II–IV randomisiert Valsartan 160 mg zweimal täglich oder Placebo. Eine mindestens zwei Wochen vor Einschluss begonnene Herzinsuffizienztherapie mit ACE-Hemmern, Diuretika, Digoxin und β-Blockern wurde während des Studienzeitraumes fortgesetzt. Die primären Endpunkte waren die Gesamtmortalität und eine Kombination von Mortalität und Morbidität, definiert als Auftreten von Herzstillstand mit Reanimation, Krankenhausaufenthalt wegen Verschlechterung der Herzinsuffizienz oder Einsatz von intravenösen inotrop oder vasodilatatorisch wirksamen Substanzen für mehr als vier Stunden. Trotz der bestehenden breiten Therapie für die Herzinsuffizienz profitierten Patienten von der zusätzlichen Gabe von Valsartan. Hinsichtlich des kombinierten Endpunktes mit Mortalität und Morbidität zeigte sich eine statistisch signifikante Risikoreduktion um 13,2% gegenüber der Placebogruppe. Eine Ausnahme bildeten Patienten, die als Begleitmedikation sowohl ACE-Hemmer als auch β-Blocker einnahmen. Hauptverantwortlich für diesen positiven Effekt war die wesentlich geringere Rate an Krankenhauseinweisungen in der Valsartangruppe. Die Gesamtmortalität blieb in dieser Studie unverändert. Allerdings zeigte eine Subgruppenanalyse, dass Patienten, die nicht mit einem ACE-Hemmer behandelt waren, von einer Therapie mit Valsartan hinsichtlich Morbidität und Mortalität signifikant profitierten (relative Reduktion um 44%).

Die ELITE II Studie untersuchte an 3152 Patienten (Alter ≥60 Jahre; NYHA II-IV; EF ≤40%), ob der AT1-Rezeptorantagonist Losartan (50 mg) gegenüber dem ACE-Hemmer Captopril (3 × 50 mg) zusätzlich zu einer Standardtherapie hinsichtlich Mortalität und Verträglichkeit überlegen ist. Die mittlere Nachbeobachtung betrug 18 Monate. Hinsichtlich der Mortalität ergaben sich keine signifikanten Unterschiede. Doch konnte die Verträglichkeit ebenso wie die Rate der Therapieabbrüche aufgrund der geringeren Nebenwirkungen unter Losartan signifikant verbessert werden.

In der VALIANT-Studie, eine der größten Forschungsstudien an Patienten mit akutem Myokardinfarkt, wurde die Überlebensrate in drei Patientengruppen verglichen: 4.909 Patienten erhielten Valsartan, 4.885 nahmen sowohl Valsartan als auch den ACE-Hemmer Captopril ein, und 4.909 Teilnehmern wurde nur Captopril verabreicht. Sämtliche Patienten erhielten die Arzneimittel, zusätzlich zu ihren sonstigen Behandlungen, zwischen 12 h bis 10 Tagen nach dem Herzinfarkt, und wurden durchschnittlich zwei Jahre lang beobachtet. Bei Patienten, die in Folge des Myokardinfarktes eine Herzinsuffizienz und/oder eine linksventrikuläre Dysfunktion entwickelten, war Valsartan ebenso wirksam (Gesamtmortalität, kardiovaskuläre Mortalität, Krankenhauseinweisung aufgrund einer akuten Herzinsuffizienz) wie Captopril. Die Kombinationstherapie aus Valsartan und Captopril erbrachte keinen Vorteil hinsichtlich der definierten Endpunkte, der Anteil der medikamentenbezogenen unerwünschten Wirkungen war jedoch höher. Zusammenfassend lässt sich daraus

◘ Tabelle 7.8. Derzeit im Handel verfügbare AT$_1$-Antagonisten

Wirkstoff	Empfohlende Tagesdosis in mg
Losartan	50–100
Valsartan	80–320
Irbesartan	150–300
Candesartan	4–32
Telmisartan	40–80
Eprosartan	400–800
Olmesartan	40

schlussfolgern, dass durch die Wahrung aller kardiovaskulären Vorteile eines ACE-Hemmers in diesem Patientenkollektiv Valsartan eine klinisch wirksame Alternative darstellt. AT_1-Rezeptorantagonisten müssen ähnlich den ACE-Inhibitoren einschleichend dosiert werden. ◘ Tabelle 7.8 zeigt die derzeit verfügbaren Substanzen und deren maximale Tagesdosis. Nach heutigem Kenntnisstand stellen AT_1-Rezeptorantagonisten eine sinnvolle Alternative zu ACE-Inhibitoren dar, wenn diese aufgrund einer Unverträglichkeit nicht verordnet werden können. Ein prinzipieller Vorteil der AT_1-Rezeptorantagonisten gegenüber den ACE-Inhibitoren (bzw. einer Kombinationstherapie) lässt sich aus der derzeitigen Datenlage nicht ableiten (Evidenz A).

In einer kürzlich veröffentlichten Studie (»CHARM programme«) wurde der Frage nachgegangen, ob AT_1-Rezeptorantagonisten bei Patienten mit chronischer Herzinsuffizienz die gleiche Effektivität wie ACE-Hemmer aufweisen. Diese doppelblinde, randomisierte, placebokontrollierte Studie mit Candesartan setzt sich aus drei Behandlungsarmen zusammen:
1. CHARM-Alternative (Patienten mit eingeschränkter linksventrikulärer systolischer Pumpfunktion [LVEF] <40%, die keinen ACE-Hemmer vertragen),
2. CHARM-Added (Patienten mit LVEF <40% und vorbestehender Therapie mit einem ACE-Hemmer),
3. CHARM-Preserved (Patienten mit LVEF >40%, mit ACE-Hemmer-Therapie (19%) oder ohne ACE-Hemmer).

Die Ergebnisse sind in ◘ Tabelle 7.9 zusammengefasst. In dieser Studie konnte gezeigt werden, dass Candesartan die kardiovaskuläre Mortalität und die Krankenhauseinweisungen aufgrund einer erneuten Dekompensation bei Patienten mit eingeschränkter linksventrikulärer Funktion signifikant reduziert (relative Risikoreduktion der Gesamtsterblichkeit 12%). Dieser Effekt war unabhängig von der zusätzlichen Einnahme eines ACE-Inhibitors. Allerdings konnte ein

◘ **Tabelle 7.9.** Zusammenfassung des CHARM-Programms

Studien-arm	Patientenzahl		Beobachtungs-zeitraum (%)	Primärer Endpunkt[a] (%)		Mortalität		Hospitalisierung[b] (absolut)	
	PLAC	ARB		PLAC	ARB	PLAC	ARB	PLAC	ARB
»Alternative«	1.015	1.013	34 Monate	42,7	36,6*	29,2	26,2	608	445*
»Added«	1.272	1.276	41 Monate	46,1	42,2*	32,4	29,5*	836	607*
»Preserved«	1.509	1.514	36 Monate	24,2	22	15,7	16,1	566	402

[a] Kardiovaskulärer Tod und Hospitalisierung; [b] aufgrund einer Verschlechterung der Herzinsuffizienzsymptomatik;
* signifikant gegenüber Placebo; *ARB* AT_1-Rezeptorantagonist; *PLAC* Placebo

signifikanter Vorteil bei Patienten mit erhaltener linksventrikulärer Funktion nicht gesehen werden (»CHARM-Preserved«). Auch die zusätzliche Gabe eines AT_1-Rezeptorantagonisten zur chronischen Therapie mit einem ACE-Hemmer erbrachte keinen Überlebensvorteil (»CHARM-Added«, Val-HeFT), führte jedoch zu einer signifikanten Reduktion der Hospitalisierungsrate, so dass eine zusätzliche Ergänzung der Therapie mit Candesartan gerechtfertigt scheint.

Weitere Daten zur Kombinationstherapie werden von der ONTARGET-Studie erwartet, die prüft, ob

a) sich eine Kombinationstherapie des AT_1-Blockers Telmisartan (80 mg/Tag) und Ramipril (10 mg/Tag) auf den kombinierten Endpunkt aus kardiovaskulär bedingtem Tod, Myokardinfarkt, Apoplex oder stationärer Aufnahme wegen Herzinsuffizienz günstiger auswirkt als die Monotherapie mit Ramipril.

b) Telmisartan (80 mg/Tag) im Hinblick auf diesen Endpunkt mindestens ebenso wirksam (d. h. nicht schlechter wirksam) ist wie Ramipril (10 mg/Tag). Die Randomisierung der insgesamt 25.620 Patienten ist abgeschlossen, erste Ergebnisse werden für 2006 erwartet.

In einer Parallelstudie (Transcend) soll darüber hinaus untersucht werden, ob sich mit Telmisartan (80 mg/Tag) der kombinierte Endpunkt aus kardiovaskulär bedingtem Tod, Myokardinfarkt, Apoplex oder stationärer Aufnahme wegen Herzinsuffizienz besser beeinflussen lässt als mit Placebo. Die Sekundärziele sind ähnlich wie in Ontarget, allerdings werden hier die Wirkungen von Telmisartan 80 mg/Tag mit Placebo verglichen. Die Studie startete 2001 und soll bis 2008 abgeschlossen sein.

In der doppelblinden, placebokontrollierten Multicenter-Studie I-PRESERVE (»Irbesartan in Heart Failure with Preserved Systolic Function«) werden derzeit 3.600 Patienten mit diastolischer Herzinsuffizienz randomisiert. Die Einschlusskriterien umfassen dabei ein Alter >60 Jahre, klinische Zeichen einer Herzinsuffizienz bei einer linksventrikulären Auswurffraktion von über 45%. Zusätzlich zu ihrer jeweiligen Herzmedikation erhalten diese Patienten Placebo oder Irbesartan (vier Wochen 75 mg, dann Steigerung auf die Erhaltungsdosis von 300 mg/Tag). Die Patienten werden mindestens zwei Jahre lang nachuntersucht. Primärer kombinierter Endpunkt dieser Studie sind Mortalität jeglicher Ursache, Krankenhausaufenthalte wegen kardiovaskulärer Ursachen wie Myokardinfarkt, instabile Angina Pectoris, zunehmende Herzinsuffizienz und Schlaganfall. Auch die Lebensqualität soll die Studie berücksichtigen. Die ersten Ergebnisse werden im Jahr 2006 erwartet.

In der kürzlich publizierten VALUE-Studie (»Valsartan Antihypertensive Long-term Use Evaluation«) wurde der therapeutische Nutzen von Valsartan (80–160 mg/Tag) bzgl. kardiovaskulärer Morbidität und Mortalität im Vergleich zu Amlodipin (5–10 mg) an über 15.000 Patienten mit arteriellem Hypertonus untersucht. Beide Behandlungsregime senkten wirksam den Blutdruck. Trotz unbeabsichtigter Blutdruckunterschiede zugunsten von Amlodipin, insbesondere in der Anfangsphase der Studie, wurde kein statistisch signifikanter Unterschied in dem kombinierten primären Endpunkt kardialer Morbidität und Mortalität nachgewiesen. Interessanterweise führte die Behandlung mit Valsartan gegenüber der Behandlung mit Amlodipin zu einer signifikanten Reduktion des Neuauftretens eines Diabetes mellitus um 23% (13,1% gegenüber 16,4%). Ähnliche Beobachtungen wurden auch im CHARM-Programme gemacht (relative Risikoreduktion –22%).

β-Adrenozeptorantagonisten

Ein weiterer Ansatz zur Durchbrechung der neurohumoralen Aktivierung im Rahmen der chronischen Herzinsuffizienz konzentriert sich auf die Abschirmung des Herzens gegenüber dem sympathischen Nervensystem. Bei einer reduzierten linksventrikulären Funktion kommt es bereits unter Ruhebedingungen zu einer deutlichen Erhöhung der Plasmakonzentration von Noradrenalin. Die damit verbundene Desensibilisierung der myokardialen Adenylylzyklase (▶ Abschn. 3.1.4) bedingt eine verminderte Ansprechbarkeit des Myokards gegenüber Katecholaminen. Die Kenntnis der zentralen Bedeutung dieser chronischen Erhöhung des Sympathikotonus bei der Herzinsuffizienz hat bereits zu Beginn der 70er Jahre des vergangenen Jahrhunderts zum experimentellen klinischen Einsatz von β-Adrenozeptorantagonisten (β-Blocker) geführt. Das Konzept dieser Therapie besteht darin, durch eine einschleichende Dosierung schrittweise die (überschießende) Wirkung des Sympathikus zu blockieren, ohne dass es dabei zu einer kardialen Dekompensation kommt. Obwohl dieses Konzept pathophysiologisch einleuchtend ist, sind Einzelheiten über den Wirkmechanismus von β-Blockern bei der Herzinsuffizienz zurzeit nicht vollständig klar (◘ Abb. 7.6). Inzwischen haben jedoch eine Reihe von randomisierten, placebokontrollierten klinischen Studien die Sicherheit und den therapeutischen Nutzen des nichtselektiven β-Blockers (mit zusätzlich vasodilatativen Eigenschaften) Carvedilol sowie der $β_1$-selektiven Adrenozeptorblocker Bisoprolol und Metoprolol (◘ Abb. 7.7) nachgewiesen (Evidenz A). In allen großen Studien konnte, zusätzlich zu der Gabe von ACE-Hemmern, eine Verbesserung der linksventrikulären Pumpfunktion, eine Reduktion der Gesamtsterblichkeit um durchschnittlich 30–35% und eine Verminderung der Krankenhausaufenthalte aufgrund einer kardialer Dekompensation erzielt werden. Dieser Effekt wurde unabhängig von Geschlecht, Alter, Ejektionsfraktion oder Ätiologie der Herzinsuffizienz (ischämisch vs. nichtischämisch) beobachtet. Weniger effektiv war der nichtselektive β-Adrenozeptorblocker Bucindolol, für den insbesondere bei Afroamerikanern kein Überlebensvorteil

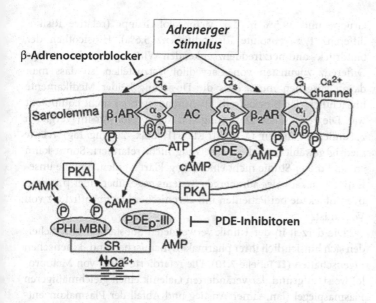

◻ Abb. 7.6. Schematische Darstellung des Wirkmechanismus von β-Adrenozeptorantagonisten. *AR* Adrenoceptor; *AC* Adenylylcyclase; *CAMK* = Kalzium-Calmodulin-abhängige Proteinkinase; *Gi* hemmendes GTP-bindendes Protein; *Gs* stimulierendes GTP-bindendes Protein; αβγ G-Protein-Untereinheiten; *PKA* Proteinkinase A; *PHLMBN* Phospholamban; *SR* sarkoplasmatisches Retikulum; *PDE* Phosphodiesterase; *cAMP* zyklisches Adenosinmonophosphat; *P* Phosphorylierung

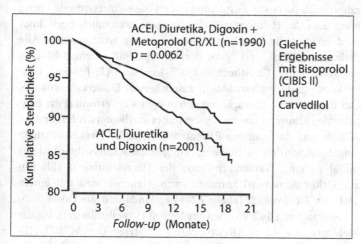

◻ Abb. 7.7. Effekt von Metoprolol auf die Sterblichkeit von Patienten mit Herzinsuffizienz (NYHA II–III). *ACEI* ACE-Inhibitoren. (Nach MERIT-HF 2002)

nachgewiesen werden konnte. Ob β-Blocker auch eine günstige Wirkung bei asymptomatischen Patienten mit einer linksventrikulären Dysfunktion haben, ist gegenwärtig nicht bekannt. Ein direkter Vergleich zwischen Metoprolol und Carvedilol wurde in einer großen klinischen Studie (COMET) untersucht. Dabei wurden jeweils über 1.500 Patienten mit einer mittleren Ejektionsfraktion von 26% (48% NYHA II, 48% NYHA III, 4% NHYA IV) mit dem β_1-selektiven Antagonisten Metroprolol (max. 2 × 50 mg/Tag, mittlere Dosierung 85 mg/Tag) oder dem nichtselektiven Adrenozeptorantagonisten Carvedilol (max. 2 × 25 mg/Tag, mittlere Dosierung 42 mg/Tag) über 58 Monate (Mittelwert) behandelt. Der primäre Endpunkt (Gesamtsterblichkeit) betrug 33,9% in der Carvedilol-

Gruppe und 39,5% in der Metoprolol-Gruppe (relative Risiko-differenz 17%, absolute Risikodifferenz 5,6%). Hinsichtlich der blutdruck- und herzfrequenzsenkenden Wirkung war eine geringe Differenz zugunsten von Carvedilol festzustellen, so dass man davon ausgehen muss, dass die Dosierung beider Medikamente hinsichtlich der Blockade der β-Adrenozeptoren nicht equipotent war. Die verwendete Dosierung von Metoprolol war im Vergleich zu anderen Studien (z.B. MERIT-HF, max. 200 mg/Tag) relativ niedrig gewählt und die Freisetzung nicht retardiert. Somit kann anhand dieser Studie nicht eindeutig geklärt werden, ob eine unselektive Blockade des adrenergen Systems gegenüber einer β_1-selektiven Blockade bei Patienten mit chronischer Herzinsuffizienz von Vorteil ist.

Die derzeit in der Klinik verwendeten Substanzen unterscheiden sich hinsichtlich ihrer pharmakodynamischen und -kinetischen Eigenschaften (◘ Tabelle 7.10). Die retardierte Form von Metoprolol weist aufgrund der veränderten Galenik einen gleichmäßigeren Plasmaspiegel (langsamer Anstieg und Abfall der Plasmakonzentration nach peroraler Einnahme) auf als die nichtretardierte Form, ohne dass die Halbwertszeit der Substanz wesentlich beeinflusst wird, so dass die retardierte Form bevorzugt werden sollte. Alle Patienten sollten vor Beginn der Therapie mit einem β-Blocker die vollständige Basistherapie (ACE-Inhibitor/AT_1-Blocker, Diuretikum, ggf. Herzglykoside) in ausreichender Dosierung erhalten. Der Beginn einer Therapie mit einem β-Blocker erfordert die engmaschige klinische Überwachung (eines kardiologisch erfahrenen Arztes) und darf nur bei Patienten mit stabiler Herzinsuffizienz eingeleitet werden (s. beide nachfolgenden ▶ Übersichten), da es initial zu einer Verschlechterung der Herzinsuffizienz (bis hin zur Dekompensation) kommen kann. Generell wird mit einem 1/10 der Zieldosis (◘ Tabelle 7.10) begonnen und die Dosis dann im Abstand von 1–2 Wochen verdoppelt (soweit toleriert), bis die Zieldosis erreicht ist. Retrospektive Analysen der MERIT-HF-Studie lassen vermuten, dass möglicherweise eine individuelle Anpassung der Dosierung anhand der Herzfrequenz (Zielfrequenz

◘ **Tabelle 7.10.** Therapie der chronischen Herzinsuffizienz (stabil) mit β-Adrenozeptorblockern

Substanz	HWZ [h]	Startdosis [mg/Tag]	Zieldosis [mg/Tag]
Bisoprolol	12	1,25	1×10
Carvedilol	7	3,125	2×25
Metoprolol	3–4	10	2×100

> ◻ **Tabelle 7.11.** Kontraindikation für eine Therapie mit β-Adrenozeptorblockern

Absolute Kontraindikationen	Relative Kontraindikationen
– dekompensierte Herzinsuffizienz – kardiogener Schock – Hypotonie (systolischer Blutdruck <90 mm Hg) – höhergradige AV-Blockierung (Grad II–III) – höhergradige SA-Blockierung – Asthma bronchiale	– Überempfindlichkeit gegen β-Blocker – Prinzmetal Angina – chronisch-obstruktive Lungenerkrankung – periphere arterielle Verschlusskrankheit – Psoriasis – schlecht eingestellter Diabetes mellitus

in Ruhe 50–60 min^{-1}) besser ist als die starre Vorgabe einer Zieldosis. Prospektive Studien hierzu fehlen jedoch. Besonders günstige Wirkungen werden bei Patienten erreicht, bei denen die Herzfrequenz bereits in Ruhe deutlich erhöht ist. Die Tachykardie ist häufig Folge der starken Sympathikusaktivierung im Rahmen der Herzinsuffizienz. Sie ermöglicht, dass höhere Dosierungen toleriert werden und dass unter Therapie die Patienten von einer Abnahme der Herzfrequenz maximal profitieren. Zu Therapiebeginn sollten die in ◻ Tabelle 7.11 aufgeführten Kontraindikationen unter sorgfältiger Abwägung des Risikos und des potenziellen Nutzens berücksichtigt werden. Eventuelle Begleiterkrankungen und zu erwartende unerwünschte Wirkungen (► Übersicht »Unerwünschte Wirkungen von β-Adrenozeptorblockern«) einer β-Blockertherapie sollten im Einzelfall ausführlich mit dem Patienten besprochen werden. Ein Verbesserung der klinischen Symptomatik ist meist nach 3–6 Monaten zu erwarten.

Therapie mit β-Adrenozeptorblockern

Empfehlung für den Beginn einer Therapie mit β-Adrenozeptorblockern

1. Normalerweise sollten Patienten, falls keine Kontraindikationen vorliegen, mit einem ACE-Inhibitor vorbehandelt sein.
2. Eine Therapie mit β-Blockern erfolgt nur bei klinisch stabilen Patienten.
3. Therapiebeginn mit 1/10 der Zieldosis, langsame Steigerung der Dosis in Abständen von 1–2 Wochen
4. Während dieser Phase, aber auch nach Erreichen der Zieldosis, kann es zu einer transienten Verschlechterung der Herzinsuffizienz kommen. In diesem Fall ist (falls klinisch vertretbar) folgendes Vorgehen sinnvoll:
   - bei Flüssigkeitsretention Erhöhung der Diuretikadosis oder des ACE-Inhibitors, dann Reduktion des β-Blockers
   - bei Hypotension Reduktion des Vasodilatators, dann Reduktion des β-Blockers

7

      – bei Bradykardie (nach Absetzen aller anderen bradykardisierenden Medikamente) Reduktion des β-Blockers

      – nach Stabilisierung des Patienten ist ein Neubeginn bzw. Dosissteigerung des β-Blockers zu erwägen

5. Im Falle einer schweren Dekompensation unter β-Blockern ist zur Steigerung der Kontraktionskraft die intravenöse Gabe von PDE-Hemmern der von Katecholaminen vorzuziehen, da letztere in ihrer Wirkung durch β-Blocker antagonisiert werden.

6. Folgende Patienten sollten durch einen Spezialisten ggf. stationär betreut werden:

      – unbekannte Ätiologie der Herzinsuffizienz,

      – NYHA IV,

      – Patienten mit relativen Kontraindikationen (Hypotension, Bradykardie, AV-Block I),

      – bei Verdacht auf Erkrankungen der Atemwege (Asthma, COPD).

Praktische Durchführung der Therapie mit β-Adrenozeptorblockern bei Patienten mit chronischer Herzinsuffizienz

- Testdosis
  - Carvedilol 3,25 mg, Metoprolol 10 mg, Bisoprolol 1,25 mg p.o. unter Aufsicht und Beobachtung der vitalen Zeichen etwa über 2 h
- Startdosis
  - Carvedilol 2 × 3,25 mg/Tag, Metoprolol 2 × 10 mg/Tag, Bisoprolol 2 × 1,25 mg/Tag
- Titrierungsphase
  - Verdopplung der Dosis ca. alle 14 Tage, unter fachärztlicher Kontrolle, bis zu einer Ruhefrequenz von 50–60 min^{-1}
- Zieldosis
  - Carvedilol 2 × 25 mg/Tag, Metoprolol 2 × 100 mg/Tag, Bisoprolol 1 × 10 mg/Tag oder anhand der Herzfrequenz in Ruhe (50–60 min^{-1})

Unerwünschte Wirkungen von β-Adrenozeptorblockern

- Negativ inotrope Wirkung
- Negativ chronotrope Wirkung
- Blutdrucksenkung
- Durchblutungsstörungen
- Impotenz
- Bronchiale Obstruktion
- Hyperlipidämie
- Verschleierung der Symptomatik einer Hypoglykämie
- Sedation

7.3.2 Lastsenkung

Diuretika

Diuretika sind zur Behandlung der symptomatischen Herzinsuffizienz mit wenigen Ausnahmen immer indiziert, insbesondere wenn Zeichen der Flüssigkeitsretention (periphere und/oder pulmonale Ödeme) vorliegen. Die günstige Wirkung der Diuretika ist auf eine Verminderung des effektiven Blutvolumens (Vorlastsenkung) und des arteriellen Mitteldruckes durch die vermehrte renale Elektrolyt- und Wasserausscheidung zurückzuführen (◘ Abb. 7.8 und ◘ Abb. 7.9). Dies bewirkt eine Abnahme der stauungsbedingten Symptomatik und eine Verminderung der Wandspannung des Ventrikels und trägt dadurch zu einer Ökonomisierung der Herzarbeit bei. Die Wirkung der Diuretika wird durch Bettruhe und reduzierte Kochsalzzufuhr gesteigert. Bei Ausschwemmung größerer Flüssigkeitsmengen bei ausgedehnten Ödem muss mit Verschiebung der Serumelektrolyte und thromboembolischen Komplikationen gerechnet werden. Neben der regelmäßigen Kontrolle der Serumelektrolyte ist eine prophylaktische Antikoagulation z. B. mit Heparin indiziert. Die Therapie der Hyponatriämie bei schwerer Herzinsuffizienz ist in der nachfolgenden ► Übersicht dargestellt. Viele Diuretika mit unterschiedlichen erwünschten und unerwünschten

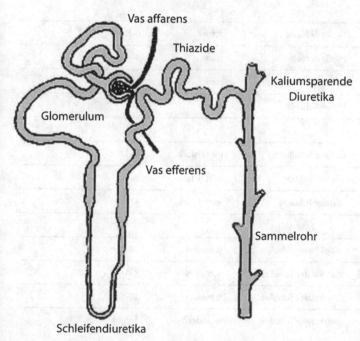

Angriffspunkte für Diuretika

Vas affarens

Thiazide

Kaliumsparende Diuretika

Glomerulum

Vas efferens

Sammelrohr

Schleifendiuretika

◘ Abb. 7.8. Schematische Darstellung des Wirkmechanismus von verschiedenen Diuretika am Nephron

Wirkungen stehen zur Verfügung. Anhand ihrer Eigenschaften lassen sie sich in schwach wirksame, mittelstark und stark wirksame Substanzen einteilen (■ Tabelle 7.12).

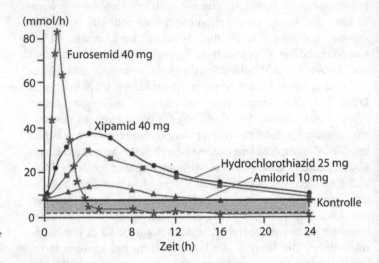

■ Abb. 7.9. Na⁺-Exkretionsraten unterschiedlicher Diuretika

■ Tabelle 7.12. Wirkprofil von Diuretika

Substanz	Wirkort	Wirkstärke	Wirkdauer (h)
Schleifendiuretika			
Furosemid	Henle-Schleife	stark	6–8
Torasemid	Henle-Schleife	stark	3–4
Bumetanid	Henle-Schleife	stark	1
Piretanid	Henle-Schleife	stark	4–6
Thiazide			
Chlorothiazid	distaler Tubulus	mittelstark	6–12
Hydrochlorothiazid	distaler Tubulus	mittelstark	6–12
Chlorthalidon	distaler Tubulus	mittelstark	47–72
K⁺sparende Diuretika			
Spironolacton	spätdistaler Tubulus	schwach	24–36
Triamteren	spätdistaler Tubulus	schwach	8–16
Amilorid	spätdistaler Tubulus	schwach	10–24
Eplerenon	spätdistaler Tubulus	schwach	3

Therapie der Hyponatriämie bei chronischer Herzinsuffizienz

- Körperliche Schonung
- Reduktion der Trinkmenge auf 1,0–1,5 l/Tag
- Beschränkung der Kochsalzzufuhr
- Diuretika plus ACE-Hemmer
- Ausgleich von Elektrolytstörungen (K^+, Mg^{++})

Eine gleichzeitig verminderte Kochsalzzufuhr führt zu einer Verbesserung der diuretischen Wirkung. Obgleich randomisierte, kontrollierte Studien zur Beeinflussung der Letalität oder der Hospitalisierungshäufigkeit nicht vorliegen, führen Diuretika nachweislich zu einer deutlichen Verbesserung der Beschwerden. Diuretika sollten, wenn immer möglich, in Kombination mit einem ACE-Inhibitor zur Anwendung kommen (Evidenz B). Die Dosis richtet sich nach der erzielten Diurese (Kontrolle durch tägliches Wiegen). Bei leichten Formen der Herzinsuffizienz mit normaler oder geringgradig reduzierter Nierenfunktion (GFR >30 ml/min) kommen niedrigdosierte Thiazide zum Einsatz. Bei eingeschränkter Nierenfunktion (GFR <30 ml/min) oder bei Patienten im Stadium NYHA III–IV sind Schleifendiuretika indiziert. Patienten mit schwerster Herzinsuffizienz bedürfen häufig einer intravenösen Gabe von Schleifendiuretika (verminderte Bioverfügbarkeit oraler Präparate durch gastrointestinale Stauungssymptome, eingeschränkte Nierenfunktion durch verminderte Perfusion) zur Linderung der Symptome. Thiazide und Schleifendiuretika haben gerade bei der schweren Herzinsuffizienz mit therapieresistenten Ödemen eine synergistische Wirkung und können in Kombination angewendet werden (sequenzielle Nephronblockade). Während der Therapie sollten die Serumelektrolyte (Hypokaliämie, Gefahr kardialer Arrhythmien) regelmäßig kontrolliert werden. Um die Häufigkeit unerwünschter Wirkungen (◘ Tabelle 7.13) zu minimieren, sind Diuretika generell so niedrig wie möglich zu dosieren.

◘ **Tabelle 7.13.** Wirkung und Nebenwirkung von Diuretika

Wirkmechanismus	Unerwünschte Wirkungen
– Abnahme des extrazellulären Volumens – vermehrte Ausscheidung von NaCl – Abnahme der Vorlast – Reduktion des peripheren Widerstandes	– Hypokaliämie, -magnesiämie – Hyperurikämie – Störung der Glukosetoleranz – Hyperlipidämie – Impotenz

Aldosteronantagonisten

Da ACE-Inhibitoren nur zu einer unvollständigen Blockade der Aldosteronsynthese führen, erscheint eine zusätzliche Therapie mit einem schwach wirksamen Diuretikum aus der Gruppe der Aldosteronantagonisten (Spironolakton, Eplerenon) pathophysiologisch sinnvoll. Ferner ist bekannt, dass Aldosteron das linksventrikuläre Remodelling und die Kollagenablagerung bei Patienten mit linksventrikulärer Dysfunktion, insbesondere nach Myokardinfarkt, verstärkt. Basierend auf diesen Erkenntnissen wurde die 1999 publizierte RALES-Studie durchgeführt (◘ Abb. 7.10). Dabei wurden 1.663 Patienten mit schwerer Herzinsuffizienz NYHA III–IV und einer Auswurffraktion <35% neben einem ACE-Hemmer und einem Diuretikum randomisiert mit Spironolakton (25 mg/Tag) oder Placebo behandelt. Ausschlusskriterien waren u. a. ein Kreatinin >221 µmol/l oder ein Serum-Kalium von >5,0 mmol/l. Nach einer mittleren Beobachtungszeit von zwei Jahren wurde die Studie vorzeitig abgebrochen, nachdem unter aktiver Therapie eine signifikante Senkung der relativen Mortalität um 27% und der Hospitalisierungsrate wegen Herzinsuffizienz um 35% dokumentiert werden konnte (Evidenz A). Weiterhin zeigte sich eine signifikante symptomatische Verbesserung. Schwere Hyperkaliämien wurden bei 1–2% der Patienten beobachtet. Bei 10% der Männer traten jedoch unter Spironolakton eine Gynäkomastie oder Brustschmerzen auf.

Im Rahmen der EPHESUS-Studie (»Eplerenone Post-AMI Heart Failure Efficacy and Survival Trial«) wurden 6.632 Patienten nach einem akuten Myokardinfarkt (im Mittel 7 Tage nach

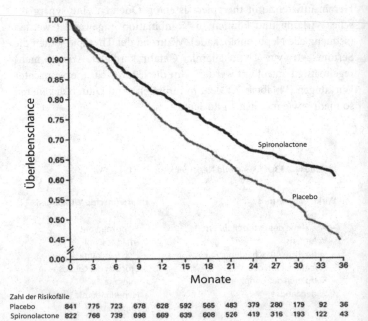

◘ **Abb. 7.10.** RALES-Studie. Patienten mit schwerer Herzinsuffizienz NYHA III–IV und einer Auswurffraktion <35% wurden zusätzlich zu einem ACE-Hemmer und einem Diuretikum randomisiert mit Spironolacton (25 mg/Tag) oder Placebo behandelt. Nach einer mittleren Nachkontrollzeit von 2 Jahren wurde unter aktiver Therapie eine signifikante Senkung der Mortalität um 27% und der Hospitalisierungsrate wegen Herzinsuffizienz um 35% dokumentiert. (Nach Pitt et al. 1999)

Zahl der Risikofälle

	0	3	6	9	12	15	18	21	24	27	30	33	36
Placebo	841	775	723	678	628	592	565	483	379	280	179	92	36
Spironolactone	822	766	739	698	669	639	608	526	419	316	193	122	43

Infarkt) randomisiert und placebokontrolliert mit dem Aldosteronantagonisten Eplerenon (mittlere Dosierung 43 mg) behandelt. Einschlusskriterium war das Vorliegen von Symptomen einer Herzinsuffizienz mit einer Auswurffraktion von <40%. Eplerenon oder Placebo wurden zusätzlich zur einer Standardtherapie gegeben. Der Beobachtungszeitraum betrug 16 Monate. Während in der mit Eplerenon behandelten Gruppe 478 Patienten starben, waren es in der Gruppe der placebobehandelten Patienten 554 Personen. Dies entspricht einer relativen Risikoreduktion um 15% (p = 0,008). Bezüglich des kombinierten Endpunktes (Tod mit kardiovaskulärer Ursache und Hospitalisierung aus kardiovaskulären Gründen) fand sich eine relative Risikoreduktion um 13% (p = 0,002). Der plötzliche Herztod konnte durch den Aldosteronantagonisten um 21% (relative Risikoreduktion) und die Zahl der Krankenhausbehandlungen wegen dekompensierter Herzinsuffizienz um 23% (relative Risikoreduktion) gesenkt werden (◻ Abb. 7.11). Die Zahl der Episoden einer Hyperkaliämie war in der Eplerenon-Gruppe signifikant erhöht, während die Zahl der Hypokaliämien signifikant niedriger lag als in der Vergleichsgruppe. Nach diesen Ergebnissen müssen 50 Postinfarktpatienten mit einer Herzinsuffizienz über 1 Jahr mit Eplerenon behandelt werden, um ein Menschenleben zu retten. Aufgrund des selektiveren Wirkmechanismus treten unter Eplerenon keine unerwünschten Wirkungen wie z. B. Gynäkomastie, Menstruationsstörungen und Impotenz auf. Die Studienresultate weisen darauf hin, dass die Gabe von Aldosteronblockern bei linksventrikulärer Dysfunktion, insbesondere nach Myokardinfarkt, nützlich ist, wenn die Patienten eine Herzinsuffizienz NYHA II–IV unter optimaler Therapie sowie eine erhaltene Nierenfunktion oder Kaliumbilanz im Normbereich aufweisen. Eplerenon sollte nicht Patienten mit Kaliumwerten >5,0 mmol/l oder bei deutlich reduzierter Nierenfunktion (Kreatininwerten >221 μmol/l) verschrieben werden. Gleiches gilt für Patienten mit schwerer Leber-

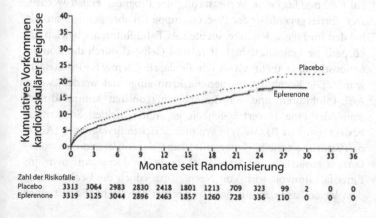

◻ **Abb. 7.11.** EPHESUS-Studie. Patienten nach einem akuten Myokardinfarkt wurden randomisiert und placebokontrolliert mit dem Aldosteronantagonisten Eplerenon (mittlere Dosierung 43 mg) zusätzlich zu einer Standardtherapie behandelt. Einschlusskriterium: Vorliegen von Symptomen einer Herzinsuffizienz, Auswurffraktion <40%. Beobachtungszeitraum 16 Monate. Die relative Risikoreduktion hinsichtlich Mortalität betrug 15%. (Nach Pitt et al. 2003)

Zahl der Risikofälle

Placebo	3313	3064	2983	2830	2418	1801	1213	709	323	99	2	0	0
Eplerenone	3319	3125	3044	2896	2463	1857	1260	728	336	110	0	0	0

◻ Tabelle 7.14. Indikation, Kontraindikation und Nebenwirkung von Aldosteronantagonisten

Indikation und Kontraindikation	Unerwünschte Wirkungen
Indikation – chronische Herzinsuffizienz NYHA (II) III–IV – Hypokaliämie **Kontraindikation** – Hyperkaliämie – Niereninsuffizienz (GFR <30 ml/min, Kreatinin >221 µmol/l) – Schwangerschaft/Stillzeit	– Hyperkaliämie – hyperchlorämische metabolische Azidose – Gynäkomastie[a] – Amenorrhoe und Zwischenblutungen[a] – Hirsutismus[a] – orthostatische Dysregulation **selten** – Blutbildveränderungen – Anstieg der Leberenzyme – neurologische Symptome (Lethargie, Ataxie) – Hautreaktionen

[a] gilt nicht für Eplerenon

insuffizienz (Child-Pugh Klasse C) oder für Patienten, die bereits Arzneistoffe, die den mikrosomalen Abbau von Eplerenon in der Leber (Cytochrom P_{450} CYP3A4-Antagonisten) hemmen, oder andere kaliumsparende Diuretika erhalten (◻ Tabelle 7.14).

Vasodilatanzien

Unter den Vasodilatanzien werden mehrere Arzneistoffe mit unterschiedlichen pharmakodynamischen und -kinetischen Eigenschaften zusammengefasst (◻ Tabelle 7.15). Gemein ist allen Vasodilatanzien, dass sie eine Erweiterung der arteriellen (Widerstandsgefäße) und/oder der venösen Gefäße (Kapazitätsgefäße) bewirken und hierdurch zu einer Senkung der Nachlast bzw. Vorlast führen.

Ein therapeutischer Nutzen für α_1-Adrenorezeptorantagonisten (Prazosin) bei der Behandlung der Herzinsuffizienz besteht nicht. Demgegenüber konnte in der Prä-ACE-Hemmerära durch die Kombination von Isosorbiddinitrat (160 mg/Tag) und Hydralazin (300 mg/Tag) eine Verbesserung der Prognose erzielt werden. Der Vorteil gegenüber der Placebogruppe fiel aber geringer aus als bei den im Folgenden untersuchten ACE-Inhibitoren, obgleich die körperliche Leistungsfähigkeit (6-min-Gehtest) durch die Kombinationstherapie mehr als durch Enalapril (20 mg/Tag) gesteigert wurde. Die Kombinationstherapie kann eingesetzt werden, wenn ACE-Inhibitoren und AT_1-Rezeptorantagonisten kontraindiziert sind oder eine Unverträglichkeit gegenüber beiden Substanzen besteht (Evidenz B). Aus rein symptomatischen Erwägungen (Angina Pectoris, arterielle Hypertonie) kann der Einsatz von Vasodilatanzien zusätzlich zur Standardtherapie der Herzinsuffizienz im Einzelfall sinnvoll sein. Von Nachteil jedoch ist die Beobachtung, dass Vasodilatanzien aus der Gruppe der Nitrate häufig mit einer

◘ **Tabelle 7.15.** Vasodilatanzien

Substanz	Wirkmechanismus	HWZ [h]	Effekt prognostiziert/ symptomatisch
Nitrate			
Glyzeroltrinitrat	SH-gruppenabhängige NO-Freisetzung, Aktivierung der Guanylylzyklase, Vasodilatation (venös >arteriell)	0,05	?/+
Isosorbidmononitrat		4	?/+
Isosorbiddinitrat		1	+/+[1]
Molsidomin	SH-gruppenunabhängige NO-Freisetzung, Vasodilatation (venös >arteriell)	2	?/+
Dihydralazin	EDRF-abhängige Vasodilatation (arteriell)	1	+/+[1]
α₁-Antagonisten			
Prazosin	Blockade vasokonstriktorischer α-Adreno-rezeptoren, Vasodilatation (arteriell)	2–3	0/0
Doxazosin		19	0/0
Terazosin		12	0/0
Urapidil	Blockade vasokonstriktorischer α-Adreno-rezeptoren	3–5	?/?

+ günstig; *0* kein Effekt; *?*= nicht untersucht; *¹* nur in Kombination mit Nitraten bzw. Hydralazin in der Prä-ACE-Hemmer-Ära

klinisch relevanten Toleranzentwicklung einhergehen. Bei einer Monotherapie mit Dihydralazin kommt es zu einer signifikanten Aktivierung kompensatorischer Gegenregulationsmechanismen wie der Stimulation des Sympathikus und des Renin-Angiotensin-Aldosteron-Systems. Hierüber wird die bei einer Monotherapie häufig beobachtete Toleranzentwicklung (Tachyphylaxie) erklärt. Die wesentlichen unerwünschten Wirkungen der Vasodilatanzien sind in ◘ Tabelle 7.16 dargestellt.

Kalziumantagonisten

Die bei der chronischen Herzinsuffizienz beobachtete Überladung des Myokards mit Kalzium hat zu der Annahme geführt, dass die Blockade der zellulären Kalziumaufnahme durch spezifische Antagonisten den Krankheitsverlauf günstig beeinflussen kann. Der Wirkmechanismus der Kalziumantagonisten besteht in der Inhibition der spannungsabhängigen, langsamen Kalziumkanäle vom L-Typ mit konsekutiver Hemmung der intrazellulären Kalziumaufnahme in den glatten Muskelzellen der Gefäße und den Myokardzellen. Funktionell resultiert hieraus eine arterielle Vasodilatation und eine negativ-inotrope bzw. -chronotrope Wirkung am Herzen (◘ Abb. 7.12). Eine Reihe von klinischen Studien konnte inzwischen belegen, dass die Therapie mit Kalziumantagonisten, unabhängig von der Substanzklasse (Phenylalkylamine, Benzothiazepine, Dihydropyridine), keinen oder einen negativen Einfluss auf die Prognose der menschlichen Herzinsuffizienz hat (Evidenz A). Insbesondere bei Patienten mit eingeschränkter linksventrikulärer Funktion nach

◘ **Tabelle 7.16.** Unerwünschte Wirkungen von Vasodilatanzien

Substanzgruppe	Symptome
Nitrate	Schwindel, Synkope, Hypotonie, Tachykardie, Kopfschmerzen
Molsidomin	Schwindel, Synkope, Hypotonie, Tachykardie, Kopfschmerzen (selten), Asthma bronchiale
Dihydralazin	Schwindel, Synkope, Hypotonie, Tachykardie, Kopfschmerzen, Polyneuropathie, Lupussyndrom, Hepatitis, Cholestase, Salz- und Wasserretention
α_1-Antagonisten	Schwindel, Hypotonie, Tachykardie, Leberfunktionsstörungen, Obstipation, Salz- und Wasserretention
Urapidil	Schwindel, Synkope, Hypotonie, Tachykardie

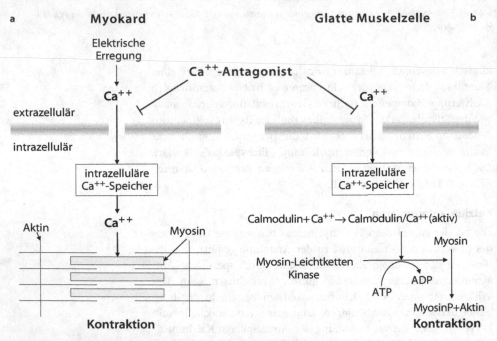

◘ **Abb. 7.12.** Schematische Darstellung des Wirkmechanismus von Kalziumantagonisten an Kardiomyozyten **(a)** und glatten Muskelzellen **(b)**. *ADP* Adenosindiphosphat; *ATP* Adenosintriphosphat

akutem Myokardinfarkt führen Kalziumantagonisten mit einer kurzen Halbwertszeit wie Nifidepin oder Diltiazem zu einer Übersterblichkeit. Verantwortlich hierfür sind wahrscheinlich die vasodilatatorisch bedingte Aktivierung des sympathischen Nervensystems und des Renin-Angiotensin-Systems sowie die negativ-inotrope Wirkung dieser Substanzen. Lediglich die neueren Kalziumantagonisten vom Dihydropyridintyp (Amlodipin und Felodipin), die stärker gefäßselektiv wirken und eine verbesserte Pharmakokinetik (verzögerte und verlängerte Wirkung) aufweisen, können bei der chronischen Herzinsuffizienz zur symptomatischen Therapie einer arteriellen Hypertonie oder der Angina Pectoris eingesetzt werden (Evidenz B), ohne dass sich die Prognose des Patienten verschlechtert. In der INTACT-Studie konnte mit Hilfe von Koronarangiogrammen nachgewiesen werden, dass sich die Häufigkeit neuer atherosklerotischer Läsionen durch die Einnahme von retardiertem Nifedipin über 3 Jahre um 28%, über 6 Jahre um 78% gegenüber Placebo senken lässt. Ob dieser Effekt möglicherweise von klinischer Bedeutung für die langfristige Verhinderung einer Herzinsuffizienz auf dem Boden einer koronaren Herzkrankheit ist, ist belang nicht untersucht. Die wesentlichen unerwünschten Wirkungen der Kalziumantagonisten und deren Dosierung sind in ◻ Tabelle 7.17 und ◻ Tabelle 7.18 dargestellt.

◻ **Tabelle 7.17.** Wichtige unerwünschte Wirkungen von Kalziumantagonisten

Substanzgruppe	Unerwünschte Wirkung
Phenylalkylamine, Benzothiazepine	AV-Blockierungen, Bradykardie, Asystolie, negative inotrope Wirkung, Obstipation, Hepatotoxizität
Dihydropyridine	Flush, Beinödem, Tachykardie, negative inotrope Wirkung geringer, Gingivahyperplasie

◻ **Tabelle 7.18.** Dosierung für Kalziumantagonisten mit langer Halbwertszeit

Substanz (Halbwertszeit) [h]	Dosierung (pro Tag) [mg]
Amlodipin (35–50)	1×5–10
Felodipin (10–16)	1×5–10
Isradipin (8,4)	1×5–10
Lacidipin (13–19)	1×2
Lercanidin (8–10)	1×10–20
Nifedipin retard (1,5–4,2)	2×20
Nilvadipin (15–20)	1×8–16

7.3.3 Positiv-inotrope Substanzen

Die im Rahmen der chronischen Herzinsuffizienz beobachtete Abnahme der myokardialen β_1-Adrenozeptoren (–50%) führt zu einer verminderten Ansprechbarkeit des Herzens gegenüber Katecholaminen (▶ Abschn. 3.1.4. Unterabschnitt »Adrenerges System«). Dies hat zur Entwicklung positiv-inotroper Substanzen geführt, die unabhängig von β-Adrenozeptoren wirken.

Phosphodiesterase-III-Inhibitoren

Phosphodiesterase-Inhibitoren (PDE-Inhibitoren) führen über eine Hemmung der Phosphodiesterase (PDE III) zu einer Steigerung des intrazellulären cAMP-Gehaltes (◘ Abb. 7.6). Damit kommt es indirekt über einen vermehrten Kalziumeinstrom zu einer Steigerung der myokardialen Kontraktionskraft bzw. der peripheren Vasodilatation. Obgleich aus pathophysiologischen Gesichtspunkten eine Therapie mit PDE-Inhibitoren (z. B. Amrinon, Milrinon, Enoximon) sinnvoll erscheinen mag, haben die Ergebnisse kontrollierter klinischer Studien gezeigt, dass die chronische Gabe dieser Substanzen bei Patienten mit Herzinsuffizienz nicht zu einer Senkung der Sterblichkeit oder einer dauerhaften Verbesserung der klinischen Symptomatik führt (Evidenz A). Tatsächlich konnte für manche dieser Substanzen eine Übersterblichkeit bei langfristiger Gabe beobachtet werden. Ein Mechanismus für die fehlende positive Langzeitwirkung könnte in der ausgeprägten Nachlastsenkung der PDE-Inhibitoren und der damit verbundenen reflektorischen Aktivierung des Sympathikus und des Renin-Angiotensin-Aldosteron-Systems liegen. Somit lässt sich festhalten, dass PDE-Inhibitoren ebenso wie Sympathikomimetika zwar zur kurzfristigen Therapie einer akuten Herzinsuffizienz eingesetzt werden können, die langfristige Gabe dieser Substanzen zur Therapie der chronischen Herzinsuffizienz jedoch kontraindiziert ist.

Herzglykoside

Die als Herzglykoside bezeichneten Substanzen (Digoxin, Digitoxin, Strophantin u. a.) wirken über eine partielle Hemmung der membranständigen Na^+-K^+-ATPase des Herzens (direkte Wirkung). Hierdurch kommt es zu einer Zunahme der intrazellulären Natriumkonzentration und indirekt über eine vermehrte Aktivität des Na^+-Ca^{++}-Gegentransporters zu einer erhöhten Kalziumionenkonzentration (◘ Abb. 7.13) und damit zur Steigerung der Kontraktionskraft. Möglicherweise sind aber die direkte und indirekte Steigerung des Vagotonus und die Senkung des Sympathikotonus durch Sensitivierung der Barorezeptoren von ebenso großer Bedeutung (indirekte Wirkung). Herzglykoside wirken somit negativ-chronotrop (frequenzsenkend) und -dromotrop (Verzögerung der AV-Überleitung), positiv-inotrop (kontraktionskraftsteigernd) und positiv-

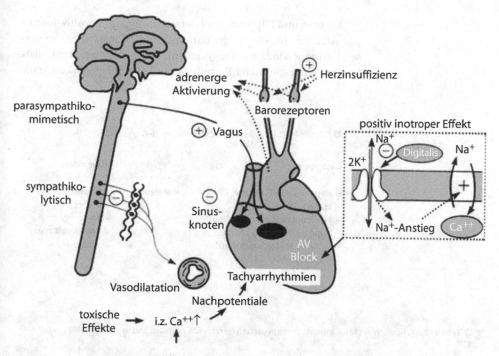

Abb. 7.13. Schematische Darstellung des Wirkmechanismus von Herzglykosiden. Durch Hemmung der Na$^+$-K$^+$-ATPase kommt es zu einem Anstieg des intrazellulären Natriums sowie nachfolgend zu einem vermehrten Einstrom von Ca^{++} über den Na$^+$-Ca^{++}-Austauscher (direkte positiv inotrope Wirkung von Herzglykosiden)

Tabelle 7.19. Pharmakokinetik der Herzglykoside

Herzglykosid	Erhaltungsdosis [mg/Tag]	durchschnittliche Halbwertszeit (Tag)	Elimination
Digitoxin	0,07–0,1	28	hepatisch
Digoxin	0,25–0,5	2	renal
β-Azetyldigoxin	0,2–0,4	2	renal
β-Methildigoxin	0,1–0,3	2	renal

bathmotrop (Zunahme der Erregbarkeit). Aufgrund der engen therapeutischen Breite dieser Substanzen sind detaillierte Kenntnisse der Pharmakokinetik unerlässlich (**Tabelle 7.19**).

In toxischen Konzentrationen rufen Herzglykoside alle Formen von Herzrhythmusstörungen hervor. Insbesondere durch Veränderungen der Gykosidempfindlichkeit (**Tabelle 7.20**) oder durch Interaktion mit anderen Arzneistoffen (**Tabelle 7.21**) kann es auch bei unveränderter Dosis zum gehäuften Auftreten unerwünschter Wirkungen kommen (**Tabelle 7.22**).

Digoxin und Digitoxin sind derzeit die einzigen positiv-inotropen Arzneimittel, die bei der chronischen Herzinsuffizienz umfassend erprobt sind. Bei tachykardem Vorhofflimmern und -flattern mit eingeschränkter Pumpfunktion können Herzglykoside die

7

◘ Tabelle 7.20. Empfindlichkeit gegenüber Herzglykosiden

Gesteigert	Vermindert
– Hypokaliämie (Diarrhoe, Diuretika, Laxantien) – Hyperkalziämie – Hypomagnesiämie (Alkohol) – Hypoxie (Myokardischämie) – Azidose (Niereninsuffizienz) – Hypothyreose	– Hyperkaliämie – Fieber – Hyperthyreose – Hypokalziämie – Alkalose

◘ Tabelle 7.21. Klinisch wichtige Interaktionen zwischen Herzglykosiden und anderen Pharmaka

Arzneistoff	Zunahme des Digitalisspiegels (%)	Mechanismus
Amiodaron	50–100	Hemmung der renalen Ausscheidung
Verapamil	50	Hemmung der renalen Ausscheidung
Diltiazem	0–50	Hemmung der renalen Ausscheidung
Spironolacton	0–20	Hemmung der renalen Ausscheidung
Chinidin	100	Eiweißbindung, Hemmung der renalen Ausscheidung

◘ Tabelle 7.22. Unerwünschte Wirkung von Glykosiden

Symptom	Häufigkeit
AV-Überleitungsstörungen	häufig
supraventrikuläre und ventrikuläre Herzrhythmusstörungen	selten
Übelkeit, Erbrechen	selten
Störung des Farbsehens	selten
Vasokonstriktion (Mesenterialgefäße)	sehr selten
Gynäkomastie	sehr selten

Kammerfrequenz senken und so indirekt zu einer Verbesserung der myokardialen Funktion beitragen (negative Kraft-Frequenz-Beziehung des insuffizienten Herzens; Evidenz C). Herzglykoside begünstigen nicht die Konversion in einen Sinusrhythmus. Bei herzinsuffizienten Patienten (NYHA II–IV) im Sinusrhythmus führt das Absetzen von Digoxin zu einer deutlichen Abnahme der Belastbarkeit und Zunahme der klinischen Symptome (Evidenz A, RADIANCE- und PROVED-Studie), ohne dass die Gesamtletalität (◘ Abb. 7.14 und ◘ Abb. 7.15) beeinflusst wird (Evidenz B, Digitalis-Investigation-Group-[DIG-]Studie). Interessanterweise konnte eine retrospektive Analyse der DIG-Studie zeigen, dass Patienten mit einer niedrigen Digoxin-Plasmakonzentration (0,5–0,8 mg/ml) eine signifikante Verbesserung hinsichtlich der Gesamtsterblichkeit aufwiesen, während Patienten mit höherem Plasmaspiegel eine erhöhte Mortalität im Vergleich zur Placebo behandelten Patientengruppe hatten (◘ Abb. 7.16). Auch war die Einnahme bei Frauen eher mit einem Risiko behaftet als bei Männern. Bei Patienten mit asymptomatischer Herzinsuffizienz und Sinusrhythmus sollen Herzglykoside aufgrund ihrer engen therapeutischen Breite und der Gefahr von Herzrhythmusstörungen (positiv-bathmotrope Wirkung) nicht eingesetzt werden (Evidenz C). Inwieweit die günstige Wirkung von Digoxin unter gleichzeitiger Therapie mit β-Blockern erhalten bleibt, ist derzeit unbekannt. Obwohl Digoxin und Digitoxin den gleichen Wirkmechanismus aufweisen, liegen entsprechende Daten zur prognostischen Wirksamkeit von Digitoxin bei der Herzinsuffizienz nicht vor. Aufgrund der Datenlage und der ungünstigeren Pharmakokinetik von Digitoxin (lange Halbwerts-

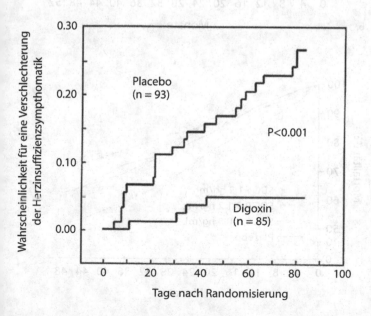

◘ **Abb. 7.14.** Effekt einer Unterbrechung der Digitalistherapie bei Patienten mit chronischer Herzinsuffizienz. Kaplan-Meier-Kurve für die kumulative Wahrscheinlichkeit einer klinischen Verschlechterung der Herzinsuffizienz (Radiance-Studie). (Packer et al. 1993)

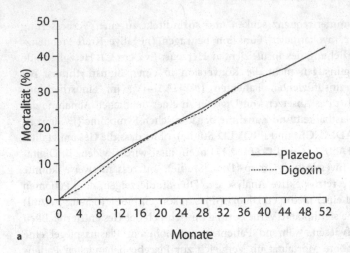

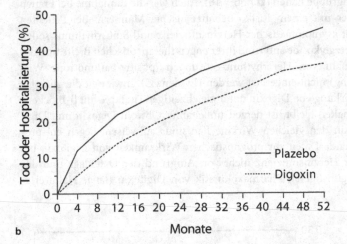

■ **Abb. 7.15.** Effekt von Digoxin auf die Mortalität (a) und den kombinierten Endpunkt aus Tod und/oder Hospitalisierung (b) aufgrund einer Verschlechterung der Herzinsuffizienz (nach Packer et al. 1997).

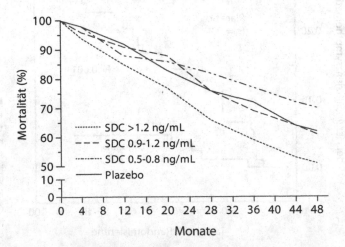

■ **Abb. 7.16.** Retrospektive Subgruppenanalyse der DIG Studie. Einfluss des Serum Digoxinspiegels (SDC) auf die Mortalität bei Patienten mit chronischer Herzinsuffizienz. (Nach Rathore et al. 2003)

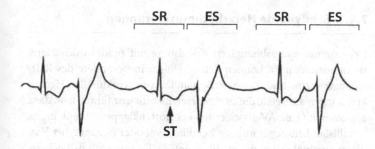

SR   ES   SR   ES

Charakteristika:	gekoppelte Extrasystolen muldenförmige ST-Streckensenkung

Abb. 7.17. EKG-Veränderungen unter Einfluss von Digitalispräparaten. *ES* Extrasystole; *SR* Sinusrhythmus; *ST* ST-Strecke

zeit und damit schlechte Steuerbarkeit) ist die Gabe von Digoxin vorzuziehen. Die Dosis von Digoxin muss aufgrund seiner renalen Elimination der Nierenfunktion (insbesondere beim betagten Patienten) angepasst werden. Auf mögliche Interaktionen mit Diuretika (erhöhte Toxizität bei Hypokaliämie) und Amiodaron (Erhöhung des Digoxinspiegels) ist zu achten (Tabelle 7.21). Eine Kontraindikation besteht bei Herzrhythmusstörungen (AV-Block II°, III°, Wolf-Parkinson-White-Syndrom, symptomatische Bradykardie, Sick-Sinus-Syndrom; Abb. 7.17), Hypokaliämie, Hyperkalziämie und dem Karotissinussyndrom. Zur Vermeidung von unerwünschten Wirkungen sollte auf eine rasche Aufsättigung nach Möglichkeit verzichtet werden.

7.4 Behandlung herzinsuffizienzassoziierter Rhythmusstörungen

U. Wiegand

Arrhythmien sind eine wesentliche Komplikation von Patienten mit Herzinsuffizienz. Prognostisch relevant sind insbesondere ventrikuläre Tachyarrhythmien; ca. 50% der Patienten mit einer chronischen Herzinsuffizienz sterben am rhythmogenen plötzlichen Herztod. Aber auch supraventrikuläre Tachyarrhythmien, die bei herzgesunden Patienten hämodynamisch gut toleriert werden, können bei Patienten mit eingeschränkter linksventrikulärer Funktion rasch zur kardialen Dekompensation führen. Vereinzelt sind sogar permanente oder unaufhörliche supraventrikuläre Tachyarrhythmien die Ursache einer Herzinsuffizienz (Tachymyopathie). Daher kommt der Diagnostik und Therapie von Herzrhythmusstörung, insbesondere der Behandlung des Vorhofflimmerns und der Prophylaxe des plötzlichen Herztodes bei Patienten mit Herzinsuffizienz eine besondere Bedeutung zu.

7.4.1 Bradykarde Herzrhythmusstörungen

Neben einer altersabhängigen Koexistenz mit bradykarden Herzrhythmusstörungen können Schädigungen insbesondere des Reiz-
leitungssystems als Folge bzw. Bestandteil von strukturellen Herzerkrankungen auftreten, die zu einer Herzinsuffizienz führen bzw. diese
aggravieren (z. B.: AV-Blockierung bei Aortenklappenerkrankungen,
infrahisäre Leitungsstörungen bei dilatativer oder ischämischer Kardiomyopathie). Auch die medikamentöse Therapie mit β-Blockern,
Digitalisglykosiden oder Amiodaron, auf die der Patient zur Behandlung der Herzinsuffizienz selbst oder zur Unterdrückung assoziierter
tachykarder Herzrhythmusstörungen angewiesen ist, kann bestehende, klinisch inapparente Reizbildungs- oder Reizleitungsstörungen
aggravieren. Weiterhin kann die Bradykardie selbst bzw. eine chronotrope Inkompetenz zur Herzinsuffizienzsymptomatik beitragen.

Herzschrittmachertherapie bei Sinusknotenerkrankung

Bei Patienten mit Herzinsuffizienz kann sich ein Konflikt zwischen
der für die Behandlung der kardialen Grunderkrankung (bzw. assoziierter tachykarder Herzrhythmusstörungen) notwendigen Medikation und einer Sinusknotenerkrankung (Sinusbradykardie, Sinus-
arreste, SA-Blockierung und chronotroper Inkompetenz) ergeben.
Prinzipiell gilt auch für diese Patienten, dass nur eine symptomatische Sinusknotenerkrankung behandlungspflichtig ist. Hierbei ist
gerade bei Patienten mit fortgeschrittener Herzerkrankung zu beachten, dass neben den typischen indikationsdefinierenden Symptomen
wie Schwindel oder Synkopen auch die Zunahme einer Dyspnoe
oder einer Belastungsinsuffizienz Folge einer behandlungspflichtigen
Sinusbradykardie sein kann. Weiterhin stellt nach den aktuellen Leitlinien der Deutschen Gesellschaft für Kardiologie von 2005 eine im
Wachzustand bestehende permanente Sinus-bradykardie mit Kammerfrequenzen unter 40/min auch bei oligosymptomatischen Patienten mit eingeschränkter linksventrikulärer Funktion eine fakultative
Indikation zur Herzschrittmachertherapie dar. Das Absetzen einer
für die Behandlung der Herzinsuffizienztherapie essenziellen, brady-
kardisierenden Medikation wird in den Leitlinien aber ausdrücklich
nicht gefordert; bei Patienten mit fortgeschrittener Herzinsuffizienz
sollte die Implantation eines Herzschrittmachers einem Verzicht auf
die essenziell notwendige β-Blockade vorgezogen werden.

Bei der Auswahl und der Programmierung des Schrittmachersys-
tems sollte man insbesondere bei herzinsuffizienten Patienten auf die
Vermeidung häufiger ventrikulärer Stimulationen achten. Im »Dual
Chamber and VVI Implantable Defibrillator (DAVID) Trial« konnte
bei Patienten mit implantierten Kardiovertern-Defibrillatoren und
schwer eingeschränkter linksventrikulärer Funktion gezeigt werden,
dass unter einer permanenten Zweikammerstimulation bereits innerhalb der ersten 8 Monate nach Implantation eine 61%ige Steigerung

des kombinierten Endpunkts aus Mortalität und Krankenhausaufnahme wegen Herzinsuffizienz im Vergleich zu nicht schrittmacherstimulierten Patienten auftrat. Eine Subgruppenanalyse des »Mode Selection Trial« (MOST) konnte an einem Kollektiv von Patienten mit im Mittel deutlich geringer ausgeprägter struktureller Herzerkrankung nachweisen, dass mit zunehmendem ventrikulärem Stimulationsanteil sowohl im VVIR- als auch im DDDR-Modus eine signifikante Zunahme der Hospitalisierungen wegen Herzinsuffizienz und der Vorhofflimmerinzidenz auftrat. Daher sollten insbesondere Patienten mit Herzinsuffizienz bevorzugt mit einem vorhofbeteiligten Schrittmachersystem behandelt werden. Bei den überwiegend implantierten Zweikammerschrittmachern sollte – ausgenommen bei hypertroph obstruktiver Kardiomyopathie – durch geeignete Programmierung des AV-Intervalls oder Einsatz von Spezialalgorithmen eine Ventrikelstimulation möglichst vermieden werden.

Herzschrittmachertherapie bei AV-nodalen oder faszikulären Leitungsstörungen

Die Prävalenz von atrioventrikulären oder faszikulären Leitungsblockierungen ist bei Patienten mit fortgeschrittener struktureller Herzerkrankung deutlich erhöht. Bei akut eingetretener Herzinsuffizienzsymptomatik in Kombination mit höhergradigen AV-Blockierungen sollte man aber auch an potenziell reversible Ursachen wie einen infarktassoziierten AV-Block, eine Myokarditis (auch Borreliose) sowie eine Aortenklappenendokarditis mit Abszendierung in das interventrikuläre Septum denken. Neben symptomatischen Indikationen ist beim totalen AV-Block, aber auch beim AV-Block II Typ Mobitz, insbesondere wenn sie mit einem verbreiterten Kammerkomplex assoziiert sind, eine prognostische Indikation zur Schrittmachertherapie gegeben. Eine andersweitig nicht erklärte Synkope stellt beim bifaszikulären Block mit und ohne AV-Block ersten Grades eine fakultative Schrittmacherindikation dar, auch wenn höhergradige AV-Blockierungen nicht nachgewiesen werden können. Bei herzinsuffizienten Patienten ist für diese Indikationsstellung allerdings zu beachten, dass bei schwer eingeschränkter LV-Funktion eine Assoziation zwischen bifaszikulären Blockierungen und Kammertachykardien vom Bundle-branch-reentry-Typ besteht, der partiell blockiertes Leitungsgewebe als Grundlage für eine Kreiserregung nutzen kann. Daher sollte bei diesen Patienten vor Schrittmacherimplantation eine elektrophysiologische Untersuchung durchgeführt werden.

Bei Patienten mit AV-Block konnte ein konsistenter Vorteil der Zweikammer- über die frequenzadaptive Einkammerstimulation bislang nicht nachgewiesen werden. Schwer herzinsuffiziente Patienten sind in den bisherigen Studien nicht ausreichend repräsentiert, sollten aber am ehesten von einer physiologischen Frequenzadaptation und dem Erhalt des Vorhofbeitrags an der linksventrikulären Füllung profitieren. Bei Patienten mit intermittierenden AV-Blockierungen sollte – wann immer hämodynamisch sinnvoll – eine spontane AV-Überleitung zugelassen werden. Bei allen übrigen Patienten ist eine hämodynamische Optimierung des atrioventrikulären Kontraktionsablaufs vorzugsweise mittels echokardiographisch gesteuerter AV-Intervallanpassung anzuraten. Bei Patienten mit Schenkelblockierung oder aufgrund intraventrikulärer Leitungsblockierungen bestehender Verbreiterung des Kammerkomplexes kann bei fortgeschrittener Herzinsuffizienz die Indikation zu einer Resynchronisationstherapie mittels biventrikulärer Stimulation bestehen (▶ Abschn. 7.5). Angesichts der zunehmenden Evidenz für die hämodynamisch ungünstigen Auswirkungen einer permanenten ventrikulären Stimulation stellt die biventrikuläre Stimulation aber auch bei Patienten mit höhergradigen AV-Blockierungen und fortgeschrittener Herzinsuffizienz ohne etablierte Resynchronisationsindikation eine faszinierende Alternative zur konventionellen Schrittmachertherapie dar, die allerdings noch nicht ausreichend durch wissenschaftliche Daten gestützt wird.

7.4.2 Supraventrikuläre Herzrhythmusstörungen

Bei Patienten mit chronischer Herzinsuffizienz kommen gehäuft multifokale atriale Tachykardien, Vorhofflattern und Vorhofflimmern vor. Als eine Ursache hierfür wird eine durch den erhöhten enddiastolischen Druck und eine funktionelle Mitralinsuffizienz bedingte linksatriale Dehnungsbelastung diskutiert. Das linke Atrium dilatiert und die atriale Muskelmasse nimmt zu. Es treten dabei funktionelle Leitungsblockaden auf, die das Zustandekommen und die Aufrechterhaltung von linksatrialen Mikroreentrykreisen fördern. Sind genügend dieser Reentrykreise aktiviert, kommt es zu persistierendem Vorhofflimmern. Ein weiterer Pathomechanismus, der zur Initiierung von Vorhofflimmern beiträgt, ist das Auftreten von fokalen, zumeist linksatrialen Ektopien, die vorzugsweise in den Pulmonalvenenanuli generieren. Andere Formen supraventrikulärer Tachykardien, die zumeist auf einem AV-Knotenreentry beruhen oder Kreiserregungen über akzessorische atrioventrikuläre Bahnen nutzen, zeigen keine Häufung bei herzinsuffizienten Patienten. Sie rufen allerdings bei diesen meist schwerwiegendere Symptome hervor als bei strukturell herzgesunden Patienten.

Prinzipiell gilt, dass tachykarde Herzrhythmusstörungen von Patienten mit fortgeschrittener Herzinsuffizienz schlecht toleriert werden. Daher ist ein aggressives Vorgehen zur Beseitigung der Rhythmusstörung oder zumindest zur Kontrolle der ventrikulären Frequenz gerechtfertigt. Hierbei ist zu berücksichtigen, dass der Einsatz von Antiarrhythmika mit Ausnahme von β-Blockern oder Amiodaron wegen ihres relevanten ventrikulären Proarrhythmirisikos problematisch ist und diese daher nur im Ausnahmefall und unter strengem Monitoring zum Einsatz kommen sollten.

Vorhofflimmern

Vorhofflimmern ist die häufigste Herzrhythmusstörung überhaupt; die Prävalenz steigt mit dem Lebensalter an. Bei Vorhofflimmern fehlt der Anteil der atrialen Kontraktion an der linksventrikulären Füllung; dies kann zu einer Reduktion des Herzzeitvolumens von bis zu 20% führen. Für Patienten mit chronischer Herzinsuffizienz bedeutsamer ist die Tachyarrhythmie, die durch eine unkontrollierte atrioventrikuläre Überleitung des Vorhofflimmerns verursacht wird. Hierdurch wird die Diastolendauer vermindert; dies führt zu einer unzureichenden linksventrikulären Füllung und einem verminderten Schlagvolumen. Beim herzinsuffizienten Patienten kann dies eine akute Dekompensation verursachen. Daher ist in der Akutsituation das rasche Einleiten einer adäquaten Therapie essenziell.

Akuttherapie

Akuter Handlungsbedarf besteht bei hämodynamisch nicht toleriertem, tachyarrhythmisch übergeleitetem Vorhofflimmern. Hier ist eine zügige Elektrokardioversion unabhängig vom vorausgegangenen Antikoagulationsstatus des Patienten anzustreben. Eine Kardioversionstherapie kann ebenso akut durchgeführt werden, wenn klinisch oder elektrokardiographisch gesichert ist, dass das Vorhofflimmern weniger als 48 h besteht. Bei hämodynamisch stabilen Patienten mit persistierendem Vorhofflimmern von mehr als 48 h oder unklarer Dauer sind zwei Behandlungsstrategien möglich:

- medikamentöse Frequenzkontrolle und Kardioversion nach ausreichend langer effektiver Antikoagulationsbehandlung (>3 Wochen INR ≥ 2,0) oder
- Ausschluss linksatrialer Thromben in der transösophagealen Echokardiographie (TEE).

In beiden Fällen sollte die Antikoagulation für mindestens 4–6 Wochen auch bei Konversion in den Sinusrhythmus fortgesetzt werden. Die Assessment-of-Cardioversion Using-Transesophageal-Echocardiography-(ACUTE-)Studie belegte, dass die TEE-gesteuerte Kardioversion eine mit einer effektiven Antikoagulation über mehr als drei Wochen vergleichbare Thromboembolierate von 0,5% aufweist. Daher wird diese Strategie in den aktuellen Leitlinien der ESC als gleichwertig zum bisherigen Standardvorgehen bewertet. Bei herzinsuffizienten Patienten mit symptomatischer Tachyarrhythmie spricht für den TEE-gesteuerten Ansatz, dass hierdurch der hämodynamisch ungünstige Zustand rasch beseitigt wird. Weiterhin erleichtert die frühzeitige Kardioversion bei herzinsuffizienten Patienten die medikamentöse Normalisierung der Ventrikelfrequenz. Zur Konversion ist bei strukturell herzkranken Patienten die Elektrokardioversion vorzuziehen. Entscheidet man sich für einen medikamentösen Konversionsversuch, so sollte dieser unter Überwachungsbedingungen durchgeführt werden. Die potenziellen proarrhythmischen und negativ-inotropen Nebenwirkungen der meisten Antiarrhythmika (■ Tabelle 7.23) sind in die Entscheidungsfindung mit einzubeziehen. Sollte eine medikamentöse Kardioversion trotzdem erforderlich sein, ist bei herzinsuffizienten Patienten vorzugsweise Amiodaron einzusetzen (■ Tabelle 7.24).

■ Tabelle 7.23. Klassifizierung der Antiarrhythmika nach Vaughan-Williams

Klasse	Wirkmechanismus	unerwünschte Wirkungen
I A		
Chinidin, Disopyramid, Procainamid, Ajmalin	Blockierung der schnellen Natrium-kanäle, langsame Reaktivierung	negativ-inotrope Wirkung, AV-Blockierung, proarrhythmische Wirkung, gastrointestinale Störungen, zentralnervöse NW
I B		
Lidocain, Mexilitin, Phenytoin, Tocainid	Blockierung der schnellen Natrium-kanäle, schnelle Reaktivierung	negativ-inotrope Wirkung, AV-Blockierung, proarrhythmische Wirkung, zentralnervöse NW, Gingivahyperplasie (Phenytoin)
I C		
Flecainid, Propafenon	Blockierung der schnellen Natrium-kanäle, langsame Reaktivierung; Blockade des repolarisierenden Kaliumausstroms	negativ-inotrope Wirkung, AV-Blockierung, proarrhythmische Wirkung, zentralnervöse NW, Asthma (Propafenon)
II		
β-Adrenozeptorblocker	Blockade der β-Adrenozeptoren	negativ inotrop, negativ dromotrop, negativ chronotrop
III		
Amiodaron, DL-Sotalol, Dofetilide, Ibutilide	Blockade von Kaliumkanälen	proarrhythmische Wirkung
		Sotalol wie Klasse II
		Amiodaron: Korneaablagerungen, Lungenfibrose, Schilddrüsenfunktionsstörungen, Phototoxizität, Jodallergie
IV		
Kalziumantagonisten mit bradykardisierender Wirkung	Blockade des L-Typ Kalziumkanals	Hypotonie, negativ-dromotrop, negativ-inotrop, Ödeme, Gingivahyperplasie

NW Nebenwirkungen

Zur Frequenzbegrenzung kommen bei herzinsuffizienten Patienten Digitalisglykoside, β-Blocker und Amiodaron in Frage (□ Tabelle 7.24). Wegen des verzögerten Wirkungseintritts sollte bei Patienten mit symptomatischer Tachyarrhythmie eine schnelle intravenöse Digitalisierung vorzugsweise mit gut steuerbaren Digoxinderivaten (0,25 mg alle 2 h mit einer Tagesmaximaldosis von 1,5 mg) erfolgen (□ Tabelle 7.25).

□ **Tabelle 7.24.** Evidenzgrade für eine medikamentöse Kardioversion oder Frequenzkontrolle beim herzinsuffizienten Patienten. (Adaptiert aus Fuster et al.2001)

Medikamentöse Kardioversion	Herzfrequenzkontrolle
Dofetilide[a] (I, A)	β-Blocker (I, C)
Ibutilide[a] (I, A)	Digitalisglycoside (I, C[b])
Flecainid[a] (I, A)	
Propafenon[a] (I, A)	Amiodaron (IIb, C)
Amiodarone (IIa, A)	Verapamil, Diltiazem (IIb, C[c])
Chinidin[a+] (IIb, A)	
Sotalol[a] (III, A)	
Digitalisglycoside (III, A)	

[a] erhöhtes Proarrhythmierisiko, Monitoring; [b] nur beim herzinsuffizienten Patienten, sonst Klasse IIb; [c] nur beim herzinsuffizienten Patienten, sonst Klasse I; [+] cave vagolytische Wirkung, nur in Kombination mit Digitalisglycosiden, β-Blockern oder Verapamil. Definition der Evidenzgrade siehe □ Tabelle 7.1

Dofetilide und Ibutilide sind bislang in Deutschland nicht zugelassen

□ **Tabelle 7.25.** Dosierungsschemata zur Behandlung mit Herzglykosiden (schnelle Aufsättigung)

Digitoxin (z. B. Digimerck)	Digoxin (z. B. Lanicor)	Metildigoxin (z. B. Lanitop)	β-Azetyldigoxin (z. B. Novodigal)
Aufsättigung			
3 × 0,1 mg über 3 Tage p.o. oder i.v.	2 × 0,25 mg über 3 Tage p.o. oder i.v. oder 0,25 mg alle 2 h bis max. 1,5 mg/Tag	4 × 0,1 mg über 3 Tage p.o. oder 1 × 0,3 mg über 1 Tag i.v.	3 × 0,2 mg über 3 Tage p.o.
Erhaltungsdosis			
0,07–0,1 mg/Tag p.o.	0,2 mg/Tag p.o.	0,1–0,2 mg/Tag	0,1–0,3 mg/Tag

Zur Vermeidung proarrhythmischer Komplikationen ist auf einen Hypokaliämieausgleich zu achten, bei akuter Ischämie ist eine schnelle Aufdigitalisierung relativ kontraindiziert. Bei einer oralen Fortführung der Therapie ist bei Patienten mit chronischer Niereninsuffizienz eine Dosisanpassung bzw. die Umstellung auf Digitoxin anzuraten. Die effektivste Absenkung der Kammerfrequenz wird durch β-Blocker erreicht (◘ Tabelle 7.26); diese sind beim herzinsuffizienten Patienten wegen ihrer negativ-inotropen Wirkung mit Vorsicht und meist mit einschleichender Dosierung einzusetzen. Bei akut dekompensierten Patienten ist die Gabe kontraindiziert. Hier bietet sich auch zur Frequenzkontrolle die intravenöse Gabe von Amiodaron an, wobei eine Hyperthyreose als Grund der Tachyarrhythmie ausgeschlossen sein sollte. Kalziumantagonisten vom Nicht-Dihydropyridintyp wie Verapamil oder Diltiazem sollten wegen ihrer erheblichen negativen inotropen Wirkung bei Patienten mit deutlich eingeschränkter linksventrikulärer Funktion nicht zum Einsatz kommen.

◘ **Tabelle 7.26.** Dosierungsschema zur Behandlung mit β-Adrenozeptorblockern (Auswahl)

β-Adrenozeptorblocker	Dosierung (mg/Tag) p.o.
β1-Selektiv	
Azebutolol (z. B. Prent)	400–800
Atenolol (z. B. Tenormin)	25–100
Betaxolol (z. B. Kerlone)	10–20
Bisoprolol (z. B. Concor)	5–10
Celiprolol (z. B. Selectol)	200–400
Metroprololsuccinat (z. B. Beloc Zok)	47,5–190
Nebivolol (z. B. Nebilet)	5
Unselektiv	
Carvedilol (z. B. Dilatrend)	3,125–50
Esmolol (z. B. Brevibloc)	30–80 (i.v.)
Pindolol (z. B. Visken)	5–30
Propranolol (z. B. Dociton)	40–240
Sotalol[a] (z. B. Sotalex)	40–320

[a] zusätzlich Klasse-III-antiarrhythmische Wirkung

Chronisches Management/Rezidivprophylaxe

Die Ergebnisse mehrerer großer prospektiv-randomisierter Multicenter-Studien konnten keinen substanziellen Vorteil einer Therapiestrategie nachweisen, die einen Erhalt des Sinusrhythmus bei Patienten mit paroxysmalem oder persistierendem Vorhofflimmern anstrebt. Das »Atrial Fibrillation Follow-up Investigation of Rhythm Management« (AFFIRM) untersuchte 4.060 Patienten, die auf eine Sinusrhythmus-erhaltende (zumeist unter Einsatz von Amiodaron oder Sotalol) oder frequenzkontrollierende Therapie randomisiert wurden. Primärer Endpunkt war die Gesamtmortalität der Patienten, die sich zwischen beiden Gruppen nicht signifikant unterschied. Bei Patienten mit Herzinsuffizienz, die nur 25% der Studienpopulation ausmachten, war die Gesamtmortalität unter antiarrhythmischer Therapie um 35% erhöht. Der Versuch, den Sinusrhythmus zu erhalten, trug nicht zu einer Reduktion thromboembolischer Ereignisse oder Blutungskomplikationen bei. Zu vergleichbaren Ergebnissen kommt die Studie »Rate Control versus Electrical Cardioversion for Persistent Atrial Fibrillation«, die keine Reduktion des Endpunkte aus Mortalität, Hospitalisierung wegen Herzinsuffizienz und Thromboemboliehäufigkeit unter Sinusrhythmus-erhaltender Therapie nachweisen konnte. In »Pharmacological Intervention for Atrial Fibrillation« (PIAF) fand sich bei Patienten, bei denen durch Amiodaron ein Erhalt des Sinusrhythmus angestrebt wurde, keine generelle Verbesserung der Lebensqualität im Vergleich zu Patienten mit einer frequenzkontrollierten Therapie; als Benefit der Rhythmuskontrolle zeigte sich eine 10% längere Gehstrecke im 6-min-Gehtest.

Die Entscheidung, wie aggressiv bei herzinsuffizienten Patienten der Versuch betrieben werden sollte, den Sinusrhythmus wiederherzustellen, ist von der klinischen Symptomatik und der Dauer des Vorhofflimmerns abhängig. Hierbei ist es bei Patienten mit struktureller Herzerkrankung gerechtfertigt, nach Spontan- bzw. Elektrokardioversion eine Rezidivprophylaxe durch optimierte Behandlung der Herzinsuffizienz und/oder einer arteriellen Hypertonie mittels β-Blockern, ACE-Hemmern bzw. AT_1-Rezeptorantagonisten durchzuführen. Insbesondere AT_1-Blocker haben gegenüber Plazebo eine gesteigerte Rate von stabilem Sinusrhythmus gezeigt. Sind diese Maßnahmen nicht ausreichend und erscheint der Erhalt des Sinusrhythmus aus symptomatischen Gründen notwendig, so ist bei Patienten mit reduzierter linksventrikulärer Funktion Amiodaron als das effektivste und vonseiten des kardialen Nebenwirkungsspektrums als das sicherste Antiarrhythmikum zu empfehlen. Hierbei ist allerdings das erhebliche extrakardiale Nebenwirkungsspektrum der Substanz (◘ Tabelle 7.27) zu beachten und der Patient diesbzgl. regelmäßig zu kontrollieren (◘ Tabelle 7.28). Als Alternative für herzinsuffiziente Patienten wird von den Leitlinien zur Vorhofflimmertherapie der ACC/AHA/ESC Dofetilide empfoh-

◻ Tabelle 7.27. Unerwünschte Wirkungen unter Therapie mit Amiodaron. (Mod. nach Goldschlager et al. 2000; Vorperian et al. 1997; Harja et al. 1997)

Unerwünschte Wirkung	Inzidenz in %
Lunge	
Husten, pulmonale Infiltrate, reduzierte CO_2-Diffusionskapazität, Lungenfibrose	5–15 (>400 mg/Tag), 1–2 (<400 mg/Tag)
Schilddrüse	
Hypo- oder Hyperthyreose	2–24 (>400 mg/Tag), 3–4 (<400 mg/Tag)
Herz	
Bradykardie, AV-Blockierung	3–5
proarrhythmische Wirkung	<1
Leber	
Anstieg der Transaminasen (>2-mal)	15–50 (>400 mg/Tag), 1–2 (<400 mg/Tag)
Hepatitis und Leberzirrhose	<3
Augen	
Korneaablagerungen	>90
Optikus-Neuritis	1
Haut	
Phototoxizität	25–75
blaue Hautverfärbung	<10
Gastrointestinaltrakt	
Übelkeit, Erbrechen, Obstipation	30 (>400 mg/Tag), 4–5 (<400 mg/Tag)
ZNS	
Ataxie, Parästhesien, Neuropathie, Schlafstörungen, Tremor	3–30 (>400 mg/Tag), 4–5 (<400 mg/Tag)
Urogenitaltrakt	
Epididymitis und erektile Dysfunktion	<1

len, das in Deutschland allerdings derzeit noch nicht zugelassen ist und das als Klasse-III-Antiarrhythmikum – nach bisheriger Datenlage wohl in geringerem Ausmaß als unter Sotalol – insbesondere in der Initiierungsphase Tosarde-de-pointes Tachykardien verursachen kann. Alle übrigen Antiarrhythmika sind bei Patienten mit eingeschränkter linksventrikulärer Funktion als relativ kontraindiziert anzusehen; eine Ausnahme besteht bei Patienten mit implan-

Tabelle 7.28. Routineuntersuchungen vor und während einer Langzeittherapie mit Amiodaron

Untersuchung	Zeitpunkt
Leberfunktionstest	vor Therapiebeginn, danach alle 6 Monate
Schilddrüsenfunktionstest (TSH, T_4)	vor Therapiebeginn, nach 3 Monaten, danach alle 6 Monate
Serumkreatinin und Elektrolyte	vor Therapiebeginn, danach nach Bedarf
Röntgen des Thorax	vor Therapiebeginn, danach jährlich
Ophthalmologische Untersuchung	vor Therapiebeginn, danach bei Visusstörungen
Lungenfunktionstest	vor Therapiebeginn, danach bei jeder unerklärlichen Luftnot oder Veränderungen im Röntgenbild des Thorax
Elektrokardiogramm (EKG)	vor Therapiebeginn, nach 1 und 4 Wochen, danach jährlich

tiertem Kardioverter-Defibrillator, bei denen im Wesentlichen die negativ-inotropen Wirkungen der Antiarrhythmika berücksichtigt werden müssen.

Entscheidet man sich für eine frequenzkontrollierende Strategie, so kommen bei herzinsuffizienten Patienten zunächst β-Blocker und Digitalisglykoside zum Einsatz. Sollte die Wirkung dieser Substanzen nicht ausreichen oder die β-Blockade wegen Begleiterkrankungen kontraindiziert sein, kann bei nur leicht eingeschränkter LV-Funktion die Gabe von Diltiazem oder Verapamil erwogen werden, bei schwerer Funktionseinschränkung ist Amiodaron vorzuziehen. Eine nichtpharmakologische Alternative bei Patienten mit tachyarrhythmischer Überleitung ist die insbesondere in den USA favorisierte Radiofrequenzablation des AV-Knotens, die allerdings eine Herzschrittmachertherapie erforderlich macht. Für diese Strategie konnte in mehreren Studien eine Verbesserung der Lebensqualität der Patienten nachgewiesen werden. Für einen herzinsuffizienten Patienten mag dieses Verfahren die bessere Alternative zur Behandlung mit Ca-Antagonisten oder Amiodaron darstellen; man sollte aber berücksichtigen, dass neben der Induktion einer Schrittmacherabhängigkeit ungünstige hämodynamische Effekte durch eine dauerhafte rechtsventrikuläre Stimulation gerade bei herzinsuffizienten Patienten auftreten können. Diese können durch eine biventrikuläre Stimulation nach AV-Knotenablation vermieden werden. Vorläufige Resultate einer ersten randomisierten Studie (Post AV Nodal Ablation Evaluation – PAVE) zeigen eine Verbesserung der kardialen Belastbarkeit unter biventrikulärer Stimulation, während bei rechtsventrikulärer Stimulation die linksventrikuläre Ejektionsfraktion innerhalb von sechs Monaten um mehr als 20% abnimmt. Eine abschließende Bewertung dieser Frage ist derzeit aber noch nicht möglich.

Für Patienten mit paroxysmalem, zunehmend aber auch bei persistierendem Vorhofflimmern entwickelt sich die transkutane linksatriale Substratmodifikation mittels Radiofrequenzablation zu einer auch für die klinische Routine relevanten Therapieoption, die Rezidivfreiheitsraten von bis zu 70–90% erreichen kann. Zurzeit besteht die meiste Erfahrung allerdings für Patienten mit fehlender oder minimaler struktureller Herzerkrankung. Ob dieses Therapieverfahren – auch angesichts des noch relevanten Nebenwirkungsspektrums – in absehbarer Zeit auch bei Patienten mit fortgeschrittener Herzinsuffizienz zum klinischen Routineverfahren wird, ist daher noch offen. Günstige Daten auch bei Patienten mit struktureller Herzerkrankung und persistierendem Vorhofflimmern liegen für einen offenen linksatrialen Ablationseingriff vor, der sich an der MAZE-Operation orientiert und durch komplette lineare Läsionen eine Substratmodifikation des linken Atriums erzielt, worunter bis zu 70%ige Rezidivfreiheitsraten beschrieben wurden. Wegen der relevanten Operationsletalität sollte dieser Eingriff aber nur in Kombination mit einer aus einem anderem Grund notwendigen Herzoperation durchgeführt werden.

Der Versuch, mittels atrialer Schrittmacherstimulation die Rezidivrate von Vorhofflimmern zu reduzieren, könnte sich ebenfalls als nichtpharmakologisches Therapieverfahren für herzinsuffiziente Patienten mit paroxysmalem Vorhofflimmern anbieten. In einigen Studien konnten hier zwar günstige Effekte von atrialen Therapiealgorithmen auf die Vorhofflimmerhäufigkeit gezeigt werden, letztlich reichen die Daten aber nicht aus, um dieses Verfahren bei Patienten, bei denen keine andere Indikation zur Herzschrittmachertherapie besteht, anzuwenden. Ebenso wenig hat sich die Implantation automatischer/patientenaktivierter atrialer Kardioverter in der klinischen Routine durchgesetzt.

Die wesentliche mortalitätsdefinierende Komplikation von Vorhofflimmern ist die arterielle Embolie aufgrund Thrombusbildung im linken Vorhof. Die Studien der letzten Jahre haben gezeigt, dass das Risiko von Patienten für systemische Embolien weniger durch eine vermeintliche Wiederherstellung des Sinusrhythmus als durch eine konsequente orale Antikoagulation reduziert werden kann. Hierbei sollte, außer bei Kunstklappenträgern, die z. T. eine schärfere Antikoagulation benötigen, ein INR-Wert zwischen 2,0 und 3,0 angestrebt werden. Das Risiko für Embolien wird hierbei wesentlich durch das Ausmaß der strukturellen Herzerkrankung definiert und weniger durch Häufigkeit und Dauer von Vorhofflimmerepisoden. Die Symptomatik der Patienten scheint ein schlechtes Entscheidungskriterium für eine Antikoagulation bzw. deren Terminierung zu sein. Serielle telemetrische EKG-Aufzeichnung und die Auswertung von Schrittmacherspeichern zeigten bis zu 70% asymptomatische Vorhofflimmerepisoden auch bei vormals symptomatischen Patienten. Weiterhin wurde in der AFFIRM-Studie eine erhöhte

Embolieinzidenz bei Patienten beobachtet, deren orale Antikoagulation bei vermeintlich stabilem Sinusrhythmus terminiert wurde. Daher sollte bei Patienten mit reduzierter linksventrikulärer Funktion auch bei paroxysmalem Vorhofflimmern bzw. bei Zustand nach Kardioversion wegen persistierendem Vorhofflimmern eine großzügige Indikation zur oralen Antikoagulation gestellt werden (◘ Tabelle 7.29).

Vorhofflattern

Typisches Vorhofflattern (Vorhoffrequenz 200–300/min, selten bis 350/min) beruht auf einem rechtsatrialen Makroreentry mit Einbeziehung des sog. Isthmus in den Erregungskreis (◘ Abb. 7.18). Als Isthmus bezeichnet man die Region zwischen Trikuspidalklappenring, Ostium des Koronarsinus und Vena cava inferior. Im EKG erkennt man regelmäßige P-Wellen mit konstanter oder wechselnder Überleitung auf die Kammer. Ist die Erregungsausbrei-

◘ Tabelle 7.29. Indikation zur Antikoagulation bei Vorhofflimmern. (Adaptiert aus Fuster et al. 2001)

Patientenmerkmale	Therapie	Klassifikation
Alter <60 Jahre, keine strukturelle Herzerkrankung (»lone fibrillation«)	Azetylsalizylsäure (325 mg/Tag) oder keine Therapie	I
Alter ≤60 Jahre, bekannte Herz-erkrankung, keine Risikofaktoren[a]	Azetylsalizylsäure (325 mg/Tag)	I
Alter ≥60 Jahre, keine Risikofaktoren	Azetylsalizylsäure (325 mg/Tag)	I
Alter ≥60 Jahre, koronare Herzkrankheit, Diabetes mellitus oder arterielle Hypertonie	Phenprocoumon (INR 2,0–3,0)	I
	optional zusätzliche Gabe von Azetylsalizylsäure (81–162 mg/Tag)	IIb
Alter ≥75 Jahre, insbesondere Frauen	Phenprocoumon (INR 2,0–3,0)	I
Chronische Herzinsuffizienz (EF <35%), Schilddrüsen-überfunktion, Hypertonus	Phenprocoumon (INR 2,0–3,0)	I
Rheumatische Herzerkrankung (Mitralstenose), Kunstklappe,	Phenprocoumon (INR 2,5–3,5, ggf. auch höher)	I
Z. n. stattgehabter Thromboembolie, persistierender Thrombus im TEE	"	I

[a] Als Risikofaktoren für thrombembolische Komplikationen bei Vorhofflimmern gelten: stattgehabter Apoplex oder transitorisch ischämische Attacke (RR = 2,5), arterieller Hypertonus (RR = 1,6), Herzinsuffizienz (RR = 1,4), fortgeschrittenes Lebensalter (RR = 1,4 pro Dekade), Diabetes mellitus (RR = 1,7), koronare Herzkrankheit (RR = 1,5), Linksherzhypertrophie; *RR* relatives Risiko gegenüber Vorhofflimmerpatienten ohne diesen Risikofaktor

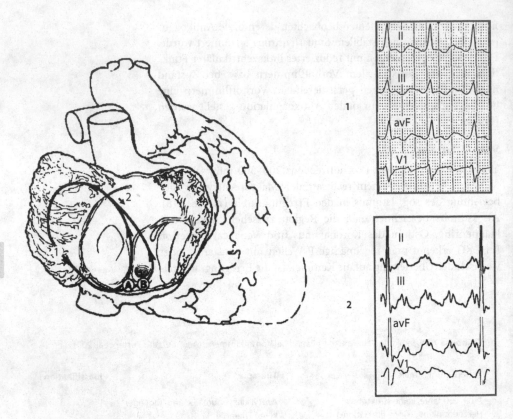

◻ Abb. 7.18. Lokalisation des rechtsatrialen Makro-reentrys bei *typischem* Vorhofflattern. Die Kreis-erregung durchläuft den sog. Isthmus, eine Region zwischen V. cava inferior und Trikuspidalklappe und kann hierbei das Ostium des Koronarvenensinus lateral *(A)* oder septal *(B)* passieren. Im EKG sind die Vorhofflatterwellen hierbei typischerweise in den Ableitungen *II*, *III* und *aVF* negativ sowie in *V1* positiv orientiert (*1*, »counterclock-wise flutter«). Seltener kann ein rechtsatrialer Makroreentry auch mit positiven Flatterwellen in den Ableitungen *II*, *III* und *aVF* einhergehen (*2*, »clock-wise flutter«)

tung gegen den Uhrzeigersinn (»counterclockwise«) gerichtet, sind im Oberflächen-EKG in den Ableitungen II, III und AVF negative P-Wellen zu finden, bei Erregungsausbreitung im Uhrzeigersinn (»clockwise«) positive P-Wellen. Das sog. atypische Vorhofflattern (Häufigkeit ca. 30%) wird durch einen anderweitig lokalisierten atrialen Reentry verursacht. Wegen der höheren Vorhoffrequenz kommt es häufiger zur unregelmäßigen Überleitung auf die Kammer sowie zur Degeneration in Vorhofflimmern.

Akuttherapie

Die Akuttherapie von Vorhofflattern unterscheidet sich von der von Vorhofflimmern in einigen Punkten, die bei Patienten mit Herzinsuffizienz von besonderer Bedeutung sind. So ist bei typischem Vorhofflattern prinzipiell das Risiko einer 1:1-Überleitung gegeben. Daher sollte bei herzinsuffizienten Patienten rasch ein Konversionsversuch unternommen werden, bei Arrhythmiedauer >48 h möglichst nach Ausschluss linksatrialer Thromben mittels transösophagealer Echokardiographie. Zur Konversion bietet sich beim stabilen Patienten mit typischem Vorhofflattern neben der Elektrokardioversion eine Überstimulationsbehandlung an, die über eine rechtsatriale passagere Schrittmacherelektrode durchgeführt wird. Hierdurch kann bei mehr als 50% der Patienten mit typischem Vorhofflattern ohne Narkosebelastung des Patienten eine Konversion in den Sinusrhythmus erreicht werden, bei den übrigen Patienten gelingt meist eine Überführung in das besser frequenzkontrollierbare Vorhofflimmern. Eine medikamentöse Frequenzkontrolle, zu der prinzipiell die gleichen Substanzen wie bei Vorhofflimmern eingesetzt werden können (◘ Tabelle 7.24), ist angesichts des geordneten Eintreffens der Erregung am AV-Knoten schwieriger als bei Vorhofflimmern, da hier zu einer suffizienten Frequenzkontrolle mindestens eine 3:1-Überleitung erreicht werden muss. Historisch bedingt, aber nicht durch valide wissenschaftliche Daten belegt, kommt bei der Akutbehandlung von Vorhofflattern den Digitalisglykosiden ein besonderer Stellenwert zu, weniger aufgrund einer effektiven Blockierung der atrioventrikulären Überleitung als wegen der Beobachtung, dass unter hochdosierter Digitalisgabe Vorhofflattern in Vorhofflimmern degenerieren kann und hierdurch die Frequenzkontrolle erleichtert wird. Bei einem medikamentösen Kardioversionsversuch von Vorhofflattern ist zu beachten, dass vagolytisch wirksame Antiarrhythmika wie Chinidin oder Disopyramid bei fehlender Gabe von β-Blockern, Ca-Antagonisten oder Digitalisglycosiden zur 1:1-Überleitung des Vorhofflatterns mit für einen herzinsuffizienten Patienten lebensbedrohlichen Kammerfrequenzen führen können.

Chronisches Management/Rezidivprophylaxe

Vorhofflattern sollte nicht dauerhaft belassen werden. Nach erfolgreicher Konversion in den Sinusrhythmus orientiert sich die medikamentöse Rezidivprophylaxe an der von Vorhofflimmern (◘ Tabelle 7.24). Bei rezidivierendem typischen Vorhofflattern ist die Indikation zur Katheterablation gegeben. Hierzu wird der Isthmus zwischen Trikuspidalklappe und Vena cava inferior durch eine lineare Applikation von Hochfrequenzimpulsen elektrisch durchtrennt, d. h. es wird ein bidirektionaler Block der Erregungsleitung am Isthmus erzeugt, der das Zustandekommen des rechtsatrialen Makroreentrys verhindert. Bei Patienten mit deutlich eingeschränkter linksventrikulärer Funktion kann bei tachykarder Überleitung des Vorhofflatterns die Indikation zur Ablationstherapie schon beim Erstereignis gestellt werden, da hier sowohl eine hohe Rezidivrate unter medikamentöser Prophylaxe zu erwarten ist als auch ein erhöhtes Proarrhythmierisiko einer spezifischen antiarrhythmischen Therapie besteht. Trotz der mit 90% sehr hohen Erfolgsrate bei der Vermeidung von Vorhofflatterrezidiven bleibt ein erhöhtes Risiko für die Entwicklung von Vorhofflimmern bestehen, insbesondere dann, wenn bei dem Patienten bereits vor Ablation sowohl Vorhofflattern als auch -flimmern aufgetreten ist. Auch rezidivierendes atypisches Vorhofflattern kann – bei etwas geringerer Erfolgsrate – einer Katheterablation zugeführt werden; diese sollte allerdings wegen der variablen Lokalisation des Reentrys bevorzugt in Zentren mit der Möglichkeit zum elektroanatomischen Mapping vorgenommen werden.

Auch wenn bei Vorhofflattern meist eine Restkontraktilität des linken Vorhofs besteht und daher die Entwicklung linksatrialer Thromben unwahrscheinlicher sein sollte als bei Vorhofflimmern, werden in den wenigen Studien, die den Effekt einer Antikoagulationstherapie bei Vorhofflattern untersucht haben, bei fehlender Antikoagulation vergleichbare Thromboembolieraten beobachtet wie bei Vorhofflimmern. Weiterhin ist eine Koinzidenz beider Rhythmusstörungen nicht unwahrscheinlich. Daher empfehlen die Leitlinien der internationalen Fachgesellschaften, bei Vorhofflattern die Antikoagulationsindikation nach den gleichen Kriterien wie bei Vorhofflimmern zu stellen (◙ Tabelle 7.29).

Multifokale atriale Tachykardien

Multifokale atriale Tachykardien entstehen ganz bevorzugt bei fortgeschrittener struktureller Herzerkrankung mit konsekutiver links- oder rechtsatrialer Dilatation, insbesondere bei schwerer chronischer Linksherzinsuffizienz und/oder Cor pulmonale. Die pathophysiologischen Mechanismen multifokaler atrialer Tachykardien sind nicht eindeutig geklärt, klinisch wird häufig der Übergang in Vorhofflimmern beobachtet. In Einzelfällen ist ein Therapieerfolg mit Verapamil beschrieben worden, das allerdings wegen seiner negativ-inotropen Wirkung bei Patienten mit Linksherzinsuffizienz möglichst nicht eingesetzt werden sollte. Angesichts der meist bestehenden fortgeschrittenen kardialen Grunderkrankung sollte ein antiarrhythmischer Therapieversuch mit Amiodaron erfolgen. Alternativ bietet sich der Versuch einer Herzfrequenzkontrolle mittels Digitalis und β-Blockern an, der allerdings schwieriger zu erzielen ist als z. B. bei Vorhofflimmern.

Fokale atriale Tachykardien

Die pathophysiologischen Mechanismen fokaler atrialer Tachykardien sind nicht eindeutig geklärt, dürften aber am ehesten einer abnormalen Automatie der betroffenen Zellen entsprechen. Typisch für diese Tachykardien ist ein Warm-up- und Cool-down-Phänomen, d. h. eine langsame Beschleunigung und keine abrupte Terminierung der Tachykardie. Es kann zu spontanen Schwankungen der Zykluslänge der Tachykardie kommen. Fokale atriale Tachykardien kommen gehäuft an anatomisch definierten Prädilektionsstellen vor. Im rechten Atrium handelt es sich hier um die Christa terminalis, die Umgebung des Koronarsinusostiums, den Trikuspidalklappenanulus sowie die Region des AV-Knotens; linksatrial ganz überwiegend die Pulmonalvenenostien sowie die Region des Mitralklappenanulus. Eine Sonderform ist die inadäquate Sinustachykardie, die im Einzelfall schwer von sekundären oder vegetativen Ursachen einer Sinustachykardie abzugrenzen ist. Ein pathophysiologischer Zusammenhang zwischen fokalen atrialen Tachykardien und einer strukturellen Herzerkrankung, die zur Herzinsuffizienz führt, ist nicht bekannt. Sehr häufige oder unaufhörliche fokale atriale Tachykardien können aber zu Symptomen der Herzinsuffizienz und zur Abnahme der linksventrikulären Pumpfunktion (Tachymyopathie) führen.

Die medikamentöse Unterdrückung dieser Foci ist schwierig und gelingt auch mit spezifischen Antiarrhythmika nicht regelhaft. Häufig gelingt nur eine Überleitungsblockade der Tachykardie im AV-Knoten. Als kuratives Verfahren bietet sich hier die Katheterablation an, wobei häufig der Einsatz eines elektroanatomischen Mappingsystems sinnvoll ist.

Atriale Reentrytachykardien

Regelmäßige Vorhoftachykardien mit nichtisthmusabhängigen Reentrykreisen werden als atriale Reentrytachykardien bezeichnet. Der Mechanismus entspricht dem des Vorhofflatterns, nur ist die Lokalisation des Reentrykreises unterschiedlich. Im EKG zeigen sich wie beim Vorhofflattern P-Wellen zwischen den Kammerkomplexen. Die Größe des Reentrykreises definiert die atriale Frequenz, die Lokalisation des Reentrykreises die Form der P-Welle. Atriale Reentrytachykardien sind im Vergleich zu den vorgenannten Rhythmusstörungen auch bei herzinsuffizienten Patienten selten. Die Therapie entspricht prinzipiell der des Vorhofflatterns, wobei zur Ablationstherapie der Einsatz eines elektroanatomischen Mappingsystems sinnvoll sein kann.

Eine Sonderform bei kardial voroperierten Patienten ist die sog. inzisionale Reentrytachykardie. Nach Operationen am Herzen mit Kanülierung des rechten Atriums zum Anschluss der Herz-Lungen-Maschine kommt es nachfolgend zur Narbenbildung, um diese Narbe können Reentrytachykardien entstehen. Zur kausalen Therapie ist auch hier eine Katheterablation indiziert. Zur exakten Darstellung des Verlaufs der Kreiserregung ist der Einsatz eines elektroanatomischen Mappingverfahrens sinnvoll.

Eine weitere seltene Sonderform atrialer Reentrytachykardien ist die Sinusknotenreentrytachykardie (Abb. 7.19). Typisch sind paroxysmale, d. h. abrupt einsetzende und terminierende Sinustachykardien mit Frequenzen von 120–150/min. Diese sind bei längerer Dauer oder häufigen Rezidiven insbesondere bei herzinsuffizienten Patienten therapiepflichtig. β-Blocker sind selten ausreichend, die Gabe spezifischer Antiarrhythmika bietet eine gewisse Erfolgschance, wobei bei Patienten mit Herzinsuffizienz hierzu im Wesentlichen Amiodaron in Frage kommt. Eine Katheterablation ist eine Alternative zur medikamentösen Therapie; es besteht allerdings das Risiko einer postproziduralen Schrittmacherpflichtigkeit.

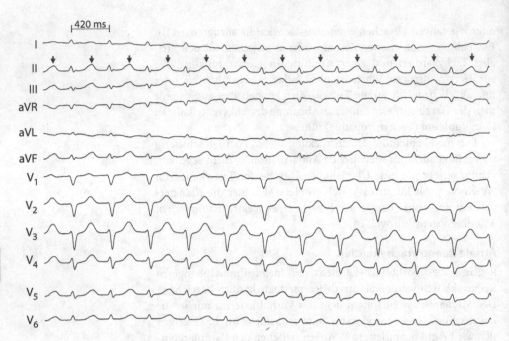

◻ Abb. 7.19. 12-Kanal-EKG einer Sinusknoten-Reentrytachykardie (HF 142/min). Die *Pfeile* zeigen die Lokalisation der normal konfigurierten P-Wellen an

AV-nodale Tachykardien/Wolff-Parkinson-White-Syndrom

AV-nodalen oder atrioventrikulären Reentrytachykardien liegt ein angeborenes Substrat zugrunde, das entweder durch eine Leitungsdissoziation im AV-Knoten selbst oder von einer oder mehreren akzessorischen (zusätzlichen) atrioventrikulären Leitungsbahnen gebildet wird (Wolff-Parkinson-White-Syndrom = WPW-Syndrom). Für die Kreiserregung sind bei der AV-nodalen Tachykardie unterschiedliche Leitungseigenschaften im AV-Knoten selbst, beim WPW-Syndrom ein Makroreentry über den AV-Knoten und die akzessorische atrioventrikuläre Leitungsbahn verantwortlich (◻ Abb. 7.20). Die Tachykardien werden meist durch supraventrikuläre oder ventrikuläre Extrasystolen induziert; sie treten plötzlich auf und terminieren ebenso schlagartig. Im EKG sind regelmäßige Tachykardien mit einer Herzfrequenz zwischen 120 und 260/min zu diagnostizieren, der QRS ist meist schmal, kann aber auch schenkelblockartig deformiert sein. Beim WPW-Syndrom können während Sinusrhythmus eine kurze PQ-Zeit und eine δ-Welle, ggf. auch eine Verbreiterung des Kammerkomplexes sowie Veränderungen von ST-Strecke und T-Welle erkennbar sein. Es gibt aber auch Patienten, bei denen diese Charakteristika nur intermittierend oder gar nicht (»verborgenes« WPW-Syndrom) vorhanden sind. Eine klinisch bedeutsame Herzrhythmusstörung, die bei ca. 20% der Patienten mit WPW-Syndrom vorkommt, ist Vorhofflimmern

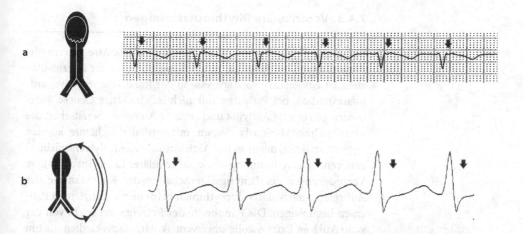

mit schneller Überleitung über die akzessorische Bahn; hier können Kammerfrequenzen zwischen 200 und 300/min auftreten, so dass auch beim strukturell herzgesunden Patienten eine akute Linksherzinsuffizienz oder die Degeneration der Tachyarrhythmie in Kammerflimmern auftreten kann.

Im Gegensatz zu den meisten der vorgenannten Rhythmusstörungen kommen AV-nodale Reentrytachykardien und das WPW-Syndrom nicht gehäuft bei Patienten mit Herzinsuffizienz vor. Ausnahmen bilden einige kongenitale Vitien und eine seltene, durch Troponin-T-Mutation verursachte dilatative Kardiomyopathie. Die für Patienten ohne strukturelle Herzerkrankung meist benignen Herzrhythmusstörungen können aber bei Patienten mit Herzinsuffizienz zur Dekompensation oder hämodynamischen Instabilität führen. Ein Vagusreiz (Valsalva-Manöver, Karotisdruckversuch, Augendruck) kann rasch zu Terminierung führen. Ist dieses nicht erfolgreich, sollte bei Patienten mit reduzierter LV-Funktion wegen seiner kurzen Halbwertszeit von nur wenigen Sekunden bevorzugt Adenosin eingesetzt werden. Tachykard über eine akzessorische Bahn übergeleitetes Vorhofflimmern ist bei herzinsuffizienten Patienten bevorzugt mittels Elektrokardioversion zu behandeln. Mit der alternativ üblichen i. v.-Gabe von Klasse-I-Antiarrhythmika (◘ Tabelle 7.23) sollte man hier wegen ihrer negativen inotropen Wirkung zurückhaltend sein und im Bedarfsfalle am ehesten Amiodaron (alternativ Dofetilide) verwenden. Die Gabe von Ca-Antagonisten vom Nicht-Dehydropyridintyp, Digitalisglykosiden, aber auch von β-Blockern (außer Sotalol) ist bei Vorhofflimmern und WPW-Syndrom wegen der Gefahr einer ventrikulären Frequenzakzeleration kontraindiziert.

Eine exzellente kurative Therapieoption bei AV-nodaler Tachykardie und WPW-Syndrom stellt die Katheterablation dar, die insbesondere herzinsuffizienten Patienten bereits nach dem ersten Tachykardieereignis angeboten werden sollte.

◘ **Abb. 7.20a, b.** Mechanismen der häufigsten Formen supraventrikulärer Tachykardien. **a** AV-Knoten-Reentrytachykardie: Die Kreiserregung findet ausschließlich im AV-Knoten statt (Reentry zwischen langsamer und schneller Leitungscharakteristik). Das EKG zeigt meist einen schmalen QRS-Komplex, die P-Welle kann insbesondere in der Ableitung V1 unmittelbar hinter der R-Zacke lokalisiert sein *(Pfeile)*. **b** Orthodromer AV-Reentry bei akzessorischer AV-Leitungsbahn: Dieser häufigsten Präsentationsform des Wolff-Parkinson-White-(WPW-)Syndroms liegt ein atrioventrikulärer Makroreentry über AV-Knoten (antegrad) und akzessorische Bahn (retrograd) zugrunde. Während der Tachykardie zeigt das EKG einen schmalen QRS-Komplex und ist schwierig von einer AV-Knoten-Reentrytachykardie abzugrenzen. Die P-Welle weist allerdings meist einen weiteren Abstand von der R-Zacke auf *(Pfeile)*

7.4.3 Ventrikuläre Rhythmusstörungen

Der wesentliche Pathomechanismus für ventrikuläre Herzrhythmusstörungen bei Patienten mit ischämisch bedingter Herzinsuffizienz ist ein Reentry vorzugsweise in der Randzone von Myokardinfarktnarben, bei Patienten mit nichtischämischer Genese überwiegen getriggerte Aktivität und erhöhte Automatiebereitschaft des ventrikulären Myokards. Neben myokardialer Ischämie können Hypertrophie, sympathische Aktivierung, Elektrolytverschiebungen, ventrikuläre Dehnung sowie auf zellulärer Ebene insbesondere Veränderungen der Leitungseigenschaften der Kaliumkanäle das Auftreten ventrikulärer Arrhythmien beim herzinsuffizienten Patienten begünstigen. Die Bandbreite der Präsentation reicht von der ventrikulären Extrasystolie über ventrikuläre Tachykardien bis hin zum plötzlichen Herztod. Daher ist sowohl eine rationale Therapie symptomatischer ventrikulärer Herzrhythmusstörungen als auch eine individuelle Abschätzung des Risikos eines plötzlichen Herztodes bei Patienten mit Herzinsuffizienz von essenzieller prognostischer Bedeutung.

Ventrikuläre Extrasystolie

Ventrikuläre Extrasystolen werden bei Patienten mit reduzierter linksventrikulärer Funktion gehäuft beobachtet. Eine eigenständige prognostische Bedeutung besteht nur im Falle eines gehäuften oder konsekutiven Auftretens der Extrasystolen bei Patienten mit schwer eingeschränkter linksventrikulärer Funktion. Eine spezifische antiarrhythmische Therapie mit Antiarrhythmika der Klassen I oder III nach Vaughan-Williams (◘ Tabelle 7.23) kann die Häufigkeit ventrikulärer Extrasystolen reduzieren, ohne allerdings die Prognose der Patienten günstig zu beeinflussen. Für Postinfarktpatienten mit eingeschränkter LV-Funktion, die mit den Klasse-Ic-Antiarrhythmika Flecainid bzw. Ecainid behandelt wurden, wurde in der CAST-Studie trotz effektiver Unterdrückung der ventrikulären Extrasystolen eine Übersterblichkeit beobachtet (s. auch ▶ Abschn. 7.4.4., Unterabschnitt »Medikamentöse Primärprophylaxe«). Eine antiarrhythmische Therapie mit Klasse-I-Antiarrhythmika wegen einer ventrikulären Extrasystolie sollte somit bei Patienten mit schwer eingeschränkter LV-Funktion nach Möglichkeit unterbleiben; gleiches gilt für Sotalol. Bei hochsymptomatischen Patienten oder hämodynamisch relevantem Pulsdefizit kann im Einzelfall eine Therapie indiziert sein, wobei ein Versuch mit β-Blockern zwar gerechtfertigt, aber häufig nicht effektiv ist. Eine spezifische antiarrhythmische Therapie sollte wegen des Proarrhythmierisikos der übrigen Substanzen mit Amiodaron durchgeführt werden. Im Einzelfall kann bei hochsymptomatischen Patienten der Versuch einer Katheterablation indiziert sein.

Akuttherapie ventrikulärer Tachyarrhythmien
Kammerflimmern

Kammerflimmern oder pulslose Kammertachykardien werden gemäß den International Guidelines on Cardiopulmonary Resuscitation and Emergency Cardiovascular Care 2000 unverzüglich mittels Defibrillation – ggf. auch durch Laien – behandelt. Sollte das Kammerflimmern defibrillationsrefraktär sein oder rezidivieren, so ist neben der Behandlung mit Adrenalin oder Vasopressin eine i. v.-Gabe von 150–300 mg Amiodaron mit konsekutiven erneuten Defibrillationsversuchen indiziert. Die früher empfohlene Gabe von Lidocain hat sich im randomisierten Vergleich mit Amiodaron als unterlegen erwiesen. Patienten, die erfolgreich bei Kammerflimmern reanimiert wurden, sind prinzipiell bzgl. eines akuten Myokardinfarktes als Ursache der Rhythmusstörung zu evaluieren (12-Kanal-EKG, kardiale Marker, ggf. invasive Diagnostik). Die Indikation zu sekundärpräventiven Maßnahmen ist neben der neurologischen Situation des reanimierten Patienten von der potenziellen Reversibilität der Genese des Kammerflimmerns (Ischämie, schwere Elektrolytentgleisung) abhängig.

Polymorphe Kammertachykardien

Neben einer akuten Ischämie oder einer schweren Elektrolytentgleisung (Hypokaliämie, Hypomagnesiämie) können polymorphe Kammertachykardien beim herzinsuffizienten Patienten durch proarrhythmische Nebenwirkungen insbesondere von Klasse-I- oder –III-Antiarrhythmika bedingt sein. Eine Verlängerung der QT-Zeit tritt insbesondere unter Chinidin oder Sotalol, seltener auch unter Dofetilide oder Amiodaron auf; diese kann zur Entwicklung einer Sonderform der polymorphen Tachykardie, der sog. Torsade-de-pointes-Tachykardie, führen. Eine angeborene QT-Zeit-Verlängerung im Sinne eines long-QT-Syndroms ist meist nicht mit einer strukturellen Herzerkrankung assoziiert. Die Therapie polymorpher Kammertachykardien umfasst den Elektrolytausgleich (insbesondere Kaliumsubstitution), bei hämodynamischer Stabilität eine β-Blockergabe sowie eine passagere (atriale) Stimulation bei bradykardieassoziierten polymorphen Kammertachykardien. Die hochdosierte Magnesiumgabe macht nur bei echter Torsade-de-pointes-Tachykardie Sinn, die zwingend mit einer QT-Zeit-Verlängerung assoziiert ist. Angesichts des Pathomechanismus sollte auf repolarisationsverlängernde Antiarrhythmika zur Akuttherapie verzichtet werden; bei Ineffizienz der oben genannten Maßnahmen kann die Gabe von Lidocain oder Mexilitin erwogen werden.

Monomorphe Kammertachykardien

Monomorphe Kammertachykardien entstehen beim herzinsuffizienten Patienten zumeist auf der Basis ventrikulärer Reentrys, die bei Postinfarktpatienten, arrhythmogener rechtsventrikulärer

Dysplasie und seltener auch bei anderen nichtischämischen Herzer-krankungen beobachtet werden. Bei hämodynamischer Instabilität ist eine sofortige Elektrokardioversion indiziert. Die meisten ven-trikulären Tachykardien werden aber auch von herzinsuffizienten Patienten zunächst hämodynamisch toleriert; hier kann individuell zwischen einer Elektrokardioversion in Kurznarkose, einem medi-kamentösen Kardioversionsversuch oder der ventrikulären Überstimulation über einen passageren Schrittmacher entschieden werden. Beim Patienten mit bekannter struktureller Herzerkrankung ist für die medikamentöse Kardioversion Amiodaron das Mittel der Wahl. Andere Antiarrhythmika wie Sotalol, Lidocain und insbesondere das in Deutschland sehr gebräuchliche Ajmalin sind beim herzin-suffizienten Patienten wegen ihrer negativen inotropen Wirkung mit äußerster Vorsicht einzusetzen. Vor einem medikamentösen Polypragmatismus ist strikt abzuraten: terminiert die Kammerta-chykardie nach adäquat dosierter Gabe eines Antiarrhythmikums nicht, sollte man für weitere Kardioversionsversuche ein elektri-sches Verfahren einsetzen.

Sekundärprophylaxe bei ventrikulärer Tachykardie/ überlebtem plötzlichem Herztod

Neben der Behandlung der Grunderkrankung (Revaskularisation, Optimierung der medikamentösen Herzinsuffizienztherapie) ste-hen prinzipiell drei Strategien zur Sekundärprävention von ventri-kulären Tachyarrhythmien zur Verfügung:

1. Implantation eines Kardioverter-Defibrillators,
2. medikamentöse antiarrhythmische Therapie und – derzeit für eine Minorität der Patienten –
3. Katheterablation.

Ein Problem der medikamentösen Rezidivprophylaxe liegt in der schwierigen Vorhersagbarkeit eines Therapieerfolges; dies ist ins-besondere bei überlebtem Kammerflimmern oder hämodynamisch wirksamen ventrikulären Tachykardien von Bedeutung. Prinzipiell können zur Therapiekontrolle einer antiarrhythmischen Thera-pie die Induzierbarkeit ventrikulärer Tachyarrhythmien bei einer programmierten Ventrikelstimulation oder eine weitgehende (80–90%ige) Reduktion ventrikulärer Ektopien im 24-Stunden-Langzeit-EKG herangezogen werden. In der Electrophysiologic-Study-Vs.-Electrocardiographic-Monitoring-(ESVEM-)Studie konnte bereits 1993 gezeigt werden, dass die Zuverlässigkeit beider Verfahren für die Effektivitätskontrolle einer Antiarrhythmikatherapie gering ist: das kumulative Risiko, in den folgenden vier Jahren nach Indexer-eignis ein Rezidiv der ventrikulären Tachyarrhythmie zu erleiden, betrug ca. 60% und war unabhängig davon, welches Verfahren zur Therapiekontrolle eingesetzt wurde und ob dieses Verfahren eine Effektivität der Therapie ergeben hatte oder nicht. Angesichts negativer Erfahrungen mit Klasse-I-Antiarrhythmika und Sotalol insbesondere bei Patienten mit signifikanter struktureller Herzerkrankung ist derzeit neben einer β-Blockade die empirische Gabe von Amiodaron die medikamentöse Sekundärprophylaxe der Wahl bei herzinsuffizienten Patienten. Ausreichende Daten für neuere Klasse-III-Antiarrhythmika wie Dofetilide liegen bislang nicht vor. Die Standardtherapie für die meisten ventrikulären Tachyarrhythmien bei herzinsuffizenten Patienten stellt trotz uneinheitlicher und im Vergleich zu den Primärprophylaxestudien weniger überzeugender Studiendaten der implantierbare Kardioverter-Defibrillator (ICD) dar (◘ Tabelle 7.30). Nach einer Metaanalyse von drei großen prospektiv-randomisierten Studien kann von einer ca. 28%igen Reduktion der Gesamtmortalität durch die ICD-Therapie gegenüber Amiodaron ausgegangen werden. Der wesentliche Prädiktor für einen Mortalitätsbenefit durch den ICD ist hierbei eine linksventrikuläre Ejektionsfraktion (LVEF) ≤35%. Bei diesen Patienten tritt die Prognoseverbesserung durch ICD unabhängig davon ein, ob die Indexarrhythmie Kammerflimmern oder eine symptomatische Kammertachykardie war. Patienten mit LVEF >35% zeigen keine eindeutige Prognoseverbesserung durch die ICD-Therapie, daher ist bei diesen Patienten für die Sekundärprävention stabiler ventrikulärer Tachykardien Amiodaron eine valide Therapieoption.

◘ **Tabelle 7.30.** Prospektiv-randomisierte Studien zur Sekundärprävention nach überlebtem plötzlichem Herztod/symptomatischer ventrikulärer Tachykardie. Vergleich ICD- vs. medikamentöse antiarrhythmische Therapie

Studie	Patientenpopulation	N	Design	Ergebnis
AVID[a]	PHT, sus. VT mit Synkope oder LVEF ≤ 40% und Präsynkope, Herzinsuffizienz oder Angina	1.016	ICD vs. AA (96% Amiodaron)	38%ige Reduktion der Gesamtmortalität durch ICD
CIDS[b]	PHT, sus. VT mit Synkope, sus. VT und LVEF ≤ 40% und Präsynkope oder Angina, Synkope mit VT ≥10 s oder induzierbare sus. VT	659	ICD vs. Amiodaron	20%ige Reduktion der Gesamtmortalität durch ICD (p = 0,14) bei verlängertem Follow-up bleibt diese absolute Mortalitätsreduktion von 3,6%/Jahr bestehen (nach 5 Jahren signifikant)
CASH[c]	PHT, MI >72 h	346	ICD vs. AA (Amiodaron, Metoprolol, Propafenon)	Propafenonarm wegen Übersterblichkeit vorzeitig abgebrochen, 23%ige Reduktion der Gesamtmortalität durch ICD vs. Metoprolol und Amiodaron (p = 0,08)

PHT überlebter plötzlicher Herztod; *sus. VT* anhaltende Kammertachykardie; *LVEF* linksventrikuläre Ejektionsfraktion; *MI* Myokardinfarkt; [a]»Antiarrhythmics Versus Implantable Defibrillator investigators«, The Antiarrhythmics versus Implantable Defibrillators (AVID) Investigators 1997; [b]Connolly et al. 2000, S. 1297; [c]Kuck et al. 2000, S. 748

Auf der Grundlage der Daten der Antiarrhythmics-Versus-Implantable-Defibrillator-Investigators-(AVID-)Studie kostet ein ICD in der Sekundärprävention von Patienten mit überlebtem plötzlichem Herztod oder symptomatischer Kammertachykardie 66.700 US$ pro gerettetes Lebensjahr; dies erreicht nach den US-amerikanischen Kriterien die Kategorie »economically uncertain«, der Einsatz des ICD ist für diese Indikation also grenzwertig kosteneffektiv.

Eine weitere Behandlungsoption für ventrikuläre Tachykardien bei herzinsuffizienten Patienten stellt die Radiofrequenzablation dar. Sie ist Therapie der Wahl bei sog. Bundle-Branch-Reentry-Tachykardien, Kammertachykardien, die den Tawara-Schenkel als Bestandteil des Reentrys nutzen und insbesondere bei Patienten mit im Rahmen einer fortgeschrittener Herzinsuffizienz geschädigtem Reizleitungssystem vorkommen. Angesichts verbesserter Mapping- und Ablationsverfahren sind auch monomorphe Kammertachykardien bei Postinfarktpatienten potenziell mit Katheterablation behandelbar; das Verfahren bietet sich als alleinige Therapie derzeit aber nur bei Patienten mit guter oder moderat eingeschränkter LV-Funktion an. Bei medikamentös therapierefraktären, gehäuften oder unaufhörlich auftretenden monomorphen Kammertachykardien bei ICD-Trägern ist der Einsatz der Katheterablation allerdings die Therapie der Wahl.

7.4.4 Primärprophylaxe des plötzlichen Herztods/ Risikostratifizierung

Der plötzliche Herztod ist die häufigste Todesursache bei Patienten mit Herzinsuffizienz. Da mit dem implantierbaren Kardioverter-Defibrillator ein wirksames Instrument zur Prophylaxe maligner Arrhythmien zur Verfügung steht, kommt der Risikostratifizierung der Patienten eine zentrale Bedeutung zu. Eine hochgradig eingeschränkte linksventrikuläre Funktion ist nach bisherigem Kenntnisstand der stärkste Prädiktor für das Auftreten des plötzlichen Herztodes. Für die Häufigkeit ventrikulärer Extrasystolen sowie andere nichtinvasive elektrophysiologische Parameter wie Spätpotenziale, Herzfrequenzvariabilität, Herzfrequenzturbolenz und das T-Wellen-Alternans konnte zwar in Studien eine Assoziation mit rhythmogenen Komplikationen nachgewiesen werden, es gelang aber bislang nicht, einen oder mehrere dieser Parameter in einen prospektiv validierten, allgemein akzeptierten Algorithmus zur Vorhersage des plötzlichen Herztodes zu integrieren. Auch wenn eine unabhängige prognostische Bedeutung nicht nachgewiesen ist, kann das Auftreten ventrikulärer Salven auch bei asymptomatischen Patienten mit koronarer Herzkrankheit, stattgehabtem Myokardinfarkt und linksventrikulärer Ejektionsfraktion ≤35% nach derzeitiger Leitlinienlage eine Indikation darstellen, zur weiteren Risikostratifizierung eine elektrophysiologische Untersuchung durchzuführen. Eine Auslösbarkeit von ventrikulären Tachyarrhythmien in der programmierten Ventrikelstimulation ist bei Patienten mit stattgehabtem Myokardinfarkt, also mit einem Substrat für ventrikuläre Reentrytachykardien, mäßig prädiktiv für das Auftreten spontaner ventrikulärer Tachyarrhythmien, während sie bei Patienten mit nichtischämischer Genese einer Herzinsuffizienz nur einen geringen Vorhersagewert hat.

Medikamentöse Primärprophylaxe

Da der plötzliche Herztod bei Patienten mit Herzinsuffizienz ganz überwiegend durch ventrikuläre Tachyarrhythmien bedingt ist, erschien es sinnvoll, diese Patienten prophylaktisch mit Antiarrhythmika der Klassen I oder III (◘ Tabelle 7.23) zu behandeln. Bei herzinsuffizienten Postinfarktpatienten konnte allerdings kein Überlebensvorteil durch eine prophylaktische Antiarrhythmikagabe nachgewiesen werden; es zeigte sich im Gegenteil eine Übersterblichkeit der Patienten, die mit Klasse-I Antiarrhythmika (◘ Tabelle 7.31) oder dem reinen Kaliumkanalblocker D-Sotalol

◘ **Tabelle 7.31.** Prospektiv-randomisierte Studien zur medikamentösen antiarrhythmischen Therapie bei Patienten nach Myokardinfarkt mit eingeschränkter linksventrikulärer Funktion

Studie	Patientenpopulation	N	Design	Ergebnis
CAST I[a]	6 Tage bis 2 Jahre nach MI; LVEF <0,55 (bei MI <90 Tage) und <0,40 (bei MI >90 Tage); VES >6/h	1.498	Encainid vs. Flecainid vs. Placebo	erhöhte Mortalität bei Patienten mit Klasse IC AA
CAST II[b]	6 Tage bis 2 Jahre nach MI, LVEF <0,40; VES >6/h	1.155	Moricizine vs. Placebo	kein Unterschied in Mortalität über 3 Jahre, Übersterblichkeit in initialer Run-in-Periode
SWORD[c]	MI und LVEF <0,40	3.121	d-Sotalol vs. Placebo	erhöhte Mortalität bei Patienten mit d-Sotalol
EMIAT[d]	MI und LVEF <0,40	1.486	Amiodaron vs. Placebo	Gesamtmortalität unverändert, relative Risikoreduktion (35%) Tagees plötzlichen Herztodes unter Amiodaron
CAMIAT[e]	MI, VES >10/h oder NSVT	1.200	Amiodaron vs. Placebo	Gesamtmortalität unverändert, relative Risikoreduktion (48%) des plötzlichen Herztodes unter Amiodaron

LVEF linksventrikuläre Ejektionsfraktion; *MI* Myokardinfarkt; *NSVT* nicht anhaltende ventrikuläre Tachykardien; *VES* ventrikuläre Extrasystolen; *a* Echt et al. 1991, S. 781; *b* The Cardiac Arrhythmia Suppression Trial II Investigators1992; *c* Waldo et al. 1996, S. 1; *d* Julian et al. 1997, S. 667; *e* Cairns et al. 1997

(Razemat des handelsüblichen D/L-Sotalols ohne β-blockierende Eigenschaften) behandelt wurden. Im »Multicenter-Unsustained-Tachycardia-Trial« (MUSTT) konnte gezeigt werden, dass auch eine serielle Testung der antiarrhythmischen Therapie mittels programmierter Ventrikelstimulation (Hypothese: die Therapie ist effektiv, wenn ventrikuläre Tachyarrhythmien unter spezifischer Medikation nicht mehr induzierbar sind) die Prognose der Patienten nicht gegenüber einer konventionellen Herzinsuffizienztherapie verbessert. Im Gegensatz hierzu konnte für die empirische Gabe von Amiodaron, das neben einer Kaliumkanalblockade auch Eigenschaften der übrigen Antiarrhythmikaklassen aufweist, eine Reduktion des plötzlichen Herztodes bei Patienten mit Zustand nach Myokardinfarkt und hochgradig eingeschränkter linksventrikulärer Funktion gezeigt werden (◨ Tabelle 7.31), ohne dass allerdings die Gesamtmortalität der Patienten signifikant reduziert wurde. Dies mag durch eine Verschiebung der Todesursache zugunsten einer progredienten Herzinsuffizienz, aber auch durch die erheblichen extrakardialen Nebenwirkungen des Amiodaron (◨ Tabelle 7.27) sowie eine immer wieder diskutierte, aber nicht eindeutig belegte Kanzerogenität des Wirkstoffs bedingt sein. Daher sollten Patienten unter Amiodarontherapie in regelmäßigen Abständen bzgl. eventueller Nebenwirkungen nachgesorgt werden (◨ Tabelle 7.28). Eine Alternative bei Amidaronunverträglichkeit mag hier Dofetilide darstellen: in der »Danish Investigations of Arrhythmia and Mortality on Dofetilide-CHF« (DIAMOND) bestand bei mit Dofetilide behandelten Patienten mit schwer eingeschränkter LV-Funktion eine vergleichbare Mortalität wie bei Placebogabe, die Vorhofflimmerinzidenz und – am ehesten hierdurch bedingt – auch die Hospitalisierungsrate wegen Herzinsuffizienz war unter Dofetilide allerdings signifikant reduziert (◨ Tabelle 7.32).

Für Patienten mit einer nichtischämischen Genese der Herzinsuffizienz oder gemischte Kollektive herzinsuffizienter Patienten konnte ebenfalls kein überzeugender Benefit einer prophylaktischen antiarrhythmischen Therapie gezeigt werden. Einzig in der Grupo-de-Estudio-de-la-Sobrevida-en-la-Insuficiencia-Cardiaca-en-Argentina-(GESICA-)Studie wurde ein Überlebensvorteil für herzinsuffiziente Patienten unter Amiodarontherapie nachgewiesen, während in allen weiteren großen Studien (◨ Tabelle 7.32) durch eine prophylaktische Amiodarongabe keine Mortalitätsreduktion erzielt werden konnte. Dies gilt in gleicher Weise für eine Primärprophylaxe mit einem neueren Klasse-III Antiarrhythmikum, Dofetilide.

Zusammenfassend ist eine prophylaktische Therapie mit Klasse-I- oder -III-Antiarrhythmika bei herzinsuffizienten Patienten mit einem erhöhten Risiko für den plötzlichen Herztod nicht zu empfehlen. β-Blocker und ACE-Hemmer, die ihren festen Stellenwert in der symptomatischen Therapie der Herzinsuffizienz

▣ Tabelle 7.32. Prospektiv-randomisierte Studien zur medikamentösen Primärprophylaxe mit Antiarrhythmika bei Patienten mit chronischer Herzinsuffizienz

Studie	Patientenpopulation	N	Design	Ergebnis
GESICA[a]	NYHA II–IV, nachgewiesene systolische Dysfunktion (DCM 61%; ICM 39%)	516	Amiodaron vs. Placebo	Reduktion der Gesamtmortalität um 28%, Verbesserung der NYHA-Klasse
CHF-STAT[b]	symptomatische HI, LVEF <0,40, VES >10/h (DCM 70%, ICM 30%)	674	Amiodaron vs. Placebo	keine Änderung der Mortalität oder des plötzlichen Herztodes
SCD-HeFT[c]	NYHA II–III, LVEF ≤ 35% (52% ischämische HI, 48% nonischämische HI)	2.521	ICD vs. Amiodaron vs. Placebo	keine Reduktion der Mortalität durch Amiodaron im Vergleich zu Placebo, ICD reduziert Gesamtmortalität um 23%
DIAMOND-CHF[d]	symptomatische HI, LVEF <0,35; Hospitalisierung wegen HI innerhalb der letzten 30 Tage (DCM 33%, ICM 67%)	1.518	Dofetilide vs. Placebo	keine Änderung der Mortalität, Reduktion der Krankenhauseinweisungen wegen HI

DCM dilatative Kardiomyopathie; *ICM* ischämische Kardiomyopathie; *HI* Herzinsuffizienz; *LVEF* linksventrikuläre Ejektionsfraktion; *VES* ventrikuläre Extrasystolen; [a] Doval et al. 1994, [b] Singh et al. 1995, [c] Brady GH 2004, [d] Torp-Petersen et al. 1999

haben, reduzieren auch das Auftreten des plötzlichen Herztodes bei Patienten mit Herzinsuffizienz signifikant. Dies konnte durch mehrere kontrollierte Studien belegt werden (▣ Tabelle 7.33). Ähnliches trifft für die Gabe von niedrigdosierten Aldosteronantagonisten zu. Sowohl für Spironolakton als auch für Eplerenon konnte bei Patienten mit schwerer chronischer Herzinsuffizienz wie auch bei Patienten mit stark eingeschränkter linksventrikulärer Pumpfunktion (LVEF <35%) nach Myokardinfarkt eine signifikante Reduktion der Gesamtmortalität nachgewiesen werden, die vorwiegend auf einer Reduktion des plötzlichen Herztodes beruhte (▣ Tabelle 7.33). Weiterhin konnte in der »Physician Health Study« gezeigt werden, dass bei überwiegend Herzgesunden ein mäßiges Ausdauertraining die Inzidenz des plötzlichen Herztodes, wahrscheinlich über eine Zunahme des Vagotonus am Herzen, reduziert. Ähnliches gilt für mehrfach ungesättigte Fettsäuren bei Patienten nach Myokardinfarkt. Sowohl tierexperimentell als auch in klinischen Studien konnte gezeigt werden, dass die tägliche Einnahme von einem Gramm mehrfach ungesättigter Fettsäuren zu einer signifikanten Reduktion der kardiovaskulären Mortalität aufgrund einer Verminderung der Inzidenz des plötzlichen Herztodes führt (Gruppo Italiano per lo Studio della Sopravvivenza nell'Infarto miocardico; GISSI-Investigators). Ob diese Beobachtung auch für Patienten mit Herzinsuffizienz gilt, ist derzeit nicht geklärt.

Tabelle 7.33. Einfluss von β-Blockern, ACE-Hemmern und Aldosteronantagonisten auf die Gesamtmortalität und den plötzlichen Herztod bei herzinsuffizienten Patienten

Studie	Patientenpopulation	N	Design	Ergebnis
β-Blocker				
MERIT-HFI[1]	NYHA II–IV; LVEF ≤ 40%, ICM (65%)	3.991	Metoprolol vs. Placebo	Mortalitätsreduktion um 34%, PHT um 41% reduziert
CIBIS II[2]	NYHA III–IV, LVEF ≤ 0,35; dokumentierte ICM (50%)	2.647	Bisoprolol vs. Placebo	Mortalitätsreduktion um 34%, PHT um 44% reduziert
COPERNICUS[3]	NYHA III-IV, LV-EF ≤ 25% ICM (67%)	2.289	Carvedilol vs. Placebo	Mortalitätsreduktion um 35%
CAPRICON[4]	MI und LVEF ≤ 40%	1.959	Carvedilol vs. Placebo	Mortalitätsreduktion um 23%, PHT um 26% reduziert
ACE-Hemmer				
CONSENSUS[5]	NYHA IV	253	Enalapril vs. Placebo	Mortalitätsreduktion um 40%, keine Reduktion des PHT
SOLVD[6]	LVEF 35%, NYHA II–III (90%)	2.569	Enalapril vs. Placebo	Mortalitätsreduktion um 16%, keine sign. Reduktion des PHT
AIRE[7]	AMI (3–10 d), NYHA II–III	2.006	Ramipril vs. Placebo	Mortalitätsreduktion um 27%, PHT um 30% reduziert
TRACE[8]	AMI (3–10 d), LVEF 35%	1.749	Trandolapril vs. Placebo	Mortalitätsreduktion um 22%, PHT um 34% reduziert
Aldosteron-Antagonisten				
RALES[9]	NYHA III–IV, LVEF 35%	1.663	Aldactone vs. Placebo	Mortalitätsreduktion um 30%, PHT um 29% reduziert
EPHESUS[10]	AMI (3–14 d), LVEF 40%, Herzinsuffizienzzeichen	6.642	Eplerenone vs. Placebo	Mortalitätsreduktion um 15%, PHT um 21% reduziert

AMI: akuter Myokardinfarkt; *ICM* ischämische Kardiomyopathie; *LVEF* linksventrikuläre Ejektionsfraktion; *MI* Myokardinfarkt; *PHT* plötzlicher Herztod; [a] MERIT-HF study group 1999; [b] CIBIS II investigators 1999; [c] Packer et al. 2001; [d] CAPRICON investigators 2001; [e] CONSENSUS investigators1987; [f] SOLVD investigators 1991; AIRE investigators 1993; Cleland et al. 1997; [h] Kober et al. 1995; [i] Pitt et al. 1999; [j] EPHESUS investigators 2003

Implantierbare Kardioverter-Defibrillator zur Primärprophylaxe

Der ICD ist ein sicheres und effektives Instrument zur Behandlung vital bedrohlicher Herzrhythmusstörungen (Abb. 7.21). Mit einem ICD kann Kammerflimmern durch einen oder mehrere Elektroschocks mit nahezu 100%iger Sicherheit terminiert werden; außerdem sind die meisten ICD zur schmerzlosen Überstimulation ventrikulärer Tachykardien befähigt. Jeder ICD beinhaltet einen Herzschrittmacher, so dass bedarfsweise auch bradykarde

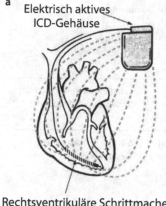

a Elektrisch aktives
ICD-Gehäuse

Rechtsventrikuläre Schrittmacher-
und Defibrillationselektrode

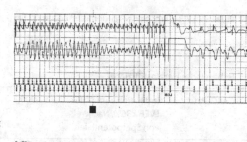

b

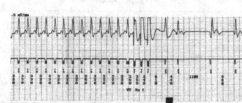

c

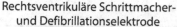

Herzrhythmusstörungen behandelt werden. Seit einigen Jahren sind ICD-Systeme verfügbar, mit denen eine Zweikammerstimulation bzw. eine Resynchronisationstherapie (▶ Abschn. 7.5) durchgeführt werden kann. Da dieses Verfahren jedoch invasiv, potenziell komplikationsträchtig und mit verhältnismäßig hohen Kosten verbunden ist, müssen aus der Gesamtpopulation herzinsuffizienter Patienten solche mit ausreichend hohem Risiko für einen plötzlichen Herztod identifiziert werden, damit diese Therapie kosteneffizient zu einer relevanten Mortalitätsreduktion führt. Weiterhin sollte bei diesen Patienten die Prognose nicht wesentlich durch eine Progredienz der Herzinsuffizienz limitiert sein. Daher wurde in den bisherigen Leitlinien eine Herzinsuffizienz im Stadium NHYA IV, die medikamentös nicht rekompensierbar war, als Kontraindikation für die Implantation eines ICD bewertet. Patienten im NYHA-Stadium-IV, die neben der Defibrillator auch für eine kardiale Resynchronisationstherapie geeignet sind, stellen diesbzgl. eine Ausnahme dar, da die Comparison-of-Medical-Therapy-and-Pacing-and-Defibrillation-in-Chronic-Heart-Failure-(COMPANION-)Studie auch für diese Patienten sowohl einen symptomatischen als auch einen prognostischen Benefit unter biventrikulärer ICD-Therapie nachweisen konnte.

Bei einer Herzinsuffizienz nach Myokardinfarkt ist der prognostische Benefit der prophylaktischen ICD-Therapie als gesichert zu betrachten. Aus den Einschlusskriterien des »Multicenter Automatic Defibrillator Implantation Trial« (MADIT) sowie von MADIT II (◘ Tabelle 7.34) werden die derzeit gültigen ICD-Indikationen für die Primärprophylaxe des plötzlichen Herztodes abgeleitet (◘ Tabelle 7.35). Als eine Hochrisikogruppe mit besonders hoher Effizienz der ICD-Therapie konnten Patienten mit einer LVEF ≤30% und verbreitertem QRS-Komplex identifiziert werden. Bei Patienten mit koronarer Herzkrankheit scheint es wichtig zu sein, vor Entscheidung über eine Primärprophylaxe mittels ICD reversible Auswirkungen

◘ **Abb. 7.21a–c.** Implantierbarer Kardioverter-Defibrillator. **a** Strompfad des Elektroschocks über aktives Gehäuse. **b** Terminierung von Kammerflimmern. **c** Schmerzlose Terminierung einer ventrikulären Tachykardie mittels ventrikulärer Überstimulation. ICD implantierbarer Kardioverter-Defibrillator

7

▣ Tabelle 7.34. Prospektiv-randomisierte Studien zur prophylaktischen ICD-Implantation

Studie	Patientenpopulation	N	Design	Ergebnis
Ischämische Herzinsuffizienz				
CABG-Patch[a]	Indikation zum ACVB, LVEF <36%, Nachweis von Spätpotentialen	900	CABG + ICD vs. CABG + konventionelle Therapie	kein Mortalitätsunterschied in den beiden Gruppen
MADIT[b]	MI ≥3 Wochen, LVEF ≤35%, asymptische NSVT von 3–30 Aktionen und HF >120/min, VT/VF bei EPU, nicht supprimierbar durch Procainamid	196	ICD vs. konventionelle Therapie	54%ige Reduktion der Gesamtmortalität
MADIT II[c]	MI ≥4 Wochen, LVEF ≤30%	1.232	ICD vs. konventionelle Therapie	31%ige Reduktion der Gesamtmortalität; 50%ige Mortalitätsreduktion bei QRS-Dauer >150 ms
DINAMIT[d]	MI ≤6 Wochen, LVEF ≤35%, eingeschränkte HRV	674	ICD vs. konventionelle Therapie	58%ige Reduktion des plötzlichen Herztods, aber keine Reduktion der Gesamtmortalität
Nichtischämische Herzinsuffizienz				
CAT[e]	Symptomatische DCM ≤9 Monate, LVEF ≤30%, NYHA II–III	104	ICD vs. konventionelle Therapie	keine signifikante Reduktion der Gesamtmortalität
AMIOVIRT[f]	Nicht-ischämische CMP, LVEF ≤35%, NSVT	103	ICD vs. Amiodaron	kein Mortalitätsunterschied in den beiden Gruppen
DEFINITE[g]	DCM, NYHA <IV, LVEF <36%, asymptomatische NSVT von 3–15 Aktionen und HF >120/min	458	ICD vs. konventionelle Therapie	35%ige Reduktion der Gesamtmortalität (p = 0,08), 80%ige Reduktion des plötzlichen Herztods
Gemischte Kollektive				
SCD-HeFT[h]	Herzinsuffiziente NYHA II–III, LVEF ≤35%	2.521	ICD vs. Amiodaron vs. konventionelle Therapie	23%ige Reduktion der Gesamtmortalität durch ICD unabhängig von der Herzinsuffizienzgenese, Risikoreduktion durch ICD ausschließlich bei NYHA II, keine Mortalitätsreduktion durch Amiodaron

ACVB koronare Bypassoperation; *DCM* dilatative Kardiomyopathie; *CMP* Kardiomyopathie; *HF* Herzfrequenz; *HRV* Herzfrequenzvariabilität; *LVEF* linksventrikuläre Ejektionsfraktion; *MI* Myokardinfarkt; *NSVT* nicht anhaltende ventrikuläre Tachykardien; *VF* Kammerflimmern; *VT* Kammertachykardie; [a] Bigger et al. 1997; [b] Moss et al. 1996; [c] Moss et al. 2002; [d] Connolly et al.; [e] Bänsch et al. 2002; [f] Strickberger et al. 2003; [g] Kadish et al. 2004; [h] Bardy GH 2004

◘ Tabelle 7.35. Evidenzgrade für ICD-Indikationen (ACC/AHA/NASPE 2002)

Indikation	Klassifikation
Sekundärprävention	
überlebter plötzlicher Herztod bei VF oder hämodynamisch instabiler VT	I (A)
spontane anhaltende VT bei struktureller Herzerkrankung	I (B)
unklare Synkope mit induzierbarer, klinisch relevanter, hämodynamisch kompromittierender anhaltender VT/VF in der EPU, wenn eine Antiarrhythmikatherapie ineffektiv ist, nicht toleriert oder nicht gewünscht wird	I (B)
spontane anhaltende VT bei herzgesunden Patienten, wenn andere Therapiemaßnahmen erfolglos waren	I (C)
überlebter plötzlicher Herztod, bei dem sich eine EPU aufgrund anderer medizinischer Ursachen nicht anbietet	IIb (C)
Prä(synkope) mit V.a. stattgehabte ventrikuläre Tachyarrhythmie bei Patienten auf der Herztransplantationsliste	IIb (C)
Synkope unklarer Genese in Assoziation mit einem RSB und ST-Hebungen in V1–V3 (Brugada-Syndrom)	IIb (C)
Synkope unklarer Genese bei Patienten mit fortgeschrittener struktureller Herzerkrankung, bei denen eine komplette nichtinvasive und invasive Diagnostik keine klare Ursache finden konnte	IIb (C)
Primärprävention	
NSVT bei Patienten mit KHK, stattgehabtem MI und reduzierter LV-Funktion (LVEF ≤35–40%) mit induzierbarer VT/VF in der EPU, die durch Klasse I Antiarrhythmika nicht supprimierbar ist	I (A)
NSVT bei Patienten mit KHK, stattgehabtem MI und reduzierter LV-Funktion (EF ≤35–40%) mit induzierbarer VT/VF in der EPU	IIb (B)
LVEF ≤30% bei Patienten mit stattgehabtem MI (≥1 Monat) und mindestens 3 Monate nach ACVB-OP	IIa (B)
Familiär oder genetisch bedingtes stark erhöhtes Risiko für lebensbedrohliche ventrikuläre Tachyarrhythmien (Long-QT-Syndrom, hypertrophe Kardiomyopathie)	IIb (B)
Familienanamnese von plötzlichen Herztoden in Assoziation mit einem RSB und ST-Hebungen in V1–V3 (Brugada-Syndrom)	IIb (C)

ACVB-OP chirurgische Myokardrevaskularisation; *EPU* elektrophysiologische Untersuchung; *KHK* koronare Herzkrankheit; *NSVT MI* Myokardinfarkt; nichtanhaltende Kammertachykardie; *RSB* Rechtsschenkelblock; *VF* Kammerflimmern; *VT* Kammertachykardie. Evidenzgrade s. ◘ Tabelle 7.1.

der Ischämie auf die linksventrikuläre Funktion zu berücksichtigen. So führte eine gleichzeitig zu einer operativen Koronarrevaskularisation durchgeführte epikardiale ICD-Implantation trotz präoperativ deutlich eingeschränkter linksventrikulärer Funktion (LVEF ≤35%) nicht zu einer Prognoseverbesserung der Patienten (■ Tabelle 7.34). Auch die unmittelbare Postinfarktphase scheint kein geeigneter Zeitpunkt zur Risikostratifizierung bzgl. einer ICD-Implantation zu sein: das »Defibrillator in Acute Myocardial Infarction Trial« (DINAMIT) konnte bei Patienten, denen bei schwer eingeschränkter linksventrikulärer Funktion in der frühen Postinfarktphase ein ICD implantiert wurde, zwar eine Reduktion des plötzlichen Herztodes, aber keine Senkung der Gesamtmortalität nachweisen. Daher sollten vor der Indikationsstellung zum ICD eine (Teil-)Reversibilität der linksventrikulären Funktionseinschränkung, die insbesondere bei früh reperfundiertem Myokardinfarkt beobachtet wird, abgewartet werden und entsprechend den Kriterien der MADIT-Studien frühestens nach einem Intervall von drei Wochen nach Myokardinfarkt eine Reevaluation der Patienten erfolgen. Legt man für die Kosteneffektivitätsberechnung der Primärprävention mit ICD die Daten der MADIT-Studie zugrunde, so ist der ICD mit 30.000 US$ pro Jahr gerettetes Leben nach US-amerikanischen Kriterien »economically attractive«, also eine sicherlich kosteneffektive Therapie. Angesichts der im Verhältnis niedrigeren Risikoreduktion durch den ICD in der MADIT II-Studie dürfte die Kosteneffektivität für nach den Kriterien dieser Studie ausgewählte Patienten ungefähr im Bereich der für die AVID-Studie errechneten Werte liegen.

Bei Patienten mit nichtischämisch bedingter Herzinsuffizienz, insbesondere bei dilatativer Kardiomyopathie, ist die Datenlage kontrovers. Zwei kleinere prospektiv randomisierte Studien, das »Cardiomyopathy Trial« (CAT) und »Amiodarone versus implantable cardioverter-defibrillator randomized trial« (AMIOVIRT), zeigten keine Mortalitätsreduktion durch die ICD-Therapie bei Patienten mit dilatativer Kardiomyopathie (■ Tabelle 7.34). Die größere »Defibrillators in Non-Ischemic Cardiomyopathy Treatment Evaluation« (DEFINITE) konnte ebenfalls nur einen insignifikanten Trend zugunsten der ICD-Therapie nachweisen. Der kürzlich publizierte »Sudden Cardiac Death in Heart Failure Trial« (SCD-HeFT), in das 2.521 Patienten mit Herzinsuffizienz NYHA II oder III eingeschlossen wurden, fand aber nun eine generelle Prognoseverbesserung durch ICD-Therapie unabhängig davon, ob die Herzinsuffizienz ischämischer oder nichtischämischer Genese war (■ Tabelle 7.34). In eine ähnliche Richtung weisen auch die Ergebnisse der COMPANION-Studie, in der die Mortalitätsreduktion durch biventrikuläre ICD-Therapie ebenfalls unabhängig von der Genese der Herzinsuffizienz war. Daher ist zu erwarten, dass in den nächsten Auflagen der Leitlinien die prophylaktische Implantation eines ICD auch bei Patienten mit nichtischämischer Herzinsuffizienz und LVEF ≤35% zumindest eine fakultative Indikation darstellen wird.

Zur Primärprophylaxe des plötzlichen Herztodes bei den seltenen Krankheitsbildern der hypertrophen Kardiomyopathie (HCM) und der arrhythmogenen rechtsventrikulären Dysplasie (AVRD) liegen keine validen Daten vor. Bei asymptomatischen Patienten kann die familiäre Anamnese plötzlicher Herztode als Kriterium für ein erhöhtes Arrhythmierisiko herangezogen werden und im Einzelfall eine ICD-Implantation indizieren. Bei der hypertrophen Kardiomyopathie gilt daneben eine Dicke des interventrikulären Septums ≥30 mm als Prädiktor für einen plötzlichen Herztod. Auch dieses Kriterium kann zur Indikationsstellung für einen ICD herangezogen werden, auch wenn der Nachweis einer Mortalitätsreduktion durch ICD-Therapie angesichts geringer Patientenzahlen bislang nicht geführt werden konnte. Die Frage, ob genetische Analysen bei diesen Krankheitsbildern das Risiko eines plötzlichen Herztodes besser einschätzbar machen, ist derzeit nicht zu beantworten.

◘ Tabelle 7.35 zeigt die derzeit aktuellsten Leitlinien zur ICD-Implantation (Gregoratos et al. 2002), in denen allerdings die Ergebnisse von SCD-HeFT und COMPANION noch nicht umgesetzt sind.

7.5 Kardiale Resynchronisationstherapie

U. Wiegand

Eine verzögerte ventrikuläre Erregungsausbreitung mit einer Kammerkomplexbreite >120 ms kommt bei etwa 30% aller Patienten mit fortgeschrittener dilatativer Kardiomyopathie und bei etwa 50% der Patienten mit koronarer Herzkrankheit und hochgradig eingeschränkter linksventrikulärer Funktion vor. Diese inter- oder intraventrikulären Reizleitungsstörungen verursachen einen asynchronen Ablauf der ventrikulären Kontraktion und Relaxation. Dies kann zu einer verminderten Kontraktionskraft des linken Ventrikels, einer verringerten linksventrikulären Ejektionsfraktion, einer verkürzten diastolischen Füllungszeit und einer präsystolischen Mitralinsuffizienz führen. Weiterhin erwies sich in den meisten Studien, die das Mortalitätsrisiko von Herzinsuffizienzpatienten evaluierten, ein verbreiterter Kammerkomplex, insbesondere in Form eines Linksschenkelblocks, als Prädiktor für eine erhöhte Mortalität (◘ Tabelle 7.36).

Die Dyssynchronie des ventrikulären Erregungsablaufs kann bei diesen Patienten durch eine simultane Stimulation des rechten und linken Ventrikels reduziert werden. Hierzu kommen biventrikuläre Schrittmachersysteme zum Einsatz, die neben der konventionellen rechtsventrikulären und rechtsatrialen Elektrode über eine weitere Elektrode zur linksventrikulären Stimulation verfügen. Diese Elektrode wird transvenös vorzugsweise in eine posterolaterale oder

◙ Tabelle 7.36. Prognostische Bedeutung eines breiten QRS-Komplexes

Autor	Ergebnisse	Breiter QRS-Komplex = schlechte Prognose
Grimm et al. (2003)	QRS >120 ms bei 20/46 DCM-Patienten (43,4%) mit PHT oder VT/VF vs. 86/297 Patienten ohne Rhythmusereignis (29,0%, p = 0,06)	(nein)
Shamim et al. (1998)	25/50 Patienten (50%) bei QRS ≥ 140 ms verstorben vs. 28/122 (23%, p= 0,001) bei QRS <140 ms	ja
Aaronson et al. (1997)	IVCD (QRS ≥ 120 ms) ist unabhängiger Prädiktor (adjustierte Hazard-Ratio = 1,8)	ja
Schoeller et al. (1993)	Analyse von 85 DCM-Patienten: AV-Block I/II (nicht aber LSB) unabhängiger Prädiktor für plötzlichen Herztod	(nein)

DCM dilatative Kardiomyopathie; *PHT* plötzlicher Herztod; *VT* Kammertachykardie; *VF* Kammerflimmern; *LSB* Linksschenkelblock; *IVCD* Störung der intraventrikulären Erregungsausbreitung

laterale Seitvene des Koronarvenensinus eingebracht (◙ Abb. 7.22) oder epikardial auf den linken Ventrikel platziert. Die hierdurch erreichte kardiale Resynchronisation des ventrikulären Erregungsablaufs führt zu einer Verbesserung der linksventrikulären systolischen Druckanstiegssteilheit und der Ejektionsfraktion des linken Ventrikels, zu einer Reduktion der Wandspannung und des enddiastolischen linksventrikulären Druckes sowie zu einer verminderten neurohumoralen Aktivierung. Da es sich bei der Resynchronisationstherapie im Gegensatz zu medikamentösen Interventionen zur Kontraktilitätssteigerung nicht um eine positiv inotrope Therapie handelt, sondern um eine Regularisierung des kardialen Kontraktions- und Relaxationsverhaltens, verursacht diese Therapie keinen erhöhten kardialen Sauerstoffverbrauch.

Mehrere prospektiv randomisierte Studien an Patienten mit Herzinsuffizienz in den Stadien NYHA III und IV sowie verbreitertem Kammerkomplex zeigten eine signifikante Verbesserung der NYHA-Klasse, der kardiopulmonalen Belastbarkeit (6-min-Gehstrecke, maximale Sauerstoffaufnahme bei Belastung) sowie der Lebensqualität der Patienten durch eine kardiale Resynchronisationstherapie (◙ Tabelle 7.37). In der »Multicenter InSync Randomized Clinical Evaluation« (MIRACLE) wurde außerdem nach 6-monatiger biventrikulärer Stimulation eine Verbesserung der linksventrikulären Ejektionsfraktion um 5% (absolut), eine Abnahme des enddiastolischen LV-Diameters um 4 mm sowie eine signifikante Verminderung der Mitralregurgitation beobachtet.

In den frühen Studien (MIRACLE, MUSTIC) konnte bei geringer Patientenzahl und kurzem Nachverfolgungszeitraum keine Mor-

Diastole   Systole

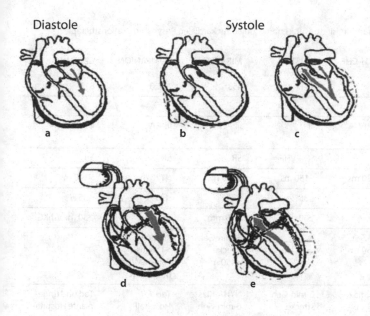

a   b   c

d   e

talitätsreduktion durch eine Resynchronisationstherapie gezeigt werden. Die Cardiac Resynchronization Heart Failure (CARE-HF) Study konnte nun eine 36%ige Mortalitätsreduktion im Vergleich zu einer allein medikamentösen Therapie nachweisen. Allerdings waren 35% der Todesfälle rhythmogen bedingt. Daher erscheint die Kombination der CRT mit einem ICD sinnvoll. Zur Beantwortung der Frage, inwieweit die CRT alleine oder in Kombination mit einem ICD zu einer Verbesserung der Prognose führt, kann die kürzlich publizierte Studie »Comparison of Medical Therapy and Pacing and Defibrillation in Chronic Heart Failure« (COMPANION) herangezogen werden. COMPANION ist eine prospektive, randomisierte Multicenter-Studie, in die 1.620 Patienten mit schwerer Herzinsuffizienz (NYHA-Klasse III oder IV) und QRS-Breite >120 ms eingeschlossen wurden. In dieser Studie wurde eine signifikante Reduktion des kombinierten Endpunktes Gesamtmortalität oder Hospitalisierung wegen Herzinsuffizienz um 37% durch kardiale Resynchronisationstherapie im Vergleich zu medikamentös optimal behandelten Patienten nachgewiesen. Die Gesamtmortalität war in der Gruppe der Patienten mit CRT-ICD signifikant um 36% reduziert, während die Mortalitätsreduktion bei Patienten mit CRT Schrittmachern 24% betrug und somit nur tendenziell niedriger lag als in der medikamentösen Behandlungsgruppe. Der mortalitätsreduzierende Effekt der ICD-Therapie war unabhängig davon, ob die Herzinsuffizienz ischämisch oder nichtischämisch bedingt war. Somit ist für die meisten schwer herzinsuffizienten Patienten mit verbreitertem Kammerkomplex die Kombination von CRT und ICD zu empfehlen. Eine Limitation aller Studien sind kurze Nachverfol-

◻ Abb. 7.22a–e. Schematische Darstellung des Wirkprinzipes von Schrittmachersystemen zur kardialen Resynchronisation. Die Dyssynchronie des ventrikulären Erregungsablaufs in der Systole (**a–c**) kann bei herzinsuffizienten Patienten mit komplettem Linksschenkelblock durch eine simultane Stimulation des rechten und linken Ventrikels reduziert werden (**d–e**). Die durch den biventrikulären Schrittmacher erreichte kardiale Resynchronisation des ventrikulären Erregungsablaufs führt zu einer Verbesserung der linksventrikulären systolischen Druckanstiegssteilheit und der Ejektionsfraktion des linken Ventrikels, einer Abnahme der Mitralinsuffizienz, einer Reduktion der Wandspannung und des enddiastolischen linksventrikulären Druckes sowie zu einer verminderten neurohumoralen Aktivierung

◘ Tabelle 7.37. Prospektiv-randomisierte Multicenter-Studien zur kardialen Resynchronisationstherapie

	PATH-CHF	MUSTIC	MIRACLE	COMPANION	CARE-HF
Patientenzahl	42	131	453	1.620	813
Einschlusskriterien					
NYHA-Klasse (opt. Medikation)	III + IV	III	III + IV	III + IV	II + IV
Rhythmus	SR	SR + VHF	SR	SR	SR
QRS-Breite	>120 ms	>150 ms	>130 ms	>120 ms	>120 ms[d]
LVEF	–	≤35%	≤35%	≤35%	≤35%
LVEDD	–	≥60 mm	≥56 mm	≥60 mm	≥30 mm/mKG
Sonstige Kriterien	PQ-Zeit >150 ms	–	6-min-Geh-strecke <450 m	PQ-Zeit >150 ms keine SM/ICD-Indikation	–
Primärer Endpunkt	VO$_2$max	6-min-Geh-strecke	NYHA-Klasse 6-min-Geh-strecke Lebens-qualität	Tod + Hospitali-sierung	Tod und unge-plante Hospita-lisierung wegen eines bedeuten-den kardiovas-kulären Events
Stimulations-form	bi-, links- oder rechts-ventrikulär[a]	biventri-kulär	biventri-kulär	biventri-kulär	biventri-kulär
LV-Stimulation	epikardial	Koronarsinus	Koronarsinus	Koronarsinus	Koronarsinus
Studiendesign	»Cross-Over«	»Cross-Over«	Parallel-gruppen	Parallel-gruppen	Parallel-gruppen
»Follow-up«	2 × 3 Monate	2 × Monate	6 Monate	16 Monate	29 Monate
Ergebnisse					
VO$_2$max	+12%[+]	+8%[+b]	+8%[+]	–	–
6-min-Gehstrecke	+14%[+]	+22%[+b]	+13%[+]	+43 m[+]	–
Lebensqualität[c]	–49%[+]	–30%[+b]	–31%[+]	–25%[+]	–25%[+]
Tod + Hospitalismus	–	–	–	–17%[+]	–37%[+]
Tod + Hospitalis-mus wegen Herzinsuffizienz	–	–	–37%[+]	–37%[+]	–46%
Gesamtmortalität	–	–	–26%	–24% (CRT-SM) –36% (CRT-ICD)[+]	–36%

COMPANION Comparison of medical therapy and pacing and defibrillation in chronic heart failure; *MIRACLE* multi-center in sync randomized clinical evaluation; *MUSTIC* Multisite stimulation in cardiomyopathies; *PATH-CHF* Pacing therapy in congestive heart failure; *SR* Sinusrhythmus; *LVEDD* linksventrikulärer enddiastolischer Diameter; *LVEF* linksventrikuläre Ejektionsfraktion; *VHF* Vorhofflimmern; [+] statistisch signifikant (p <0,05); [a] Auswahl des Stimulationsmodus nach günstigster Akuthämodynamik; [b] Ergebnisse von 48 Patienten im SR, die das Protokoll komplett erfüllten; [c] »Minnesota living with heart failure questionnaire« (Abnahme des Scores = Verbesserung); [d] bei QRS-Dauer von 120–149ms zusätzliches Vorhandensein eines echokardiographischen Dyssynchronie-Kriteriums

gungszeiträume von bis zu 2,5 Jahren, so dass die Langzeiteffekte der Therapie bislang unklar sind und insbesondere die Frage, ob durch die CRT auch langfristig ein Fortschreiten der Herzinsuffizienz vermieden wird, derzeit noch nicht beantwortet werden kann.

Neben der linksventrikulären Elektrodenplatzierung möglichst in eine Position auf der Posterolateralwand des linken Ventrikels ist die Selektion geeigneter Patienten die entscheidende Determinante für einen Erfolg der kardialen Resynchronisationstherapie. Entsprechend den Kriterien der MIRACLE-Studie wurde in den gemeinsamen Leitlinien des American College of Cardiology (ACC), der American Heart Association (AHA) und der North American Society of Pacing and Electrophysiology (NASPE) eine mögliche Indikation für die Resynchronisationstherapie (Indikationsklasse IIA, Evidenzgrad A) bei Patienten, die trotz optimaler medikamentöser Therapie weiterhin eine Herzinsuffizienz der NYHA-Klasse-III und -IV im Rahmen einer chronischen idiopathischen oder ischämischen Kardiomyopathie ausweisen und bei denen ein verbreiterter Kammerkomplex ≥130 ms, ein linksventrikulärer enddiastolischer Durchmesser >55 mm sowie eine linksventrikuläre Ejektionsfraktion ≤35% vorliegen. Basierend auf diesen Kriterien geht man davon aus, dass ca. 300.000–400.000 Patienten in den USA bzw. Europa von einer kardialen Resynchronisationstherapie profitieren könnten. Die Kriterien zur Selektion geeigneter Patienten sind – auch angesichts der Inhomogenität der Einschlusskriterien in den bisherigen Studien – aber durchaus noch im Fluss. Auch fehlt es bislang an einer Kosten-Effizienz-Analyse für diese Therapieform. Eine hohe Wahrscheinlichkeit für einen Therapiebenefit ist bei Patienten im Stadium NYHA III mit Sinusrhythmus und komplettem Linksschenkelblock mit einer QRS-Breite ≥150 ms zu erwarten. Diese Gruppe stellt auch in den Leitlinien zur Herzschrittmachertherapie der DGK eine klare Indikation zu Resynchronisationstherapie dar (◘ Tabelle 7.38) Patienten im Stadium NHYA IV wiesen in den bislang publizierten Studien auch unter CRT eine hohe Mortalität auf; eine Subgruppenanalyse der COMPANION-Studie zeigte für diese Patienten einen signifikanten klinischen Benefit und – in Kombination mit einer ICD-Therapie – auch eine Mortalitätsreduktion. Zur Frage, ob auch Patienten im Stadium NYHA II von einer CRT profitieren, liegen noch keine ausreichenden Daten vor.

Für Patienten mit QRS-Komplexbreite <147 ms konnte die Subgruppenanalyse der COMPANION-Studie im Mittel keinen Therapiebenefit nachweisen; auch bei Patienten, die keinen Linksschenkelblock aufwiesen, war der therapeutische Effekt der Resynchronisation geringer ausgeprägt. In diesen Patientengruppen könnten zur Selektion von Theraperespondern zukünftig möglicherweise echokardiographische Kriterien der linksventrikulären Dyssynchronie herangezogen werden, die allerdings bislang noch nicht ausreichend validiert sind. Bei Patienten mit permanentem Vorhofflimmern

◻ **Tabelle 7.38.** Indikation zur Resynchronisationstherapie gemäß den Leitlinien zur Herzschrittmachertherapie 2005 (www.dgk.org/leitlinien/LLHerzschrittmacher.pdf); *LSB* Linksschenkelblock

Indikation	Klassifikation
Patienten mit symptomatischer Herzinsuffizienz trotz optimaler medikamentöser Therapie mit einer Ejektionsfraktion ≤ 35%, einer linksventrikulären Dilatation ≥ 55 mm enddiastolisch und	
NYHA-Stadium III/IV, LSB mit einer QRS-Breite > 150 ms und Sinusrhythmus	I
NYHA-Stadium III/IV, LSB mit einer QRS-Breite von 120–150 ms und Sinusrhythmus	IIa
NYHA-Stadium III/IV, LSB mit einer QRS-Breite > 150 ms und Vorhofflimmern	IIa
NYHA-Stadium III/IV und einer QRS-Breite > 120 ms ohne Linksschenkelblock	IIb
NYHA-Stadium III/IV und konventionelle Schrittmacherindikation mit erforderlicher ventrikulärer Stimulation	IIb
NYHA-Stadium II, LSB mit einer QRS-Breite > 150 ms und Sinusrhythmus	IIb

ist der therapeutische Benefit der CRT wenig untersucht und laut der MIRACLE-Studie wohl geringer ausgeprägt als bei Patienten mit Sinusrhythmus. Die klinische Erfahrung zeigt aber auch bei diesen Patienten mehrheitlich eine Verbesserung der Symptomatik unter Resynchronisationstherapie. Interessanterweise wird bei einigen Patienten auch bei längerer Anamnese eines augenscheinlich permanenten Vorhofflimmerns unter CRT eine Spontankonversion bzw. eine Konventierbarkeit in den Sinusrhythmus beobachtet.

Nicht ausreichend untersucht ist die Frage, ob herzinsuffiziente Patienten mit ventrikulärer Stimulationspflichtigkeit bei höhergradigen AV-Blockierungen von einer biventrikulären Stimulation profitieren, auch wenn sie keine Verbreiterung des nativen Kammerkomplexes aufweisen. Da zunehmend evident wird, dass gerade bei Patienten mit fortgeschrittener Herzinsuffizienz die rechtsventrikuläre Stimulation hämodynamisch und evtl. sogar prognostisch ungünstig ist, werden solche Patienten in der klinischen Praxis durchaus schon mit CRT-Systemen versorgt, auch wenn die für eine generelle Empfehlung notwendigen wissenschaftlichen Daten noch ausstehen.

7.6   Prophylaxe und Therapie embolischer Ereignisse

Die Inzidenz eines thromboembolischen Ereignisses bei Patienten mit chronischer Herzinsuffizienz und hochgradig eingeschränkter LV-Funktion liegt bei 2–2,4% pro Jahr. Insbesondere Patienten mit einer dilatativen Kardiomyopathie und Vorhofflimmern sind gefährdet. Zur Reduktion der Embolierate sollte bei Vorliegen eines Vorhofflimmerns immer eine systemische Antikoagulation (Ziel-

INR 2–3) erfolgen. Wahrscheinlich profitieren auch Patienten mit einer dilatativen Kardiomyopathie und manifester Herzinsuffizienz (EF <20%), die im Sinusrhythmus sind, von einer Antikoagulation. Über den günstigsten Zeitpunkt des Therapiebeginns liegen jedoch keine entsprechenden Daten vor. Ob diese Empfehlung auch für Patienten mit einer ischämisch bedingten Kardiomyopathie gilt, ist nicht bekannt. Bei Vorliegen von intrakavitären Thromben oder stattgehabten Embolien ist jedoch eine Antikoagulation indiziert. Eine Subgruppenanalyse der SOLVD Studie (1992) hat retrospektiv gezeigt, dass Patienten, die mit einem Thrombozytenaggregationshemmer behandelt werden, insgesamt eine bessere Prognose aufweisen. Dieser Effekt war unabhängig von Alter, Geschlecht oder Ätiologie der Herzinsuffizienz. Zur Beantwortung der Frage, welches die optimale antithrombotische Strategie bei Patienten mit Herzinsuffizienz (EF <35%) und Sinusrhythmus ist, wird derzeit eine prospektive Multicenter-Studie durchgeführt (WATCH: »Warfarin and Antiplatelet Therapy in Chronic Heart Failure«; Massie et al. 2004), die Wafarin (INR 2,5–3,0) gegen Azetylsalizylsäure (162 mg/Tag) und Clopidogrel (75 mg/Tag) vergleicht. Bis zum Vorliegen dieser Daten sollten alle Patienten mit Herzinsuffizienz, Sinusrhythmus und atherosklerotischen Gefäßveränderungen niedrig dosiert Azetylsalizylsäure erhalten. Atherosklerotische Veränderungen der Aorta stellen eine wichtige Ursache für sonst nicht erklärbare Embolien (TIA, Apoplex, Amaurosis fugax) dar. Embolien können entweder spontan oder nach Manipulation des Gefäßes (z. B. Herzkatheteruntersuchung; intraaortale Ballonpumpe, Herzoperation) auftreten. Das Risiko für ein thromboembolisches Ereignis ist von der Plaquedicke abhängig. Die »French Study of Aortic Plaques in Stroke Group« (1996) konnte an 331 Patienten mit ischämischem Hirninsult zeigen, dass Patienten mit aortalen Plaques >4 mm, 3,9–1 mm und <1 mm eine deutlich unterschiedliche Inzidenz für wiederholte Ereignisse (zerebraler Insult) aufweisen (11,9 vs. 3,5 und 2,8% pro Jahr). Nach Adjustierung für Alter, Geschlecht und andere Risikofaktoren ergibt sich ein relatives Risiko bei Plaques größer 4 mm von 3,8 für eine zerebrale Thromboembolie und 3,5 für andere vaskuläre Ereignisse. Die Inzidenz steigt, wenn der Plaque zusätzlich hypermobil ist und/oder ein gestieltes Erscheinungsbild aufweist. Die Diagnose wird i. Allg. im TEE gestellt, computertomographische Bildgebung und MRT können in Einzelfällen im Rahmen einer erweiterten Diagnostik herangezogen werden. Kontrollierte Studien zum therapeutischen Nutzen einer systemischen Antikoagulation liegen nicht vor. Im Rahmen der »6. Consensus Conference on Antithrombotic Therapy« (Salem et al. 2001) wurde die Empfehlung ausgesprochen, Patienten mit Aortenplaques >4 mm (gemessen im TEE) oder gestielten, hypermobilen Plaques dauerhaft mit Warfarin/Phenprocoumon zu behandeln (INR-Ziel 2–3). Die Empfehlung gilt insbesondere für Patienten, die bereits ein embolisches Ereignis hatten (INR-Ziel 2,5–3,5; Evidenz C). Bei Patienten älter als 70 Jahre wird eine Ziel-INR von 2,0 empfohlen. In Einzelfällen kann eine chirurgische Intervention mit Ersatz des Aortenbogens sinnvoll sein. Eine Endarteriektomie ist mit einem deutlich erhöhten Risiko für einen zerebralen Insult verbunden. Insgesamt gibt es keine gut belegten Studien, die zeigen, dass Patienten mit starken atherosklerotischen Veränderungen der Aorta von einer chirurgischen Intervention profitieren.

7.7 Apparative Verfahren

7.7.1 Mechanische Kreislaufunterstützung

Die terminale Herzinsuffizienz geht mit einer hohen Sterblichkeit (50% pro Jahr) einher. Zur möglichen Überbrückung bis zu einer Herztransplantation wurden Verfahren entwickelt, die den Kreislauf maschinell unterstützen. Der Einsatz dieser Systeme (◘ Abb. 7.23 und ◘ Abb. 7.24) fordert eine enge Zusammenarbeit zwischen Kardiologen und Kardiochirurgen und sollte immer dann in Erwägung gezogen werden, wenn (bei gegebener prognostischer Perspektive) eine schwere Organminderperfusion oder ein kardiogener Schock

◘ **Abb. 7.23.** Kreislaufunterstützungssystem mit pulsatilem Fluss. Schematische Darstellung der apparativen Anordnung. Hierbei ist die über Gefäßprothesen mit linkem Ventrikel und Aorta ascendens verbundene Pumpe vollständig implantiert. Biologische Herzklappenprothesen innerhalb des Zu- und Abflusses bestimmen die Richtung des Blutstromes im Pumpensystem. Die Pumpeinheit ist mittels eines subkutan getunnelten Verbindungskabels mit der extrakorporalen Steuereinheit verbunden. Dieses Kabel dient einerseits der Energieversorgung der Pumpe, andererseits aber auch der Datenerfassung von der Pumpe. Als Energiequellen können je nach Bedarf Netzstrom und spezielle Batterien verwendet werden, die der Patient entweder in einer Tasche oder an einem Gürtel mit sich trägt. (Abb. mit freundlicher Genehmigung der MD Thoratec Europe Ltd)

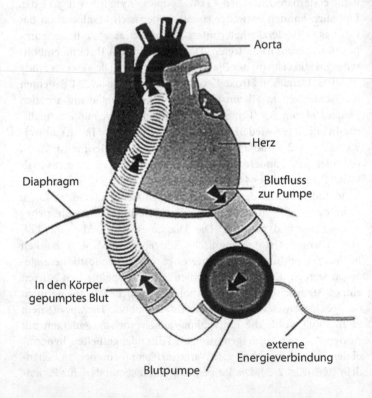

Aorta

Herz

Diaphragm

Blutfluss zur Pumpe

In den Körper gepumptes Blut

externe Energieverbindung

Blutpumpe

trotz optimaler pharmakologischer Therapie persistiert. Indikationen und Kontraindikationen sind in ⬛ Tabelle 7.39 zusammengefasst.

Die verschiedenen Systeme unterscheiden sich durch die potenzielle Dauer ihres Einsatzes, durch das Ausmaß der Perfusionssteigerung und des Mobilisierungsgrades des Patienten (⬛ Tabelle 7.40).

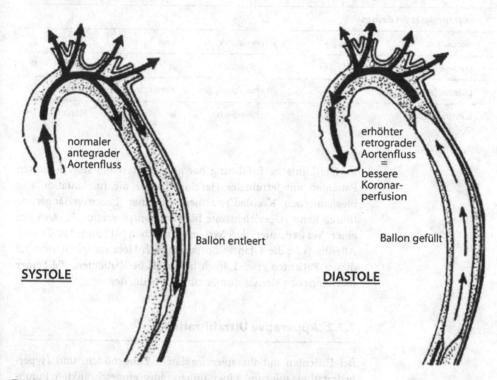

normaler antegrader Aortenfluss

erhöhter retrograder Aortenfluss = bessere Koronarperfusion

Ballon entleert

Ballon gefüllt

SYSTOLE

DIASTOLE

⬛ **Abb. 7.24.** Mechanische Kreislaufunterstützung. Die Wirkungsweise der intraaortalen Ballonpumpe als Unterstützungssystem liegt darin, dass nach der Auswurfphase des Herzens und dem erfolgten Aortenklappenschluss der Ballon inflatiert wird und so ein Anteil des aus der Windkesselfunktion der Aorta gepumpten Blutes zurück staut. Somit wird der diastolische Druck in der Aorta mit der Augmentation erhöht und die Koronardurchblutung verbessert. Durch die Augmentation wird ebenfalls der endsystolische Druck in der Aorta gesenkt und reduziert somit die Nachlast. Durch diese beiden Effekte wird der myokardiale Sauerstoffverbrauch gesenkt und das Angebot erhöht

⬛ **Tabelle 7.39.** Mechanische Kreislaufunterstützung

Indikation	Kontraindikation
– kardiogener Schock trotz optimaler Therapie mit kreislaufunterstützenden Medikamenten – potenzielle Reversibilität – prinzipielle Indikation zur Herztransplantation	– kardiogener Schock mit irreversiblen Organschäden (zerebral, renal, hepatisch) – voraussichtliche Irreversibilität – ausgeprägte Arteriosklerose

◻ **Tabelle 7.40.** Mechanische Verfahren zur Unterstützung des Kreislaufs

Verfahren	Herzzeit-volumen	Implantation	Mobilität des Patienten	Einsatzdauer
intraaortale Ballonpumpe	+	perkutan	nein	Tage
»ventricular assist devices«				
nonpulsatil	+	perkutan/chir.	nein	Tage
pulsatil, elektromechanisch	++	chirurgisch	ja	Wochen
pulsatil, pneumatisch	++	chirurgisch	eingeschränkt	Wochen
künstliches Herz	++	chirurgisch	ja	Monate

Die klinische Erfahrung hat gezeigt, dass bei selektionierten Patienten mit terminaler Herzinsuffizienz die Implantation von mechanischen Kreislaufsystemen zu einer Lebensverlängerung führen kann (Überlebensrate bis zur Transplantation 50–60% bei einer Verweildauer der Systeme zwischen 41 und 107 Tagen). Allerdings ist die 1-Jahresmortalität nach Herztransplantation bei diesen Patienten etwa 1,8fach höher als bei Patienten, die keiner mechanischen Kreislaufunterstützung bedurften.

7.7.2 Apparative Ultrafiltration

Bei Patienten mit therapierefraktärem Lungenödem und Hyperhydratation aufgrund einer höhergradig eingeschränkten Pumpfunktion kann der Einsatz einer extrakorporalen Hämofiltration in Erwägung gezogen werden. Bei den meisten Patienten mit dekompensierter Herzinsuffizienz lässt sich jedoch nur eine kurzfristige Verbesserung der klinischen Symptomatik erzielen. Die Hämofiltration kann kurzfristig, aber auch intermittierend über einen längeren Zeitraum durchgeführt werden, setzt jedoch eine entsprechende apparative und personelle Ausstattung voraus und ist somit auf wenige spezialisierte Zentren beschränkt.

7.8   Myokardrevaskularisation und Mitralklappenchirurgie

Patienten mit linksventrikulärer Dysfunktion auf dem Boden einer koronaren Herzkrankheit können von einer Revaskularisation profitieren. Insbesondere bei chronischer Hypoperfusion kann die ischämisch bedingte Funktionseinschränkung des Myokards

(»hibernating myocardium«) durch Revaskularisierung aufgehoben werden. Dies erklärt, warum es bei manchen Patienten nach Bypasschirurgie zu einer deutlichen Verbesserung der linksventrikulären Funktion kommt (Evidenz **C**). Voraussetzung für die funktionelle Verbesserung ist jedoch der Nachweis von vitalem Herzgewebe. Einschränkend sei bemerkt, dass das perioperative Risiko bei Patienten mit eingeschränkter Pumpfunktion deutlich erhöht ist, so dass der Einsatz perkutaner interventioneller Verfahren bei jedem Patienten nach Evaluierung des individuellen Risikos in Erwägung gezogen werden sollte. Die operative Behandlung einer primären oder sekundären (durch die progrediente Dilatation des linken Ventrikels) Mitralklappeninsuffizienz führt ebenfalls bei einem Teil der Patienten zu einer symptomatischen Verbesserung (Evidenz **C**). Weiterhin gibt es mehrere Beobachtungsstudien, die gezeigt haben, dass eine Rekonstruktion der Mitralklappe zu einer anhaltenden Verbesserung der klinischen und hämodynamischen Parameter bei Patienten mit dilatativer Kardiomyopathie führt.

7.9 Operative Therapie

Neben der pharmakologischen Behandlung stand zur Therapie der terminalen Herzinsuffizienz lange Zeit nur die Herztransplantation als einzige chirurgische Maßnahme zur Verfügung. Da die Zahl der Spenderorgane die der potenziellen Empfänger jedoch um ein Vielfaches unterschreitet, wurde in den vergangenen Jahren nach alternativen, organerhaltenden chirurgischen Verfahren gesucht. Ziel dieser Methoden ist es, Faktoren zu beseitigen, die das insuffiziente Myokard zusätzlich schädigen oder negativ beeinflussen. Obwohl mehrere verschiedene Verfahren entwickelt wurden, gehören sie nicht zur Standardtherapie der terminalen Herzinsuffizienz. Bislang sind solche Eingriffe auf wenige spezialisierte Zentren und selektionierte Patienten beschränkt. Aufgrund der meist relativ kleinen Fallzahl und der fehlenden Vergleichskollektive ist eine Aussage zur Verbesserung der Prognose häufig schwierig.

7.9.1 Dynamische Kardiomyoplastie

Bei der von Carpentier und Chachques entwickelten Operationstechnik wird der M. latissimus dorsi unter Schonung der Gefäß- und Nervenversorgung freipräpariert und nach Implantation von Stimulationselektroden und Teilresektion der 2. Rippe in den Thorax verlagert. Der Muskel wird dann im Uhrzeigersinn um das Herz gewickelt und am Perikard fixiert. Zwei Pacingelektroden werden zuvor am rechtsventrikulären Myokard verankert. 3 Monate nach Beginn der elektrischen Stimulation beobachtet man eine Transformation des Muskels in ein ermüdungsfreies Gewebe. Bislang wurden weltweit über 1.000 Patienten (meist NYHA-III-Patienten) operiert. Die Operationsletalität liegt bei 5%. Postoperativ berichten 80–85% der Patienten über eine subjektive Verbesserung der Symptomatik, allerdings sind mittels hämodynamischer Messungen häufig keine nachhaltigen Änderungen nachweisbar. Darüber hinaus haben histologische Untersuchungen gezeigt, dass es langfristig zu einem fibrotischen Umbau des M. latissimus dorsi kommt. Zusammenfassend lässt sich nach heutigem Kenntnisstand aufgrund des fehlenden Nachweises eines objektiven therapeutischen Effektes in Anbetracht eines relativ hohen Operationsrisikos die Durchführung einer dynamischen Kardiomyoplastie nicht rechtfertigen.

7.9.2 Passive Kardiomyoplastie

Um eine weitere Dilatation des geschädigten Myokards zu verhindern, wird bei der passiven Kardiomyoplastie das Herz operativ in ein Polyesternetz (CDS, »Cardiac Support Device«) eingenäht (◘ Abb. 7.25). Die dadurch erzielte elastische Begrenzung der Diastole führt im Tierexperiment zu einer Verbesserung der Ejektionsfraktion. Bislang befindet sich dieses Verfahren noch in der klinischen Erprobung. Erste Ergebnisse sprechen dafür, dass es 6 Monate nach der Operation zu einer Verbesserung der subjek-

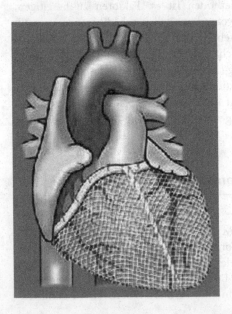

◘ **Abb. 7.25.** »Cardiac Support Device«. Erklärung s. Text. (Abb. mit freundlicher Genehmigung von Acorn CorCap, Cleveland Clinic Heart Center)

tiven Befindlichkeit und einer Zunahme der echokardiographisch bestimmten Ejektionsfraktion bei gleichzeitigem Rückgang des enddiastolischen Diameters kommt. Zur endgültigen Beurteilung dieses Verfahrens müssen jedoch weitere Untersuchungen abgewartet werden.

7.9.3 Partielle ventrikuläre Reduktionsplastik nach Batista

Die partielle Resektion des dilatierten linken Ventrikels bei Patienten mit terminaler Herzinsuffizienz beruht auf der Vorstellung, durch eine Volumenreduktion entsprechend dem Laplace-Gesetz eine Reduktion der Wandspannung und damit eine Verbesserung der Auswurfleistung zu erzielen (»Ökonomisierung der Herzarbeit«). Weltweit sind inzwischen über 800 Patienten im NYHA-Stadium IV mit diesem Verfahren operiert worden. Die Operationssterblichkeit liegt bei 5–10%, die 1-Jahresüberlebensrate bei 85–90%. Leider haben sich die initial vielversprechenden Ergebnisse langfristig nicht bestätigen können. Die Gründe hierfür sind sicherlich vielfältig, eine Rolle spielt jedoch die Gefahr der fortschreitenden Dilatation des Ventrikels, die ineffiziente Kraftausnutzung der Muskelfasern durch die veränderte Ventrikelgeometrie sowie das gehäufte Auftreten von ventrikulären Rhythmusstörungen. Es scheint daher nicht sinnvoll, diese Methode als eine Alternative zur Herztransplantation anzusehen. Jedoch kann die partielle Reduktionsplastik bei ausgesuchten Patienten eine therapeutische Option zur Überbrückung der Zeit bis zur Transplantation darstellen.

7.9.4 Modifizierte Ventrikelrekonstruktion nach Dor

Die modifizierte Ventrikelrekonstruktion nach Dor (endoventrikuläre Patchplastik) ist das zurzeit meistversprechende organerhaltende Konzept der chirurgischen Behandlung einer Herzinsuffizienz. Der operative Eingriff hat das Ziel, den Remodelling-Prozess zu verhindern oder zumindest deutlich zu verzögern. Das Prinzip dieser Operation beruht auf der bestmöglichen Wiederherstellung der physiologischen Größe und der Form der Herzkammer. Dabei wird der Ventrikel im akinetischen oder dyskinetischen Bereich inzidiert und der kontraktile Bereich manuell ertastet. Es erfolgt die Anlage einer Tabaksbeutelnaht am Innenrand des inzidierten Herzmuskels. Diese Naht wird so angelegt, dass das betroffene Areal exkludiert wird, so dass sich eine neue Herzspitze ausbildet. Hierdurch wird die physiologische Geometrie des linken Ventrikels wieder hergestellt. Die Tabaksbeutelnaht wird soweit zugezogen, dass das Kammervolumen die angestrebte physiologische Größe aufweist. Die verbleibende Öffnung wird je nach Größe entweder direkt oder mit einem Kunststoffpatch verschlossen. Anschließend wird die Ventrikelwand übernäht. Die Auswirkungen der Dor-Operation auf Größe und Funktion des linken Ventrikels wurden im Rahmen der RESTORE-Studie (»Reconstruction of Elliptical Shape and Torsion of the Ventricle«; Di Donato et al. 2004) untersucht. In dieser Pilotstudie wurden 662 Patienten einbezogen, die in der Folge eines Myokardinfarktes ein Vorderwandaneurysma oder eine Dilatation des linken Ventrikels mit ausgeprägter Akinesie in der Vorderwand aufwiesen. Nach dem Eingriff zeigten die Patienten eine Verbesserung in der EF um durchschnittlich 10% sowie eine Verkleinerung der Kammergröße um mehr als 30%. Die Krankenhausletalität lag bei ca. 8%. Die 3-Jahresüberlebensrate betrug 89%. Im Rahmen einer multizentrischen Studie (»Surgical Treatment for Ischemic Heart Failure [STICH] Trial«) wird derzeit der therapeutische Nutzen dieses Eingriffes untersucht. Es soll getestet werden, ob die Ventrikelrekonstruktion nach Dor einen Überlebensvorteil im Vergleich zur konventionellen Bypassoperation oder alleiniger medikamentöser Therapie bietet. Es werden Patienten mit Symptomen der Herzinsuffizienz eingeschlossen, die eine bypassfähige koronare Herzkrankheit und eine Ejektionsfraktion von weniger als 35% aufweisen.

7.9.5 Herztransplantation

F. Hartmann

Trotz der in den letzten Jahren zunehmend besseren Wirksamkeit der pharmakologischen Therapie und damit insgesamt besseren Prognose stellt die orthotope Herztransplantation (HTx) insbesondere bei jüngeren Patienten weiterhin eine wichtige therapeutische Option bei der terminalen Herzinsuffizienz dar. Seit 1967 hat sich diese Methode, insbesondere nach Einführung des Kalzineurinantagonisten Ciclosporin zur Immunsuppression, von einer experimentellen Methode zu einem akzeptierten Therapieverfahren entwickelt. Weltweit wurden inzwischen mehr als 50.000 Herztransplantationen an ca. 300 Zentren durchgeführt, von denen sich etwa 40 im Bereich von Eurotransplant befinden. Wegen der Komplexität der Therapiemethode kann die vorliegende ▶ Übersicht nicht alle Details der Methode abdecken. Sie richtet sich speziell an den überweisenden Internisten/Kardiologen und verfolgt folgende didaktische Ziele:

1. den überweisenden Arzt in die Lage zu versetzen, Patienten mit adäquater Indikation zur Herztransplantation zu selektieren und die notwendigen Daten für die Anmeldung vorzubereiten;

2. den überweisenden Arzt in die Lage zu versetzen, den potenziellen Transplantationskandidaten über die Ergebnisse und
Probleme einer Herztransplantation zu informieren;
3. über das Management von Patienten zu informieren, die sich
auf der Warteliste zur Transplantation befinden;
4. über die nötigen Untersuchungen bei der Evaluation eines
potenziellen Organspenders zu informieren;
5. auf spezielle Probleme von herztransplantierten Patienten hin-
zuweisen, die in die Mitbetreuung des überweisenden Arztes
zurückkehren.

Bei der orthotopen Herztransplantation wird das Spenderherz an
der Stelle des erkrankten Herzens implantiert. Das geschädigte Herz
des Empfängers wird unter Einsatz der Herz-Lungen-Maschine
entfernt, wobei die Vorhofstümpfe erhalten werden. Die analo-
gen Strukturen des Spenderherzens werden am Empfängerherzen
belassen (◙ Abb. 7.26a). Bei der selteneren heterotopen Herztransplantation (◙ Abb. 7.26b) wird das Spenderherz an anderer Stelle,
evtl. auch im »Huckepack-Verfahren«, an die großen Gefäßstämme
angeschlossen. Das geschädigte Herz verbleibt bei dieser Art der
Herztransplantation im Körper des Patienten. Das Transplantat
hat hier nur unterstützende Funktion. Eine heterotope Herztransplantation kommt bei erheblich erhöhtem pulmonalarteriolärem
Widerstand des Transplantationsempfängers in Betracht.

Zwingende Voraussetzung für eine erfolgreiche Herztransplantation ist eine konsequente Immunsuppression nach aktuellen
Richtlinien. Die Nachbetreuung von HTx-Patienten erfolgt deshalb
über spezialisierte Zentren.

Indikation und Kontraindikation

Eine Herztransplantation ist angezeigt bei terminaler Herzschwä-
che, wenn die Prognose mit herkömmlichen Therapieoptionen

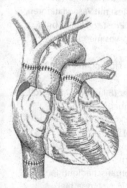

a Orthotop

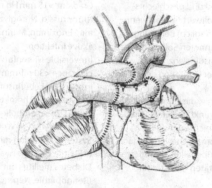

b Heterotop

◙ Abb. 7.26a, b.
Herztransplantation.
a Orthotope Transplanta-
tion. b Heterotope Trans-
plantation. (Abb. mit freundlicher Genehmigung von
Prof. Schmid, Münster)

mutmaßlich deutlich schlechter ist als die nach Herztransplantation. Dabei sollen Symptome vorliegen, die den Patienten in seiner täglichen Belastbarkeit erheblich einschränken. Es dürfen weder herkömmliche Operationen (wie Bypass, Klappenersatz, Korrekturen von angeborenen Herzfehlern) noch moderne medikamentöse Therapieschemata als alternative Therapieverfahren mit vergleichbarer Prognose zur Verfügung stehen. Hauptindikationen für eine Herztransplantation stellen heute die koronare Herzkrankheit im Endstadium und die dilatative Kardiomyopathie dar. Bei Kindern sind schwere, irreparable angeborene Herzfehler Indikation zur Transplantation eines Herzens.

Da eine deutliche Diskrepanz zwischen Organbedarf und -verfügbarkeit besteht, muss die Indikation zur Transplantation nach strengen, objektiven Kriterien gestellt werden (◘ Tabelle 7.41). Diese sind im Verlauf der Wartezeit regelmäßig zu überprüfen. Bei entsprechender Änderung des Status können Patienten ggf. von der Transplantationsliste heruntergenommen werden. Grundsätzlich wird als eindeutige Indikation zur Transplantation die therapierefraktäre terminale Herzinsuffizienz ohne die Möglichkeit einer längerfristigen Stabilisation angesehen.

Entsprechende Kontraindikationen sind zu berücksichtigen (◘ Tabelle 7.41). Besteht prinzipiell die Indikation zur Transplantation, so sind, zur Aufnahme in eine Transplantationsliste, umfangreiche Untersuchungen notwendig (▶ folgende Übersicht).

◘ **Tabelle 7.41.** Indikationen und Kontraindikationen für eine Herztransplantation (Empfängerselektion)

Indikationen	Absolute und relative Kontraindikationen
I. Akzeptiert	**I. Absolut**
– Peak VO$_2$ <10 ml/kg/min bei Erreichen der anaeroben Schwelle	– fixierte pulmonale Hypertonie (>480 dynes × s × cm^{-5}) oder transpulmonaler Gradient >15 mm Hg nach Test mit Vasodilatatoren, Nitroprussid, Nitroglyzerin, Prostazyklin, Dobutamin, Enoximon, Milrinon, (Levosimendan)
– Peak VO$_2$ <50% des alters- und geschlechtsspezifisch errechneten Sollwertes oder (wenn Messung von VO$_2$ nicht möglich) Belastungstoleranz <50% des berechneten Sollwertes	
– therapierefraktäre Herzinsuffizienz (NYHA III–IV) mit schwerer Limitation der alltäglichen Belastbarkeit	– aktive Infektion
	– irreversible Nierenfunktionsstörung mit Kreatininclearance <30 ml/min[a]
– stark limitierende Ischämie, die ständig die normale Aktivität einschränkt und einer Bypass-Operation/Angioplastie nicht zugänglich ist	– irreversible Leberinsuffizienz (Bilirubin >2,5 mg/dl)
	– schwer eingeschränkte Lungenfunktion
	– akute Lungenembolie oder kurz zurückliegender Lungeninfarkt (<6 Wochen)
– wiederkehrende symptomatische ventrikuläre Arrhythmien, die gegenüber allen akzeptierten therapeutischen Modalitäten refraktär sind	– Systemerkrankung mit reduzierter Prognose (<5 Jahre Lebenserwartung)
	– Diabetes mellitus mit Endorganschädigungen (Retinopathie, Nephropathie, Neuropathie)

◻ Tabelle 7.41. *Fortsetzung*

Indikationen	Absolute und relative Kontraindikationen
	– schwere periphere oder zerebrale Gefäßerkrankung, die die Prognose oder die Rehabilitation beeinträchtigt – florides Ulcus duodeni oder ventriculi – floride Divertikulitis – ausgeprägte Adipositas (Bodymass-Index >30 kg/m²) – schwere Osteoporose – begleitende Neoplasie oder Vorgeschichte eines malignen Melanoms oder Vorgeschichte eines malignen Lymphoms (Hodgkin, Non-Hodgkin), Sarkoms oder soliden Organtumors <10 Jahre – psychiatrische Erkrankungen wie Psychosen, Debilität, Demenz und Suizidversuche) – schwere, die Behandlung verhindernde Kommunikationsstörungen – irreversibel fehlende Patientencompliance – aktive oder kurz (<1 Jahr) zurückliegende Suchterkrankung
II. Wahrscheinlich – VO₂max <14 ml/kg/min bei Erreichen der anaeroben Schwelle und starke Einschränkung der Alltagsbelastbarkeit – wiederkehrende instabile Ischämie, die einer Bypass-Operation/Angioplastie nicht zugänglich ist – Instabilität der Flüssigkeitsbilanz und Nierenfunktion, die trotz guter Compliance, regelmäßiger Gewichtskontrolle, flexiblem Einsatz von Diuretika und Salzrestriktion auftritt	**II. Relativ** – Infektionsfokus (sollte eliminiert werden) – Niereninsuffizienz mit Kreatininclearance <50 ml/min – chronische Bronchitis, Bronchiektasen – periphere, abdominale oder zerebrale Gefäßerkrankung – Vorgeschichte eines malignen Lymphoms (Hodgkin, Non-Hodgkin), Sarkoms oder soliden Organtumors vor >10 Jahren – Lebensalter >60 Jahre – Adipositas – Divertikulose – Cholelithiasis und Nephrolithiasis – Vorgeschichte einer psychologischen oder psychiatrischen Erkrankung (Suizidalität, depressiver Status) – fehlende psychosoziale Unterstützung – Vorgeschichte einer fehlenden Compliance – andere Umstände mit erheblichem negativem Einfluss auf die Durchführbarkeit einer Langzeit-Intensivbehandlung, auf Überlebenswahrscheinlichkeit oder Rehabilitation
III. Keine etablierte Indikation LVEF <20%[b] Vorgeschichte mit NYHA-III/IV-Symptomen der Herzinsuffizienz[b] Vorgeschichte mit ventrikulären Arrhythmien[b] VO₂max >15 ml/kg/min	

[a] bei geeigneten Kandidaten kombinierte Transplantation von Herz und Niere möglich; *VO₂max* entspricht der maximalen Sauerstoffaufnahme bei der Spiroergometrie
[b] ohne andere Indikation

Notwendige klinische Voruntersuchungen vor Herztransplantation

- **Allgemeine Untersuchungen**
  - Komplette kardiale und nichtkardiale Anamnese
  - Aktuelle Medikation und Vorgeschichte von Medikamentenintoleranzen
  - Operationsbericht im Falle einer vorausgegangenen Herzoperation
  - Physikalische Untersuchung
- **Labor**
  - Routinelabor, großes Blutbild, Urinstatus und -sediment, Stuhltest auf Blut
  - Serologie (kardiotrope Viren, Hepatitis, HIV, Toxoplasmose, Lues, Candida, Tbc)
  - Blutgruppenbestimmung
  - HLA-Typisierung
  - Bestimmung präformierter Antikörper
- **Technische Untersuchungen**
  - Röntgen des Thorax, der Nasennebenhöhlen, ggf. des Kiefers
  - EKG
  - Echokardiographie (LVEF, Diameter, RA/RV-Druckdifferenz, Klappenabnormalitäten)
  - Abdomen-Sonographie
  - Doppler-Sonographie der extrakraniellen Gefäße
  - Lungenfunktionsprüfung
  - Belastungstest, vorzugsweise Spiroergometrie (Fahrradergometrie, beginnend mit 10 W mit 10-W-Steigerungsstufen oder Laufbandergometrie mit »langsamem« z.B. Naughton-Protokoll) mit Messung von Peak-VO$_2$ (falls verfügbar) oder zumindest Bestimmung der % maximalen Belastbarkeit und Blutdruckantwort
  - Rechts- und Linksherzkatheteruntersuchung mit Angabe von Herzzeitvolumen, PVR, SVR
  - Testung auf Reversibilität bei pulmonaler Hypertonie
  - (ggf. Zusatzuntersuchungen nach klinischem Befund, z.B. Gastro-, Koloskopie, Mammographie)
- **Konsiliarische Untersuchungen**
  - Zahnarzt
  - HNO-Arzt (inklusive Audiogramm)
  - Psychiatrie

PVR pulmonalvaskulärer Widerstand; *SVR* systemvaskulärer Widerstand; *LVEF* linksventrikuläre Auswurffraktion; *RV* rechtsventrikulär

Die rechtlichen Fragen zur Herztransplantation beantwortet in Deutschland seit Dezember 1997 das Transplantationsgesetz (TPG). Hier ist geregelt, unter welchen Umständen Organe eines Menschen entnommen und einem anderen transplantiert werden dürfen. Der gesamte Text des Gesetzes kann über das Internet über folgende Adresse abgerufen werden: www.medizinrecht.de/gesetze/transplantationsgesetz.htm.

Deutschland gehört zusammen mit Belgien, Luxemburg, den Niederlanden, Österreich und Slowenien der Organisation Eurotransplant an, die für die Koordination der Organtransplantation und die Wahl des geeigneten Organempfängers verantwortlich ist.

Aufgrund des deutlich erhöhten Bedarfes an einer Herztransplantation im Vergleich zum Angebot an Spenderorganen sind sog. Transplantationslisten eingerichtet worden. Über die Aufnahme von Patienten in die Warteliste zur Organtransplantation legt § 13 Abs. 3 TPG in Satz 1 und 2 Folgendes fest: »Der behandelnde Arzt hat Patienten, bei denen die Übertragung vermittlungspflichtiger Organe medizinisch angezeigt ist, mit deren schriftlicher Einwilligung unverzüglich an das Transplantationszentrum zu melden, an dem die Organübertragung vorgenommen werden soll. Die Meldung hat auch dann zu erfolgen, wenn eine Ersatztherapie durchgeführt wird.« Ausschlaggebend für die Aufnahme in die Warteliste ist der voraussichtliche Erfolg einer Transplantation. Kriterien des Erfolges einer Transplantation sind

- das Überleben des Empfängers,
- die längerfristig gesicherte Transplantatfunktion sowie
- die verbesserte Lebensqualität.

Bei der Entscheidung über die Aufnahme in die Warteliste für eine Organtransplantation ist zu prüfen, ob die individuelle medizinische Gesamtsituation des Patienten einen Transplantationserfolg erwarten lässt. Hierbei sind auch evtl. zu erwartende schwerwiegende operativ-technische Probleme zu berücksichtigen. Die Entscheidungsgründe sind zu dokumentieren. Vor Aufnahme in die Warteliste für eine Transplantation ist der Patient über die Risiken, Erfolgsaussichten und längerfristigen medizinischen, sozialen und psychischen Auswirkungen einer Transplantation aufzuklären. Hierzu gehört auch die Aufklärung über die notwendige Immunsuppression mit den potenziellen Nebenwirkungen und Risiken und die Notwendigkeit von regelmäßigen Kontrolluntersuchungen. Für die Aufnahme in die Warteliste ist der Wunsch des Patienten und seine Einwilligung in eine Transplantation die Voraussetzung. Sofern eine vorgesehene Transplantation aus zentrumsinternen, organisatorischen oder personellen Gründen nicht rechtzeitig vorgenommen werden kann, besteht die Möglichkeit, sie ggf. in einem vertretenden Zentrum durchzuführen. Die Führung der Warteliste ist Aufgabe des jeweils betreuenden

Transplantationszentrums. Die Transplantationszentren können dabei von Drittorganisationen unterstützt werden, grundsätzlich sind sie jedoch selbst für Aktualisierungen und ggf. Dringlichkeitsänderungen oder Abmeldungen von Patienten zuständig. Die Transplantationszentren wirken darauf hin, dass bei allen Patienten auf der Warteliste regelmäßige ambulante Kontrolluntersuchungen stattfinden. Während der Wartezeit ist die Entscheidung in angemessenen Zeitabständen zu überprüfen und zu dokumentieren. Der Patient ist jeweils über seinen Meldestatus auf der Warteliste von einem Arzt des Transplantationszentrums zu informieren. Die Entscheidung über die Aufnahme eines Patienten auf die Warteliste trifft das Transplantationszentrum unter Berücksichtigung der individuellen Situation des Patienten (Patientenprofil) und im Rahmen des angebotenen Behandlungsspektrums des Transplantationszentrums (Zentrumsprofil). Gegebenenfalls ist der Patient über die Möglichkeiten der Aufnahme in die Warteliste eines anderen Transplantationszentrums aufzuklären. Bei der Zuordnung eines Spenderorgans wird per Computer ein Empfänger mit der größtmöglichen Übereinstimmung gesucht, wobei allerdings auch die Dringlichkeit berücksichtigt wird. Das Transplantationszentrum, das einen Transplantatsuchenden bei Eurotransplant anmeldet, gibt neben den Daten zur Blutgruppe und HLA-Typisierung auch eine Dringlichkeitsstufe an. Eingeteilt wird in

- »sehr dringlich« (HU, »High Urgency«),
- »dringlich« (SU, »Special Urgency«),
- »transplantabel« (T) und
- »zurzeit nicht transplantabel« (NT).

Als sehr dringlich werden z. B. Retransplantationen behandelt, z. B. wenn ein transplantiertes Herz sofort wieder abgestoßen wird oder nicht funktioniert. Die Dringlichkeitsstufe wird entsprechend des »Medical Urgency Status Codes for Heart Allocation« (1999–2002) wie folgt festgelegt (◘ Tabelle 7.42):

Wegen der zunehmend langen Wartelisten und der hohen Mortalität auf Transplantationswarteliste (Eurotransplant, 21% im ersten Jahr) wurden liberalere Kriterien für die Spenderselektion erarbeitet (▶ folgende Übersicht). Als Organspender kommen vor allem Opfer mit tödlichem Schädel-Hirn-Trauma ohne schwere Schädigung viszeraler Organsysteme in Frage. Die Kreislaufverhältnisse sollten ohne medikamentöse Unterstützung stabil sein, das Spendealter möglichst nicht über 40 Jahren liegen. Blutgruppengleichheit und negativer Zytotoxizitätstest sind zurzeit noch zwingend Erfordernisse für die Freigabe des Organs. Voraussetzung für die Explantation eines Spenderherzens ist die sichere Todesfeststellung des Spenders sowie das Vorliegen eines Organspenderausweises bzw. das Einverständnis der Angehörigen des Verstorbenen.

◘ **Tabelle 7.42.** »Medical Urgency Status Codes for Heart Allocation« (1999–2002). (Mod. nach www.ustransplant.org)

Status	Kriterien
1 A (»HU«)	– stationärer Patient im Transplantationszentrum mit mechanischer Kreislaufunterstützung (VAD, TAH, IABP, ECMO) <30 Tage bei akuter kardialer Dekompensation – mechanische Kreislaufunterstützung >30 Tage + damit verbundene Komplikationen – mechanische Beatmung – dauerhafte Infusion von hochdosierten positiv inotropen Arzneimitteln – Lebenserwartung <7 Tage ohne Transplantation
1B (»SU«)	– VAD <30 Tage – dauerhafte Infusion von positiv inotropen Arzneimitteln – anders gerechtfertigte Indikation zur raschen Transplantation
2 (»T«)	– erfüllt nicht Kriterien der Kategorie 1 A oder 1 B
3 (»NT«)	– derzeit nicht transplantabel

ECMO »extracorporeal membrane oxygenation«; *HU* sehr dringlich (»High Urgency«); *IABP* »intraaortic balloon pump«; *NT* zurzeit nicht transplantabel; *SU* dringlich (»Special Urgency«); *T* transplantabel; *VAD* »ventricular assist device«; *TAH* »total artificial heart«

Die Todesfeststellung erfolgt durch zwei Ärzte, die in keinem Abhängigkeitsverhältnis zum transplantierenden Herzchirurgen stehen dürfen. Einer der beiden Ärzte muss über eine mehrjährige Erfahrung auf dem Gebiet der Intensivmedizin verfügen. Der Tod des Patienten gilt als sicher, wenn der Hirntod mit objektiven Mitteln (EEG etc.) festgestellt ist.

Kontraindikationen für Herz-Organspende (Spenderselektion)

▬ **Absolut**
- HIV-positive Serologie
- Sepsis oder andere schwere floride bakterielle, virale Infektionen, wenn nicht adäquat behandelt und Blutkulturen nach Behandlung negativ
- Maligne Grunderkrankung mit Ausnahme primärer Hirntumoren (Astrozytom, Oligodendrogliom, Ependymom, Basalzellkarzinom)
- Tod durch Kohlenmonoxidvergiftung mit Carboxy-HB-Spiegel >20%
- Intraktable Herzrhythmusstörungen

▼

- Inadäquate Oxygenierung (arterielle O_2-Sättigung <80% unter Beatmung)
- Dokumentierter vorausgegangener Herzinfarkt
- Signifikante strukturelle Herzerkrankung, intrakardialer Tumor, schwere globale oder regionale Wandbewegungsstörung
- Schwere koronare Herzkrankheit (Vorgeschichte, Koronarangiographie oder bei Palpation durch den explantierenden Chirurgen)

— Relativ
- HB-Antigen positiv (falls Empfänger negativ)
- Hepatitis-C-Antigen positiv
- Ausgedehntes Thoraxtrauma mit Evidenz für Contusio cordis
- Prolongierte Hypotension (definiert als systolisch RR <60 für >1 h)
- Rezidivierende supraventrikuläre Arrhythmie
- Prolongierter Bedarf für positiv inotrope Unterstützung (Dopamindosis >10 µg/kg/min für >24 h oder vergleichbare Dosis von Dobutamin, Adrenalin, Noradrenalin für dieselbe Zeit
- Prolongierte Reanimation nach Kreislaufstillstand (>30 min Reanimationszeit innerhalb 24 h vor Organentnahme oder rezidivierende Reanimationen)
- Linksventrikuläre Hypertrophie in EKG oder Echokardiographie
- Moderate, typischerweise segmentale (meist das interventrikuläre Septum betreffende) Hypokinesie bei Hirnverletzung
- Tod durch Strangulation
- Koronare Herzkrankheit mit nichthochgradigen Stenosen
- Vorgeschichte einer Kohlenmonoxidinhalation mit Carboxyhämoglobin <20%
- Vorgeschichte eines i.v.-Drogenmissbrauchs
- Vorgeschichte eines chronischen Alkoholmissbrauchs
- Alter >55 Jahre

Bei Patienten mit Hirntod kommt es meist zu einem plötzlichen intrakranialen Druckanstieg, der zu einem autonomen Sturm und massiver Aktivitätssteigerung des Sympathikus führt. Dadurch kommt es innerhalb von 5 min zu einem unphysiologischen Anstieg der zirkulierenden Katecholamine, was zu einer kardialen Ischämie mit EKG-Veränderungen führen kann, die einem Myokardinfarkt ähnlich sehen. In solchen Fällen kann eine Koronarangiographie notwendig sein, um die Eignung des Spenderorgans zu dokumentieren. Ergänzende Informationen ergeben sich aus der Echokardiographie und Doppler-Untersuchung des Herzens.

Präoperative Prognose und Betreuung auf der Warteliste

Die mittlere Wartezeit beträgt aktuell 3–9 Monate. Während der Wartezeit sterben innerhalb eines halben Jahres ca. 20% der gelisteten Patienten in Deutschland. Das Risiko eines fatalen Ereignisses auf der Warteliste lässt sich durch verschiedene Prädiktoren abschätzen. Dabei werden klinische, hämodynamische, funktionelle, neurohumorale und rhythmologische Kriterien verwendet. Die Prognoseprädiktion darf erst nach Optimierung der medikamentösen Therapie erfolgen. Anhand der maximalen Sauerstoffaufnahme und des Herzzeitvolumens bezogen auf die Körperoberfläche (kardialer Index) kann die 1-Jahresüberlebensrate bei Patienten mit schwerer Herzinsuffizienz abgeschätzt werden (Tabelle 7.43).

Patienten, die die Wartezeit im häuslichen Umfeld verbringen, benötigen engmaschige Kontrolluntersuchungen (individuell nach Stabilität des Patienten zwischen wöchentlich und 4-wöchentlich), um eventuelle Verschlechterungen rechtzeitig erkennen zu können. Der Kandidat sollte wissen, dass er bei Zeichen einer Flüssigkeitsretention oder Gewichtszunahme frühzeitig Kontakt zum überweisenden Kardiologen oder Transplantationszentrum aufnehmen sollte.

Es gelten die Standards der medikamentösen Kombinationstherapie wie in ▶ Abschn. 7.3 dargestellt sowie eine strenge Kochsalz- und Wasserrestriktion (<2 g Natrium/Tag, <1.500 ml Flüssigkeit/Tag).

Die regelmäßigen Kontrollen dienen auch der Feststellung signifikanter Verbesserungen, die die Dringlichkeit der Transplantation relativieren können. Während das höchste Mortalitätsrisiko in den ersten Monaten auf der Warteliste besteht, konnte gezeigt werden, dass Patienten, die mehr als sechs Monate auf der Warteliste überleben, weniger deutlich von einer Transplantation im Vergleich zur Fortsetzung der medikamentösen Therapie profitieren.

 Tabelle 7.43. Prognoseabschätzung bei Patienten mit hochgradiger Herzinsuffizienz. 1-Jahresüberlebensraten in % bei 548 Transplantationskandidaten. (Nach Haywood et al. 1996)

VO$_2$max [ml/kg/min]	Herzzeitvolumen [l/min]		
	1,5	2,0	2,5
6	14%	40%	65%
10	41%	65%	82%
14	66%	82%	91%

7

Postoperative Prognose

Die 1-Jahresüberlebensrate nach Transplantation beträgt 80–90%; nach 10 Jahren leben noch 50% der Patienten. Die Überlebensrate wird zum einen durch die perioperative Mortalität, die Güte des Transplantates und die postoperativ auftretenden Komplikationen bestimmt (▶ folgende Übersicht und ◘ Abb. 7.27). Kürzlich konnte gezeigt werden, dass die Überlebenszeit nach Herztransplantation mit zunehmendem Spenderalter abnimmt. Die Häufigkeit der einzelnen Komplikationen in Abhängigkeit vom Zeitpunkt nach Transplantation ist in ◘ Abb. 7.28 dargestellt.

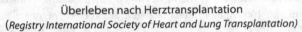

Überleben nach Herztransplantation
(*Registry International Society of Heart and Lung Transplantation*)

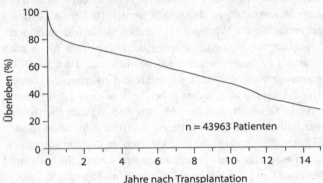

◘ **Abb. 7.27.** Überleben nach Herztransplantation. Daten der Registry International Society of Heart and Lung Transplantation. (Nach Hosenpud et al. 1999)

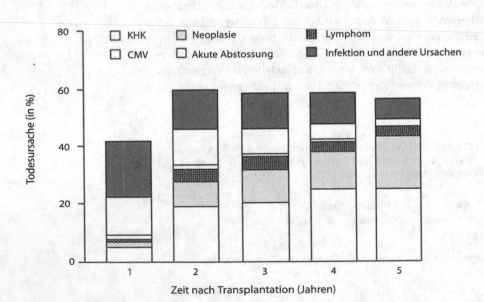

◘ **Abb. 7.28.** Spektrum der Komplikationen nach Herztransplantation in Abhängigkeit vom Zeitpunkt der Herztransplantation. *KHK* koronare Herzkrankheit; *CMV* Zytomegalievirus. (Nach Hosenpud et al. 1999)

> **Komplikationen nach Herztransplantation**
> - Akute und chronische Abstoßungsreaktion
> - Transplantatvaskulopathie
> - Komplikationen durch immunsuppressive Therapie
>   - Bakterielle, virale Infektionen
>   - Neoplasien
>   - Niereninsuffizienz
>   - Hypertonie
>   - Osteoporose

Die Diagnose einer Abstoßungsreaktion, dem größten Risiko im ersten Jahr nach einer Herztransplantation, wird histologisch anhand der Myokardbiopsie gestellt, die im ersten Jahr nach einem vom Transplantationszentrum festgelegten Schema oder jederzeit bei klinischem Verdacht auf eine Abstoßung entnommen wird. Dabei werden unterschiedliche Grade der Abstoßung differenziert (◘ Tabelle 7.44).

Immunsuppressive Therapie

Die Unterdrückung der Empfängerimmunantwort zur Verhinderung einer Abstoßung des Transplantates erfordert eine lebenslange Immunsuppression, die in der unmittelbar postoperativen, vulnerablen Phase am stärksten sein muss (akute Abstoßungsreaktion, ◘ Abb. 7.29). Nachteile der lebenslangen Immunsuppression ist die erhöhte Infektanfälligkeit (◘ Tabelle 7.48) und die substanzspezifische Toxizität. Es existieren inzwischen mehrere Schemata

◘ **Tabelle 7.44.** Histologische Einteilung der akuten Abstoßungsreaktion nach Herztransplantation nach der »International Society of Heart and Lung Transplantation«. (Nach Rodriguez ER. The pathology of heart transplant biopsy specimens: revisiting the 1990 ISHLT working formulation. J Heart Lung Transplant 2003; 22:3

Grad	Histologie
0	kein Hinweis auf zelluläre Abstoßung
1A	fokale perivaskuläre oder interstitielle Infiltrate ohne Beteiligung der Kardiomyozyten
1B	multifokale oder diffuse Infiltrate ohne Beteiligung der Kardiomyozyten
2	einzelner Fokus oder diffuse Infiltrate mit Beteiligung der Kardiomyozyten
3A	multifokale dichte Infiltrate mit Beteiligung der Kardiomyozyten
3B	diffuse dichte Infiltrate mit Beteiligung der Kardiomyozyten
4	ausgedehnte Infiltrate mit Beteiligung der Kardiomyozyten, ggf. mit Ödem und hämorrhagischen Anteilen

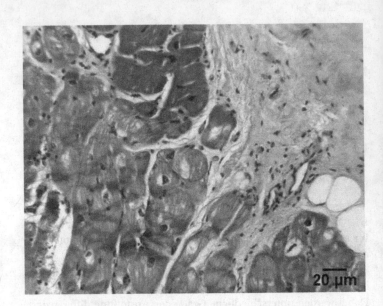

20 µm

◘ Abb. 7.29. Histologisches Bild einer akuten Abstoßungsreaktion nach Herztransplantation

zur Immunsuppression. Am weitesten verbreitet ist sicher eine 3fach-Kombination aus Ciclosporin A, Azathioprin und Kortikosteroiden. Dosierungsempfehlungen zur Immunsuppression müssen auch andere Faktoren des Patienten (z. B. Nieren- und Leberfunktion) berücksichtigen. In der unmittelbaren postoperativen Phase (akute Therapie) sind die Dosierungen i. Allg. höher, während im weiteren Verlauf nach Transplantion niedrigere Dosierungen (geringere Toxizität) der Immunsupressiva angestrebt werden (chronische Therapie). Die ◘ Tabellen 7.45 und 7.46 geben einen Überblick über Wirkmechanismen, Nebenwirkungen und Dosierungen der gebräuchlichsten Medikamente zur Immunsuppression von Patienten nach Herztransplantation. Die hier angegebenen Dosierungen sind Richtdosierungen, die individuell angepasst werden müssen. Hierzu stehen für bestimmte kritisch zu dosierende Immunsuppressiva wie Ciclosporin, Tacrolimus und Sirolimus Methoden zur Blutspiegelbestimmung zur Verfügung (◘ Tabelle 7.47).

Kortikosteroide besitzen neben ihrer entzündungshemmenden eine leicht immunsuppressive Wirkung, die vor allem auf einer verminderten IL-2-Bildung beruht. Sie sind deshalb in der ersten Zeit nach der Transplantation die effektivste Maßnahme gegen die akute Abstoßung und werden in recht hohen Dosierungen und in Kombination mit Kalzineurininhibitoren (Ciclosporin, Tacrolimus) und Antimetaboliten (Azathioprin, Mycophenolat) verabreicht. Aufgrund der hohen Nebenwirkungsrate bei hoch dosierter und langfristiger Therapie mit Kortikosteroiden (exogenes Cushing-Syndrom) wird die Dosierung in den ersten Monaten nach der

◨ **Tabelle 7.45.** Immunsuppressiva bei der Herztransplantation

Immunsuppressivum	Wirkmechanismus	unerwünschte Wirkungen
Klassische Substanzen		
Kortikoide	Aktivierung der Eiweißbiosynthese bestimmter Enzyme (über Steroid-rezeptor), damit Modulation ver-schiedener zellulärer Reaktion mit Unterdrückung der B- u. besonders T-Lymphozytenaktivität (durch reduzierte IL-2-Produktion)	Cushing-Syndrom, Diabetes mellitus, Osteoporose, Wachs-tumshemmung, Magenulzera, Katarakt
Ciclosporin A	Hemmung der IL-2-Freisetzung aus aktivierten Makrophagen durch intra-zelluläre Kalzineurin-Blockade, dadurch verminderte Produktion zytotoxischer T-Lymphozyten	Nephro-, Hepato-, Neurotoxizität, Malignominduktion, arterielle Hypertonie, Hyperkaliämie, Gingivahyperplasie
Azathioprin	Hemmung der Purinsynthese (DNA und RNA) in allen Körperzellen, damit Verzögerung der Lymphozyten-proliferation	Myelosuppression, Cholestase, Pankreatitis, Alveolitis, Fieber
Neuere Substanzen		
Tacrolimus (FK506)	Inhibition der Proliferation von zyto-toxischen T-Zellen, T-Helferzellen und B-Lymphozyten durch Kalzineurin-Antagonismus	wie Ciclosporin A, schwere Neurotoxizität
Rapamyzin (Sirolimus)	Bildung eines Komplexes mit dem Immunophilin FKBP, der an mTOR (»mammalian target of rapamycin«) bindet und dadurch den Übergang von der G1- in die S-Phase des Zellzyklus verhindert, dadurch Hemmung der Proliferation der T- und B-Lymphozyten	wie Ciclosporin A, jedoch wenig nephrotoxisch, verstärkt die Nephrotoxizität von Ciclosporin, Hyperlipidämie, GI-Neben-wirkungen, Myelotoxizität
Everolimus	wie Sirolimus, zusätzlich Hemmung der Proliferation glatter Muskelzellen und Endothelzellen	wie Sirolimus
Mycophenolat-Mofetil	Hemmung der Inosin-Monophosphat-Dehydrogenase und damit der De-novo-Purinsynthese in T- und B-Zell-Lymphozyten	Übelkeit, Erbrechen, Durchfälle, Myelotoxizität

Transplantation meist schrittweise reduziert, bis im Einzelfall evtl. gänzlich darauf verzichtet werden kann.

Kalzineurininhibitoren wie Ciclosporin (Sandimmun, Sandim-mun Optoral) und Tacrolimus (Prograf) werden als Basisthera-peutika am häufigsten zur Immunsuppression eingesetzt. In den ersten Wochen nach der Transplantation erfolgt die Gabe meist

◘ Tabelle 7.46. Verwendete Dosierungen einiger immunsuppressiver Arzneimittel nach Herztransplantation

Immunsuppressivum	Dosierung in der akuten Therapie	Dosierung in der chronischen Therapie
Methylprednisolon	500 mg i.v. intraoperativ, dann 3 × 125 mg/Tag über drei Tage	
	Therapie der akuten Abstoßung: 0,5–1,0 g (in 100 ml 0,9%iger NaCl-Lösung über 30 min) an drei konsekutiven Tagen (1 × Wiederholung möglich)	
Prednisolon	1 mg/kg/Tag ausschleichen auf 0,4 mg/kg/Tag p.o.	0,1–0,2 mg/kg/Tag p.o.
Ciclosporin A	6–10 mg p.o. oder 0,5–2 mg/kg/Tag i.v.	3–6 mg/Tag p.o.
Azathioprin	2 mg/kg/Tag p.o. (max. 200 mg/Tag)	1–2 mg/kg/Tag p.o.
Tacrolimus (FK506)	0,15–0,30 mg/kg/Tag p.o.	0,15–0,30 mg/kg/Tag p.o.
Mycophenolat-Mofetil	3.000 mg/Tag p.o.	3.000 mg/Tag p.o.

◘ Tabelle 7.47. Zielblutspiegel einiger immunsuppressiver Arzneimittel nach Herztransplantation

Immunsuppressivum	Blutspiegel in der akuten Therapie (bis 6 Monate) [ng/ml]	Blutspiegel in der chronischen Therapie (ab 6 Monate)
Ciclosporin A[a]		
HPLC	150–225	100–150
mFPIA	250–375	100–250
m125I-RIA	160–200	75–150
EMIT	125–200	75–150
Tacrolimus (FK506)	10–15	5–10
Sirolimus (Rapamycin) (in Europa zurzeit nur nach Nierentransplantation zugelassen)	4–12 (in Kombination mit Ciclosporin)	12–20 (Ciclosporin-freie Therapie)

[a] Medianwerte (ng/ml) der minimalen und maximalen Ciclosporin-Talblutspiegel (12 h nach Einnahme), Daten aus 38 Transplantationszentren. Die Normbereiche sind je nach verwendeter Messmethode unterschiedlich. *EMIT* enzymmultiplizierte Immunoassaytechnik; *HPLC* Hochdruck-Flüssigkeitschromatographie; *mFPIA* monoklonaler Antikörper-Fluoreszenz-Polarisations-Immunoassay; *m125I-RIA* monoklonaler Antikörper-INCSTAR-Radioimmunoassay;

in Kombination mit anderen Wirkstoffen, die dann im weiteren Verlauf nach und nach reduziert werden können. Kalzineurininhibitoren greifen schon frühzeitig in den Mechanismus der zellulären Immunreaktion ein. Sie stören die Signalübertragung der aktivierten T-Zelle, indem sie an Kalzineurin binden (Ciclosporin über das Immunophilin Cyclophilin, Tacrolimus über das Protein FKBP) und so dessen Aktivität blockieren. Dadurch wird die Produktion von Interleukin-2 und anderen Genprodukten gehemmt. Ciclosporin (Sandimmun) wurde 1983 in Deutschland eingeführt, so dass die umfangreichsten gesicherten Langzeitergebnisse mit diesem Medikament vorliegen. Heutige Präparate besitzen nach ständiger Weiterentwicklung und Verbesserung der pharmakokinetischen Eigenschaften eine sehr gute Bioverfügbarkeit und eine wenig variable Wirkstoffaufnahme. Dies ist von besonderer Bedeutung, da Ciclosporin zu den Wirkstoffen mit einer geringen therapeutischen Breite gehört. Das bedeutet, dass nur geringe Änderungen in der Plasmakonzentration dafür verantwortlich sein können, dass die immunsuppressive Wirkung verloren geht und damit das Risiko der Abstoßungsreaktion steigt. Sowohl die Verbesserung der Galenik mit Hilfe der Mikroemulsionstechnik als auch die regelmäßige Kontrolle des Wirkstoff-Blutspiegels, neuerdings als sog. C2-Monitoring (Messung des Blutspiegels 2 h nach Einnahme des Wirkstoffs, gegenüber der bisher üblichen Talblutspiegelmessung 12 h nach der Einnahme), tragen heute erheblich dazu bei, dass Ciclosporin unter Berücksichtigung seines engen therapeutischen Fensters sehr gut steuerbar ist. Studien belegen, dass dank der optimalen Einstellung und Überwachung der Patienten mittels C2-Monitoring die Zahl akuter Abstoßungsreaktionen weiter vermindert werden konnte. Eine generelle Empfehlung dieser Methode nach Herztransplantation steht allerdings noch aus.

Neben Ciclosporin ist der Kalzineurinhemmer Tacrolimus (FK 506, Prograf) ein Basisimmunsuppressivum, das jedoch, anders als Ciclosporin, bislang überwiegend nach Leber- und Nierentransplantationen eingesetzt wird. Für die Behandlung mit Tacrolimus nach Herztransplantation fehlen z. T. noch Langzeit-Erfahrungswerte u. a. auch darüber, mit welchen anderen Immunsuppressiva der Wirkstoff bestmöglich kombiniert werden kann. Bezüglich der auftretenden möglichen Nebenwirkungen unterscheiden sich die beiden Wirkstoffe Ciclosporin und Tacrolimus nicht wesentlich voneinander. Allerdings hat man aufgrund der gut dokumentierten Langzeitergebnisse mit Ciclosporin hier genauere Kenntnisse über akute und auch langfristige Nebenwirkungen und kann so das Risiko besser abschätzen. Bei beiden Wirkstoffen kann es zu Nierenfunktionsstörungen, Stoffwechsel- und Kreislaufstörungen sowie neurologischen Beeinträchtigungen kommen. Während Hypertonie und Hyperlipidämie bei Ciclosporin stärker ausgeprägt zu sein scheinen, treten Neurotoxizität und Stoffwechselstörungen wie Diabetes mellitus bei Tacrolimus häufiger auf.

Wie die IL-2-Rezeptorantikörper hemmen auch Antimetaboliten wie Azathioprin (Imurek) oder Mycophenolat Mofetil (MMF; CellCept) die Proliferation der T-Zellen. Antimetaboliten wirken jedoch intrazellulär, indem sie verschiedene Enzyme, die an der DNA- und RNA-Synthese beteiligt sind, blockieren. Während Azathioprin die Bereitstellung des DNA-Bausteins Purin unterdrückt, wirkt Mycophenolat Mofetil als reversibler Hemmstoff der Inosinmonophosphat-Dehydrogenase, beides Mechanismen, die die Zellteilung, die Differenzierung oder die Proteinsynthese der Zelle stören. Antimetaboliten werden immer in Kombination mit den Basis-Immunsuppressiva gegeben. Ihre Anwendung kann, abhängig von der Dosierung, zu zahlreichen Nebenwirkungen, u. a. zu Beschwerden im Magen- und Darmbereich, d. h. Übelkeit oder Durchfällen, führen. Außerdem kann im Knochenmark die Bildung von Blutzellen herabgesetzt werden, was mit Leukozytopenie, Thrombozytopenie und einem verstärkten Infektionsrisiko einhergeht. Die Antimetabolite können nach Wirkung auf das Knochenmark dosiert werden, wobei eine Leukozytenzahl zwischen 3.500 und 6.000/µl anzustreben ist.

Durch die Entwicklung neuer, spezifischerer Immunsuppressiva wird versucht, die Langzeitergebnisse nach Herztransplantation hinsichtlich Mortalität und Morbidität zu verbessern (Tabelle 7.45).

Eine neue Gruppe von Immunsuppressiva, die sog. Proliferationshemmer, die die T-Zell-Proliferation unterdrücken, beinhaltet die Wirkstoffe Sirolimus (Rapamune) und Everolimus (Certican). Sirolimus darf nur in den ersten drei Monaten nach Nierentransplantation gemeinsam mit Ciclosporin verabreicht werden. Everolimus hingegen ist, in Kombination mit reduziert dosiertem Ciclosporin, als einziger Proliferationshemmer auch in der Herztransplantation zugelassen. Everolimus und Sirolimus hemmen zusätzlich die Proliferation glatter Muskelzellen und Endothelzellen, was eine Rolle bei der chronischen Transplantatabstoßung spielen soll.

Sirolimus (Rapamune) weist einen völlig neuen Wirkmechanismus auf. Es bindet wie Tacrolimus an das Protein FKBP. Der FKBP-Sirolimus-Komplex führt jedoch nicht über Bindung an Kalzineurin zur Reduktion von IL-2, sondern er bindet an mTOR-Proteine (»mammalian target of rapamycin«). mTor ist ein zelluläres Protein, das u. a. in die Proteintranslation eingreift. Die Bindung des FKBP-Sirolimus-Komplexes stört die Aktivität von mTOR. Als Folge wird die T-Lymphozytenaktivität gehemmt und dadurch die Immunantwort unterdrückt. Als Nebenwirkung von Sirolimus werden zwar auch Nierenfunktionsstörungen genannt, die Nephrotoxizität ist hier jedoch geringer. Weitere Nebenwirkungen, die bei der Anwendung von Sirolimus auftreten können, sind virale und bakterielle Infektionen, Stoffwechselstörungen, insbesondere Hypercholesterinämie, gastrointestinale Beschwerden, Störungen des Blut- und Lymphsystems (Anämie, Thrombozytopenie), Funktionsstörungen der Haut (Akne) sowie Infektionen des Harntraktes.

Everolimus (RAD001, Certican), das einen ähnlichen Wirkmechanismus wie Sirolimus hat, kann nicht nur als immunsuppressiver Wirkstoff eine Organabstoßung nach Transplantationen unterdrücken, sondern auch möglicherweise aufgrund seiner antiproliferativen Eigenschaften einer Gefäßschädigung (Vaskulopathie) entgegenwirken. In einer Doppelblind-Studie an 634 Patienten nach Herztransplantation reduzierte Everolimus in Kombination mit Ciclosporin und Kortikosteroiden im Vergleich zur Standardmedikation Azathioprin plus Ciclosporin und Kortikosteroid das Vorkommen und die Schweregrade einer Transplantatvaskulopathie.

In vielen Zentren wird eine Induktionstherapie der Immunsuppression mittels poly- oder monoklonaler Antikörper wie dem Antithymozytenglobulin ATG oder OKT III durchgeführt, ein Vorgehen, das wegen potenziell tumorinduzierender Nebenwirkungen in der Literatur kontrovers diskutiert wird. Neuere gentechnisch hergestellte Interleukin-2-Rezeptorantikörper (Basiliximab, Daclizumab, Simulect) können jedoch eine wirksame Ergänzung der Basis-Immunsuppressiva sein (◘ Tabelle 7.46). Sie werden zur Verhinderung der akuten Abstoßungsreaktion in den ersten postoperativen Wochen verabreicht und hemmen auf extrazellulärer Ebene die Proliferation der T-Zellen, indem sie an die sog. α-Kette des Interleukin-2-Rezeptors (CD25) binden. Damit wird die Bindung des Signalstoffs Interleukin-2 an den Rezeptor blockiert und dadurch die Vermehrung der T-Zellen gebremst. Eine Blockade der Interleukin-2-Rezeptoren durch diese Antikörper lässt sich während der ersten drei bis vier Wochen nach der Transplantation nachweisen. Für eine Dauer-Immunsuppression eignen sich die Antikörper hingegen wegen der durch sie induzierten Stimulation von immunologischen Reaktionen gegen Fremdeiweiße mit konsekutivem Wirkverlust nicht. Da die Interleukin-2-Rezeptorantikörper spezifisch in das Immunsystem eingreifen, ist das Risiko möglicher Nebenwirkungen gering. Hierzu fehlen allerdings noch weitere aussagekräftige Langzeitstudien und -ergebnisse.

Alle derzeit zur Verfügung stehenden Immunsuppressiva wirken unspezifisch. Indem sie immunologische Reaktionen unterdrücken, beeinträchtigen und schwächen sie das gesamte Immunsystem. Eine optimale Immunsuppression ist demzufolge immer eine Gratwanderung. Auf der einen Seite muss eine effektive Therapie gegen die Organabstoßung und auf der anderen Seite die bestmögliche Erhaltung eines funktionierenden Immunsystems gewährleistet sein. Dennoch lässt sich nicht verhindern, dass das durch die Immunsuppression geschwächte Immunsystem besonders anfällig gegenüber durch Viren, Bakterien oder Pilze ausgelöste Infektionen ist (◘ Tabelle 7.47). Eine Hauptgefahr der lebenslangen Immunsuppression ist deshalb eine erhöhte Empfindlichkeit gegenüber pathogenen Mikroorganismen. In der frühen Phase nach Transplantation überwiegen dabei lokale oder systemische bakterielle Infektionen durch grampositive und gramnegative Keime.

Jenseits des ersten Jahres werden Infektionen überwiegend durch verbreitete Erreger wie Influenzaviren, Atemwegserreger wie Haemophilus influencae, Pneumokokken, Harnwegskeime wie E. coli ausgelöst. Dazu kommen typische Infektion immunsupprimierter Patienten wie Zytomegalie, Herpes-zoster-Erkrankungen, Tuberkulose, Toxoplasmose, Pneumocystis-carinii- und Nocardia-Infektionen. Die Symptome von lokalen oder systemischen Infektionen sind unter Immunsuppression abgeschwächt, was die Diagnostik und Therapie erheblich erschweren kann. So können z. B. Patienten mit perforierter Appendizitis oder Diverticulitis auch bei Vorliegen einer Peritonitis erstaunlich wenig Symptome zeigen. ◘ Tabelle 7.48 gibt einen Überblick über Verteilung und Häufigkeit von Infektionen nach Herztransplantation.

Eine weitere unspezifische Nebenwirkung der Immunsuppression ist das deutlich verstärkte Auftreten maligner Erkrankungen. Denn die Immunsuppressiva hemmen ebenfalls die tumorunterdrückenden T- und Killerzellen. Transplantierte Patienten sollten deshalb unbedingt regelmäßig, ein- bis zweimal pro Jahr, Krebsvorsorgeuntersuchungen in Anspruch nehmen.

◘ **Tabelle 7.48.** Häufige Infektionen nach Herztransplantation. (Nach Miller et al. 1994)

Erreger	Häufigkeit	Spezies
Frühe Infektion		
Bakterien	47%	grampositive Keime
		Staphylococcus aureus >Staphylococcus epidermidis >Streptokokken >Clostridien gramnegative Keime
		E. coli >Pseudomonas >Enterobacter
Späte Infektion		
Viren	41%	Zytomegalie, Herpes simplex, Herpes zoster, Hepatitis-Viren, Epstein-Barr-Virus
Protozonen	5%	Pneumozystis carinii >Toxoplasma gondii
Pilze	7%	Candida >Aspergillus

Begleitmedikation und Interaktionen

Herztransplantierte Patienten entwickeln zu 80% innerhalb weniger Monate eine arterielle Hypertonie, die mit konventionellen Mitteln schwer zu behandeln ist. Kalziumantagonisten sind dabei die wirksamsten Medikamente und sollten deshalb in erster Linie eingesetzt werden. Dabei ist zu berücksichtigen, dass Nifedipin und Amlodipin häufig Ödeme auslösen, Verapamil und Diltiazem verlangen eine Anpassung der Ciclosporindosis. Bei unzureichender Wirkung können ACE-Hemmer und Vasodilatatoren wie Hydralazin ergänzt werden. Zusätzlich können α-Blocker und kombinierte α-/β-Blocker eingesetzt werden, während reine β-Blocker nach Transplantation häufig schlecht toleriert werden.

Eine sehr problematische Nebenwirkung der Langzeit-Ciclosporintherapie ist die chronische Niereninsuffizienz. Ihr Auftreten kann durch regelmäßige Spiegelkontrollen, Einstellung möglichst niedriger Dauerspiegel und die Vermeidung von Substanzen, die die Nephrotoxizität von Ciclosporin steigern, z. B. nichtsteroidale Antiphlogistika, in ihrer Häufigkeit reduziert werden. Trotz dieser Maßnahmen muss bei 10% aller Langzeittransplantierten irgendwann mit einer Nierenersatztherapie gerechnet werden.

Patienten nach Herztransplantation erhalten üblicherweise eine Kombinationstherapie aus mehreren immunsuppressiven Medikamenten, Antihypertonika, Lipidsenkern und antithrombozytären Substanzen. Besonderes Augenmerk muss deshalb der Möglichkeit von Medikamenteninteraktionen geschenkt werden. Dies gilt insbesondere für Ciclosporin, dessen Metabolismus über das Zytochrom-P-450-System erfolgt und dessen Spiegel durch zahlreiche Konkurrenzmetabolite oder Induktoren dieses Systems beeinflusst werden kann. So können Rifampicin, Phenytoin und andere Induktoren die Blutspiegel von Ciclosporin dramatisch reduzieren, was zu Abstoßungen führen kann. Dagegen kommt es zu einem Ciclosporinspiegelanstieg mit der Gefahr renaler Nebenwirkungen, von Hypertonie und Konvulsionen, wenn Erythromycin, Ketokonazol, Cimetidin oder Grapefruitsaft parallel verabreicht werden. Ebenso erhöhen Verapamil und Diltiazem die Ciclosporinspiegel (durch Hemmung des Abbaues). Die Kombination von Ciclosporin mit Aminoglykosiden kann zu akutem Nierenversagen, die Kombination mit nichtsteroidalen Antiphlogistika zu schwerer Nephrotoxizität führen. Vancomycin sollte nur bei lebensbedrohlichen Infektionen eingesetzt werden. Ein Überblick über häufig zu erwartende Medikamenteninteraktionen wird in ◘ Tabelle 7.49 geboten.

HMG-Co-A-Reduktasehemmer können in Kombination mit Ciclosporin eine Rhabdomyolyse mit der Gefahr eines akuten Nierenversagens auslösen. Einschleichende Dosierungen und regelmäßige CK-Kontrollen bei Dosissteigerungen können solche Komplikationen weitestgehend unwahrscheinlich machen. Günstige Erfahrungen liegen bis dato mit Pravastatin und Simvastatin vor.

◘ Tabelle 7.49. Interaktionen zwischen Ciclosporin und anderen häufig verwendeten Medikamenten

Nutzung mit Vorsicht möglich	Signifikanter Einfluss auf Ciclosporin-Spiegel	Einsatz nicht empfohlen
Antibiotika		
– Aciclovir	Doxycyclin (⇑)	Aminoglykoside:
– Amphotericin B	Fluconazol (⇑)	Gentamycin
– Ciprofloxacin (Dosis >500 mg 2 × tgl.)	Ketoconazol (⇑)	Tobramcycin
– Cotrimoxazol	Itraconazol (⇑)	Streptomycin
– Valaciclovir	Miconazole (⇑)	Netilmicin
– Vancomycin	Isoniazide (⇓)	Amikacin
	Claritromycin (⇑)	
	Erythromycin (⇑)	
	Rifampycin (⇓)	
Antiepileptika	Barbiturate (⇓)	
	Carbamazepin (⇓)	
	Phenytoin (⇓)	
	Oxcarbazepin (⇓)	
NSAID		Alle anderen
– Sulindac		
– Nabumeton		
– Aspirin		
Kalziumantagonisten	Diltiazem (⇑)	
	Nicardipin (⇑)	
	Verapamil (⇑)	
Andere	Amiodaron (⇑)	Metoclopramid
– Kalium sparende Diuretika	Cisaprid (⇑)	Fluoxetin
– HMG-CoA Reductasehemmer	Methylprednisonol (⇑)	
	Ticlopidine (⇓)	
	Octreotid/Somatostatin (⇓)	

Bei Immunsuppression mit Azathioprin muss eine Behandlung mit Allopurinol mit äußerster Vorsicht begonnen werden, da Allopurinol die Konversion von Azathioprin in einen inaktiven Metaboliten verhindert und damit zu lebensbedrohlichen Knochenmarkstoxizitäten führen kann. Üblicherweise wird die Azathioprindosis bei Beginn der Allopurinoltherapie auf ein Drittel bis ein Viertel der Ausgangsdosis reduziert und in den Folgewochen nach Leukozytenzahl angepasst.

FAZIT

Glukokortikoide und Azathioprin sind weiterhin Standardmedikamente in der Nachbehandlung nach Herztransplantation. Neue Optionen bieten Herztransplantierten mit Niereninsuffizienz Sirolimus und Tacrolimus. Ältere Herz- und Lungentransplantierte mit Glukoseintoleranz und Osteoporose sprechen am besten auf das sehr kostenintensive Daclizumab an. Weiterhin kann MMF vorteilhaft eine drohende Abstoßung verhindern. Es kann bei Patienten mit symptomatischer Hyperurikämie problemlos mit Allopurinol kombiniert werden. Berücksichtigt werden müssen zudem Wechselwirkungen, die zwischen den einzelnen immunsuppressiven Medikamenten, blutdrucksenkenden Mitteln, Antiarrhythmika sowie Antibiotika und Antiepileptika entstehen können.

Organisation der Nachbetreuung

Aufgrund der vielfältigen Komplikationen, die im weiteren Verlauf nach Transplantation auftreten können, sollten alle Patienten dauerhaft durch eine Spezialambulanz betreut werden. Der Patient ist hierüber vor der Operation aufzuklären und muss sein Einverständnis erklären. Die Betreuung erfolgt individuell, d. h. die Kontrollintervalle werden in Abhängigkeit von der klinischen Situation festgelegt. Die Inhalte der Verlaufskontrolle sind tabellarisch zusammengefasst (► folgende Übersicht).

Verlaufskontrollen bei herztransplantierten Patienten. Inhalte der Verlaufskontrollen

- Anamnese
- Körperliche Untersuchung
- Labordiagnostik (Routinelabor, Infektionsserologie, Medikamentenspiegel)
- EKG
- Echokardiographie
- Myokardbiopsie (alle 3–6 Monate)
- Koronarangiographie (alle 12 Monate)

7.10   Sozioökonomische Aspekte
der Herzinsuffizienztherapie

Im Vergleich zu anderen Erkrankungen ist die Lebensqualität von Patienten mit chronischer Herzinsuffizienz stark reduziert, darüber hinaus erwachsen dem Gesundheitssystem durch wiederholte stationäre Einweisungen aufgrund einer akuten Dekompensation erhebliche Kosten. Da die Herzinsuffizienz meist eine Erkrankung des älteren Menschen ist, werden aufgrund der derzeitigen Bevölkerungsstruktur die Therapieaufwendungen für diese Erkrankung erheblich steigen. Eine konsequente Umsetzung der medikamentösen Therapie kann insbesondere durch die Vermeidung wiederholter Krankenhausaufenthalte zu einer signifikanten Verringerung der Kosten beitragen. Eine große europaweite Studie (»The IMPROVEMENT of heart failure programme«; Cleland 2002) konnte kürzlich zeigen, dass trotz optimaler Diagnostik die Umsetzung der Leitlinien zur Therapie der Herzinsuffizienz nur unzureichend erfolgt. Darüber hinaus finden sich erhebliche Variationen zwischen verschiedenen europäischen Staaten. Insbesondere die Tatsache, dass die meisten Patienten nur etwa 50% der empfohlenen Zieldosis der entsprechenden Arzneistoffe erhalten, zeigt an, dass viele dieser Patienten nicht optimal therapiert werden (◘ Tabelle 7.50). Untersuchungen aus der Schweiz zeigen, dass die Anwendungshäufigkeit stark altersabhängig ist. So erhalten Patienten, die älter als 65 Jahre sind, seltener ACE-Inhibitoren und β-Adrenozeptorblocker, dafür gehäuft Herzglykoside und Diuretika (◘ Tabelle 7.51). Außerdem ist die Compliance sowie die Kenntnis über die Bedeutung der Therapie gerade bei älteren Patienten häufig mangelhaft. Vergleichbare Untersuchungen für Deutschland fehlen bislang. Anhand des deutschen Arzneimittelverordnungs-Reports lässt sich jedoch eine deutliche Unterversorgung herzinsuffizienter Patienten ablesen. Allein für β-Rezeptorblocker und Spironolacton konnte eine Reduktion der Mortalität von ca. 30% nachgewiesen werden. Eine Hochrechnung auf die deutsche Bevölkerung würde selbst bei zurückhaltendsten Schätzungen zu einer Mortalitätsreduktion von mindestens 30.000 Patienten pro Jahr sowie einer Reduktion der Morbidität, inklusive der Notwendigkeit der stationären Krankenhausaufnahme, für eine weitaus größere Zahl von Patienten führen (Deutschen Gesellschaft für Pharmakologie und Toxikologie).

Bei der Therapie der Herzinsuffizienz handelt es sich um eine lebenslange pharmakologische sowie nichtpharmakologische Behandlung. Somit stellen die Arzneimittelkosten und die Ausgaben im stationären Bereich gegenwärtig (aufgrund der langen Liegezeiten) die Hauptfaktoren der Gesamtkosten dar. Im Mittel betrug 1997 die Aufenthaltsdauer aufgrund einer chronischen Herzinsuffizienz in westdeutschen Krankenhäusern 16,2 Tage, wobei 44 Krankenhauseinweisungen pro 10.000 Krankenversicherte pro Jahr aufgrund einer Herzinsuffizienz anfallen. Da eine adäquate Medikation Krankenhausaufenthalte vermeiden kann, kommt es unter der Medikation nicht nur zu Kosten-, sondern auch zu Einsparungen im klini-

◼ Tabelle 7.50. Medikamentöse Versorgung von Patienten mit chronischer Herzinsuffizienz in Deutschland und Europa. Daten der Improvement-Studie. (Nach Cleland et al. 2002b)

Substanz	Deutschland (%)	EU gesamt (%)
Diuretika		
Keines	32	32
Schleifen	42	51
Thiazide	32	18
Schleifen und Thiazide	7	4
Spironolacton	5	12
ACE-Hemmer		
Tatsächlich	61	34
Versucht	67	39
β-Blocker		
Tatsächlich	36	34
Versucht	41	39

◼ Tabelle 7.51. Medikamentenverschreibung bei chronischer Herzinsuffizienz in Abhängigkeit vom Lebensalter. (Nach Muntwyler u. Follath 2000)

Alter (Jahre)	<65	65–74	75–84	>85
	[%]			
ACE-Hemmer	62	61	52	45
ARB	14	10	14	9
β-Blocker	53	30	20	7
Schleifen-/Thiaziddiuretikum	59	73	75	80
Spironolacton	10	13	15	10
Digitalis	21	32	27	44

ARB Angiotensin-Rezeptorblocker

◙ Tabelle 7.52. Durchschnittliche Therapiekosten bei Patienten mit chronischer Herzinsuffizienz in Deutschland anhand einer Analyse auf der Basis der CIBIS-II-Studie. Mittlerer Beobachtungszeitraum 1,3 Jahre. (Nach Szucs et al. 2000)

Kosten	Verweildauer pro Patient (Tagen)	Gesamtkosten pro Patient (Euro)
stationär	8,2 ± 14,8	
kardiologische Abteilung	2,5 ± 6,7	
Intensivstation	0,2 ± 1,3	
allgemeine Abteilung	1,7 ± 5,4	
andere Abteilung	3,7 ± 9,7	
Summe stationär		2.335,00
Arzneimittelkosten		1.490,50
Gesamtsumme		3.825,50

schen Sektor. Eine Analyse der Wirtschaftlichkeit einer Therapie mit Bisoprolol auf der Basis der CIBIS-II-Studie zeigt eindrucksvoll die durchschnittlichen Kosten pro Patient (◙ Tabelle 7.52).

7.11   Experimentelle Therapieverfahren

Trotz Verbesserungen in der Pharmakotherapie der chronischen Herzinsuffizienz bleibt die Letalität dieser Erkrankung hoch. Dies verdeutlicht insbesondere die herausragende Rolle, die der Prävention dieses Syndroms zukommt. Gleichzeitig wird erkenntlich, dass zukünftig weitere therapeutische Maßnahmen entwickelt werden müssen, um die Herzinsuffizienz erfolgreich zu bekämpfen. Anregungen hierzu kommen aus der Grundlagenforschung, die in den vergangenen Jahren fundamental zum Verständnis der zellulären und molekularen Veränderung beigetragen hat. Einerseits eröffnet die Gentherapie neuartige Möglichkeiten, direkt und dauerhaft in molekulare Vorgänge des erkrankten Herzens einzugreifen. Andererseits könnte es in Zukunft möglich sein, zerstörtes oder funktionsunfähiges Myokard durch Implantation von *in-vitro*-rekonstituiertem Herzgewebe oder durch Transplantation von humanen Stammzellen zu ersetzen. Aber auch pharmakologisch gibt es neuartige Konzepte zur Behandlung der chronischen Herzinsuffizienz. Die Bedeutung dieser Therapiestrategien kann jedoch erst nach Abschluss kontrollierter klinischer Studien endgültig beurteilt werden.

7.11.1 Immunmodulation

Ausgehend von der Überlegung, dass bei bestimmten Formen der Kardiomyopathie autoimmunologische Prozesse beteiligt sind, die zur Schädigung des Myokards führen, wurde die Wirksamkeit einer Therapie mit Steroidhormonen untersucht, ohne dass jedoch eine Verbesserung der Prognose oder Befindlichkeit erreicht werden konnte. Neuere Untersuchungsergebnisse sprechen dafür, dass bei der Pathogenese dieses Krankheitsbildes entzündliche Mechanismen eine wichtige Rolle spielen. Nicht nur zelluläre, sondern auch humorale Immunmechanismen sind beteiligt. Dafür spricht die Tatsache, dass bei einigen Patienten Autoantikörper gegen spezifische kardiale Antigene, insbesondere gegen mitochondriale Proteine, kontraktile Proteine und β_1-Adrenorezeptoren nachgewiesen werden können. Ob diese Autoantikörper ein Epiphänomen, d. h. eine sekundäre immunologische Reaktion auf die Nekrose von Herzmuskelzellen darstellen oder für die Pathogenese und Progression der Herzmuskelerkrankung verantwortlich sind, wird kontrovers diskutiert. Mit der Immunadsorption steht jetzt ein neues Verfahren zur Verfügung, mit dem solche Autoantikörper aus dem Plasma entfernt werden können. In mehreren kleinen Studien konnte eine Verbesserung der klinischen Symptomatik und hämodynamischer Parameter festgestellt werden. Eingeschlossen wurden Patienten mit chronischer Herzinsuffizienz, die trotz optimaler Medikation dem funktionellen Stadium II–IV (NYHA) zuzuordnen waren. Eine Viruspersistenz im Myokard wurde bioptisch ausgeschlossen. Interessanterweise waren die positiven Effekte nicht nur bei Patienten mit nachweisbaren Autoantikörpern gegen β_1-Adrenozeptoren, sondern auch bei Patienten mit fehlenden Autoantikörpern zu sehen. Ob diese Therapieform einen positiven Einfluss auf die Prognose dieser Patienten hat, ist bislang nicht nachgewiesen. Bei Patienten mit nachgewiesener viraler Myokarditis (in-situ PCR von Myokardbiopsien) und Zeichen der chronischen Herzinsuffizienz kann die Gabe von β-Interferon (18×10^6 U/Woche s.c.) möglicherweise zur Verbesserung der ventrikulären Funktion und Eradikation der viralen DNA im Myokard führen (Kuhl et al. 2003). Neue experimentelle Befunde sprechen dafür, dass Tumor-Nekrose-Faktor-α (TNF-α) kausal mit der Progression der Herzinsuffizienz in Verbindung steht. In kleineren Studien konnte bereits nach einmaliger Gabe des TNF-α-Antagonisten Etanercept (4–10 mg/m^2) eine Besserung der Befindlichkeit und der Leistungsfähigkeit festgestellt werden. Erste große klinische Studien mit dem TNF-Rezeptor-Fusionsprotein Etanercept (RECOVER, RENAISSANCE) an Patienten mit chronischer Herzinsuffizienz wurden aufgrund einer mangelnden Wirkung jedoch vorzeitig abgebrochen.

7.11.2 Wachstumshormone

Ausgehend von der Hypothese, dass ein verstärktes Wachstum einzelner Kardiomyozyten in der Lage ist, einen Verlust an kontraktiler Herzmuskelmasse zu kompensieren, wurde versucht, Wachstumsfaktoren zur Behandlung der chronischen Herzinsuffizienz einzusetzen. Die kurzfristige Gabe von rekombinantem Wachstumshormon (rhGH) über mindestens 12 Wochen bei Patienten mit dilatativer Kardiomyopathie führt zwar zu einer Zunahme der linksventrikulären Masse, diese ist jedoch nicht von einer symptomatischen Verbesserung begleitet. Ähnliches gilt für die Therapie mit »*Insulin-like-growth factor I*«. Zusammenfassend gibt es bislang keine überzeugenden Daten, die den therapeutischen Nutzen von rhGH *oder* »*Insulin-like-growth factor I*« eindeutig belegen.

7.11.3 Endothelinantagonisten

Bei Patienten mit Herzinsuffizienz finden sich deutlich erhöhte Plasmaspiegel für Endothelin (korreliert mit dem Schweregrad der Erkrankung). Die langfristige Erhöhung von Endothelin 1 führt in vitro zu einer kardialen Hypertrophie und zu toxischen Zellschäden an den Kardiomyozyten. Ausgehend von diesen Daten konnte im Tierexperiment nachgewiesen werden, dass die Blockade des Endothelin-A-Rezeptors als Monotherapie gegenüber Placebo die Entwicklung einer chronischen Herzinsuffizienz und die Sterblichkeit nach akutem Myokardinfarkt deutlich verzögern kann. Erste Ergebnisse hinsichtlich des therapeutischen Nutzens von Bosentan (unselektiver Endothelin-Rezeptorantagonist) bei Patienten mit chronischer Herzinsuffizienz konnten bislang keine Verbesserung der Prognose nachweisen (ENABLE-Studie u. a.). Derzeit wird der Einsatz von Endothelinantagonisten bei der akuten Herzinsuffizienz geprüft. Möglicherweise sind auch Hemmstoffe des Endothelin-Konversionsenzyms eine weitere therapeutische Option. Untersuchungen am Menschen liegen allerdings bislang nicht vor.

7.11.4 Andere neurohumorale Antagonisten

Nolomirol ist eine Substanz, die über eine Blockade präsynaptischer Dopaminrezeptoren (DA2) und α_2-Adrenozeptoren zu einer Reduktion der sympathischen Aktivität führen soll. Der therapeutische Nutzen (Mortalität und Morbidität) von Nolomirol wird derzeit in einer doppelblinden, randomisierten placebokontrollierten Studie an Patienten mit chronischer Herzinsuffizienz untersucht.

7.11.5 Natriuretische Peptide

Als vasodilatierende Substanzklasse ohne reflexbedingte Aktivierung des Sympathikus könnten die natriuretischen Peptide (ANP, BNP) eine neue Möglichkeit zur Behandlung der Herzinsuffizienz darstellen. Tatsächlich bewirkt die Infusion von ANP beim herzinsuffizienten Patienten eine akute Abnahme des (erhöhten) Verschlussdruckes der pulmonalvenösen Kapillaren und des systemischen Widerstandes, eine Hemmung des Sympathikotonus und des Renin-Angiotensin-Systems und damit eine Verbesserung der linksventrikulären Funktion. Allerdings können diese Peptide bislang nur parenteral verabreicht werden und haben eine kurze Halbwertszeit (4 min). Nesiritide (rekombinantes humanes BNP) ist in den USA zur Behandlung der akuten Herzinsuffizienz zugelassen. Erste Daten sprechen dafür, dass die parenterale Gabe von Nesiritide im Vergleich zu Nitroglyzerin zu einer Verbesserung der Hämodynamik und der Symptome bei Patienten mit dekompensierter Herzinsuffizienz führt. Ein neues Wirkprinzip stellen die Vasopeptidase-Inhibitoren dar (◘ Abb. 7.30). Substanzen dieser Wirkstoffklasse (Omapatrilat) sind in der Lage, die enzymatische Aktivität von ACE und den neutralen Endopeptidasen zu hemmen. Dies führt einerseits zur Blockade der Angiotensin-II-Bildung, andererseits verhindert es den Abbau vasodilatatorischer Hormone, wie der natriuretischen Peptide, Bradykinin und Adrenomedullin. Verglichen mit einem ACE-Inhibitor (Lisinopril, 20 mg/Tag, n = 284) führt Omapatrilat (40 mg/Tag, n = 289) bei Patienten mit chronischer Herzinsuffizienz im Stadium II–IV zu einer Verbesserung der Befindlichkeit, ohne dass die Letalität signifikant beeinflusst wird. Die Ergebnisse der kürzlich veröffentlichten OVERTURE-Studie (Packer et al. 2002; Omapatrilat vs. Enalapril) konnten keinen relevanten Überlebensvorteil feststellen (◘ Abb. 7.31).

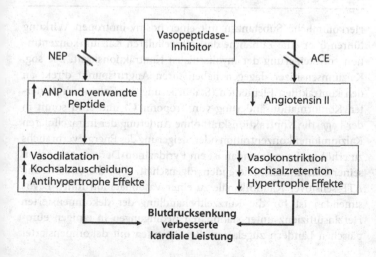

◘ Abb. 7.30. Schematische Darstellung des Wirkmechanismus von Vasopeptidaseinhibitoren. *NEP* neutrale Endopeptidase

7

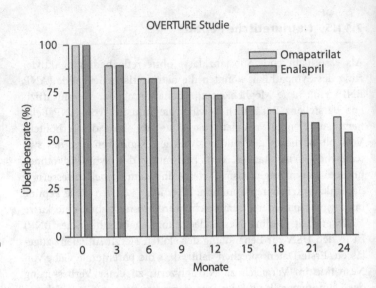

■ **Abb. 7.31.** Die OVERTU-RE-Studie (»Omapatrilat Versus Enalapril Randomized Trial of Utility in Reducing Events«) untersuchte die Wirkung beider Substanzen im Vergleich an 5.770 herzinsuffizienten Patienten im Stadium NYHA II–IV. Der primäre Endpunkt, das kombinierte Risiko von Tod oder Krankenhauseinweisung aufgrund von Herzinsuffizienz, wurde mit etwa gleicher Häufigkeit erreicht. Somit konnte kein signifikanter Unterschied festgestellt werden

7.11.6 Vasopressinantagonisten

Endogenes Vasopressin wirkt über Vermittlung spezifischer Vasopressinrezeptoren (V_1- und V_2-Rezeptoren) vasokonstriktorisch und antidiuretisch. Patienten mit chronischer Herzinsuffizienz weisen erhöhte Konzentrationen von Vasopressin im Plasma auf. Dies hat zur Entwicklung oral verfügbarer, selektiver V_1- und V_2- bzw. unselektiver Vasopressin-Rezeptorantagonisten geführt. Diese Substanzen befinden sich derzeit in der klinischen Entwicklung. Erste Daten verdeutlichen die diuretische Wirkung dieser Präparate auch bei Patienten mit hydropisch dekompensierter Herzinsuffizienz.

7.11.7 Kalziumsensitizer

Herkömmliche Substanzen mit einer positiv-inotropen Wirkung führen über eine Zunahme der intrazellulären Kalziumkonzentration zur Steigerung der myokardialen Kontraktionskraft. Die sog. Kalziumsensitizer dagegen haben ihren Angriffspunkt direkt an den kontraktilen Elementen (Stabilisierung der Kalzium induzierten Konformationsänderung von Troponin C) und sind somit in der Lage, die Kontraktionskraft ohne Änderung der intrazellulären Kalziumionenkonzentration oder Steigerung des Energieverbrauchs zu erhöhen. Levosimendan ist ein Pyridazinon-Derivat, was neben seiner kalziumsensitivierenden Eigenschaft über die Aktivierung ATP-sensitiver Kaliumkanäle zu einer Vasodilatation führt. Levosimendan ist für die Kurzzeitbehandlung der dekompensierten Herzinsuffizienz unter stationären Bedingungen in einigen europäischen Ländern zugelassen. Bei Patienten mit dekompensierter

Herzinsuffizienz führt die intravenöse Gabe (12–24 µg/*kg* »*loading dose*«, danach 0,1–0,2 µg/kg/min als Erhaltungsdosis über 24 h) von Levosimendan zu einem signifikanten Anstieg des Herzzeitvolumens (+30%) und zur Reduktion des systemischen Widerstandes und des pulmonalkapillären Verschlussdruckes (15–30%). Erste Daten lassen vermuten, dass die Substanz außerdem eine Verbesserung der Mortalität und Morbidität bei Patienten mit akuter Herzinsuffizienz bewirkt. Der Einfluss von Levosimendan auf die frühe Mortalität wurde in der LIDO- und der RUSSLAN-Studie untersucht (Follath et al. 2002; Moiseyev et al. 2002). Bei Patienten mit akut dekompensierter chronischer Herzinsuffizienz konnte in der LIDO-Studie (Levosimendan vs. Dobutamin) eine signifikante Mortalitätsreduktion (–53%) nach 31 Tagen erreicht werden. Die LIDO-Studie ist die bisher größte Untersuchung, die den Einfluss einer Dobutamingabe unter prospektiven, doppelblinden Bedingungen untersuchte. Es ist nicht auszuschließen, dass der mit Levosimendan erzielte Überlebensvorteil vorwiegend durch die negativen Effekte einer Therapie mit Katecholaminen erklärbar ist. Allerdings könnte das positive klinische Studienergebnis auf die spezifischen kalziumsensibilisierenden Effekte von Levosimendan zurückgeführt werden. Diesbezüglich stehen placebokontrollierte Studienergebnisse noch aus. Obgleich auch in der RUSSLAN-Studie eine deutliche Reduktion der Mortalität (–40% innerhalb der ersten 14 Tage) gezeigt werden konnte, sind die Ergebnisse aufgrund des unterschiedlichen Patientenkollektivs (Linksherzinsuffizienz bei akutem Myokardinfarkt) nicht direkt auf Patienten mit akut dekompensierter chronischer Herzinsuffizienz übertragbar. Levosimendan ist gut verträglich, Herzrhythmusstörungen treten seltener als unter Katecholaminen auf, unter höheren Dosierungen kann es zu einem Abfall des Blutdrucks kommen (Inhibition-Phosphodiesterase Typ III), Veränderungen im Blutbild und der Leberwerte werden selten beobachtet. Die Bedeutung dieser Substanz für die Behandlung der chronischen Herzinsuffizienz ist zurzeit nicht geklärt.

7.11.8 Statine

Es gibt die Beobachtung, dass niedrige Cholesterinspiegel bei Patienten mit chronischer Herzinsuffizienz mit einer erhöhten Sterblichkeitsrate assoziiert sind (Rauchhaus et al. 2003).

Mit jeder Zunahme des Gesamtcholesterins um 1 mmol/l (39 mg/dl) verbesserte sich in dieser Registerstudie die 3-Jahresüberlebensrate von Patienten mit Herzinsuffizienz um 36%. Bislang gibt es aber keine wissenschaftlich fundierte Erklärung für diesen Zusammenhang. Hypothetisch kann die Erniedrigung des Cholesterins als Marker für eine katabole Stoffwechsellage angesehen werden. Allerdings ist nicht auszuschließen, dass von der

Cholesterinsenkung unabhängige Effekte der Statine den Krankheitsverlauf günstig beeinflussen könnten. Klinische Belege für eine schädigende Wirkung von Statinen bei Herzinsuffizienz gibt es nicht. Klare Beweise dafür, dass die Lipidsenkung jedoch bei Patienten mit chronischer Herzinsuffizienz von therapeutischem Nutzen ist, fehlen bislang. Ergebnisse aus einer kleinen, retrospektiven Studie sprechen für einen gewissen Nutzen der Lipidsenker auch bei gestörter kardialer Pumpfunktion. In dieser Studie wurden retrospektiv die Daten von 551 Patienten mit ischämisch wie auch nichtischämisch bedingter Herzinsuffizienz analysiert (Horwich et al. 2004). Von den Patienten mit ischämisch bedingter Pumpschwäche waren 73%, von den Patienten mit nichtischämischer Herzinsuffizienz dagegen nur 22% mit Statinen behandelt worden. Die Lipidsenkung mit Statinen war im Vergleich zur Nicht-Behandlung mit einer signifikant höheren Überlebensrate assoziiert – trotz eines ungünstigeren Risikoprofils in der behandelten Gruppe. Die 1-Jahressterblichkeit für die Statingruppe betrug 11% bzw. 18% ohne Statintherapie. Dieser Vorteil der Statintherapie erwies sich als unabhängig von der Genese der Herzinsuffizienz. Neue Erkenntnisse werden aber erst die Ergebnisse der laufenden CORONA-Studie (Rosuvastatin vs. Placebo bei Patienten mit ischämischer chronischer Herzinsuffizienz) erbringen.

7.11.9 Matrix-Metalloproteinase-Inhibitoren

Die Zusammensetzung der extrazellulären Matrix des Herzens wird durch das Gleichgewicht zwischen abbauenden Proteinasen (Matrix-Metalloproteinasen, MMP) und deren Inhibitoren bestimmt. Im Endstadium der Herzinsuffizienz wird eine vermehrte Expression und Aktivität von Kollagenasen (MMP-1, MMP-9) und eine reduzierte Expression der Gewebsinhibitoren beobachtet. Experimentelle Daten legen die Vermutung nahe, dass eine Inhibition der MMP eine fortschreitende Dilatation des linken Ventrikels im Rahmen der pathologischen Umbauprozesse (z. B. nach Infarkt) verzögern kann. Hieraus könnte sich in Zukunft ein völlig neues therapeutisches Konzept entwickeln.

7.11.10 »Tissue engineering« und Stammzellen

Durch den Einsatz von biotechnologisch hergestelltem kardiovaskulärem Gewebe (Gefäße, Herzklappen und kontraktionsfähiges Myokard) wird das Spektrum therapeutischer Optionen verschiedenster Herzerkrankungen in Zukunft möglicherweise erheblich erweitert. Für die chronische Herzinsuffizienz werden derzeit zwei unterschiedliche Strategien verfolgt: einerseits die ex-vivo-Herstellung von vitalem Herzgewebe und dessen Transplantation, andererseits die Transplantation von pluripotenten Stammzellen aus dem Knochenmark des Patienten oder entsprechender Spender. Beide Verfahren sollen dazu beitragen, die verminderte Kontraktionsleistung des chronisch insuffizienten Herzens zu verbessern. Eine genetische Manipulation der transplantierten Zellen durch gezielten Gentransfer eröffnet darüber hinaus die Möglichkeit, biologische Eigenschaften dieser Zellen entsprechend dem Krankheitsbild anzupassen. Bislang gibt es jedoch nur experimentelle Daten, die darauf hinweisen, dass diese Verfahren für den Patienten von potenziellem Nutzen sind. Der therapeutische Nutzen einer Stammzelltransplantation wird derzeit in klinischen Untersuchungen unter kontrollierten Bedingungen überprüft.

FAZIT

Die chronische Herzinsuffizienz zählt zu den häufigsten und aufgrund der langen Behandlungsdauer zu den kostenintensivsten Erkrankungen der westlichen Industrienationen. Obgleich in den vergangenen Jahren ein Wandel in der medikamentösen Therapie stattgefunden hat und immer neue apparative oder operative Verfahren zur Behandlung dieser Krankheit entwickelt werden, bleibt die Sterblichkeit hoch. Kontrollierte, randomisierte Studien haben gezeigt, dass insbesondere Arzneistoffe, die zu einem verminderten Energieverbrauch des Herzens beitragen oder aber myokardiale Umbauvorgänge (»remodelling«) verzögern, die Prognose verbessern können. Somit sind heute ACE-Inhibitoren, β-Adrenozeptorblocker und Aldosteronantagonisten Mittel erster Wahl zur Behandlung dieser Erkrankung. Aber auch die Lebensqualität dieser Patienten ist ein wichtiges therapeutisches Ziel. Neben den zuvor genannten Substanzklassen kommen zur symptomatischen Behandlung Diuretika, Herzglykoside, Vasodilatatoren und Kalziumantagonisten der neueren Generation in Betracht. Eine Zusammenfassung der medikamentösen Stufentherapie findet sich in ◘ Tabelle 7.53. Ob zukünftig neue Arzneistoffe oder aber gentherapeutische Verfahren zu einer weiteren Verbesserung der Prognose beitragen, bleibt abzuwarten.

Die Therapie von Herzrhythmusstörungen und die Primärprävention des plötzlichen Herztodes ist ein essenzieller Bestandteil der Behandlung herzinsuffizienter Patienten. Die prophylaktische Gabe spezifischer Antiarrhythmika senkt das Mortalitätsrisiko bei schwer herzinsuffizienten Patienten nicht. Daher stellt die ICD-Therapie bei Hochrisikopatienten, die über eine schwer eingeschränkte linksventrikuläre Funktion und ggf. die Auslösung ventrikulärer Tachyarrhythmien in der elektrophysiologischen Untersuchung identifiziert werden können, die

▼

wirksamste Maßnahme zur Prävention des plötzlichen Herztodes dar. Zum Erhalt des Sinusrhythmus bei supraventrikulären Tachyarrhythmien, insbesondere Vorhofflimmern, sind β-Blocker und Amiodaron beim herzinsuffizienten Patienten zu empfehlen. Zur medikamentösen Frequenzkontrolle von Tachyarrhythmien werden β-Blocker und Digitalisglycoside eingesetzt, bei hierunter insuffizienter Herzfrequenzkontrolle auch Amiodaron oder eine AV-Knotenablation. Eine kurative Ablationstherapie von Vorhofflimmern ist für schwer herzinsuffiziente Patienten klinisch bislang nicht etabliert. Supraventrikuläre Tachykardien und Vorhofflattern sollten angesichts des Proarrhythmierisikos einer Antiarrhythmikatherapie gerade beim herzinsuffizienten Patienten bevorzugt mittels Katheterablation behandelt werden. Bei der Schrittmachertherapie herzinsuffizienter Patienten ist zu beachten, dass eine unnötige Kammerstimulation nach Möglichkeit vermieden oder hämodynamisch optimiert durchgeführt werden sollte. Die kardiale Resynchronisationstherapie ist eine neue Therapieoption zur Behandlung von Patienten mit Herzinsuffizienz im Stadium NYHA III oder IV und Kammerkomplexverbreiterung. In Kombination mit einem Defibrillator ist diese Therapie lebensverlängernd im Vergleich zu einer rein medikamentösen Herzinsuffizienztherapie. Eine hohe Wahrscheinlichkeit für einen Therapieerfolg besteht bei Patienten mit erhaltenem Sinusrhythmus, Linksschenkelblock und Kammerkomplexbreite von 150 ms oder mehr. Es konnten aber auch Therapieerfolge bei Patienten mit Vorhofflimmern sowie rechtsschenkelblockartigen oder intraventrikulären Blockierungen bei QRS-Verbreiterung von mehr als 120 ms gezeigt werden. Für diese Patientengruppe könnten echokardiographische Verfahren zur Bestimmung der linksventrikulären Dyssynchronie eine Methode darstellen, um einen Therapieerfolg mit hoher Sicherheit vorherzusagen. Die Frage, ob auch herzinsuffiziente Patienten mit Notwendigkeit zur permanenten Ventrikelstimulation von einer Resynchronisationstherapie profitieren, ist derzeit noch Gegenstand der Forschung.

Chirurgische Ansätze zur Behandlung der chronischen Herzinsuffizienz blieben mit Ausnahme der Herztransplantation bislang hinter den Erwartungen zurück. Lediglich die Überbrückung bis zur Transplantation von Patienten mit terminaler Herzinsuffizienz durch kreislaufunterstützende Systeme scheint in selektionierten Patienten gerechtfertigt. Die Herztransplantation stellt heute die einzige Möglichkeit zu einer längerfristigen Verbesserung der Prognose dar. Dieses Verfahren kommt aufgrund des Missverhältnisses von Spenderorganen und potenziellen Empfängern nur für wenige Patienten, die anhand strenger objektiver Kriterien ausgewählt werden, in Betracht.

☐ Tabelle 7.53. Pharmakologische Stufentherapie der chronischen Herzinsuffizienz (linksventrikuläre systolische Dysfunktion)

Stadium	Symptomatisch	Prognostisch	Bei Unverträglichkeit von ACE-I- oder β-Blockern
NYHA I		ACE-I zusätzlich β-Blocker bei Pat. nach AMI	
NYHA II	+/–Diuretika bei Flüssig-keitsretention	ACE-I zusätzlich β-Blocker, wenn Pat. nicht beschwerde-frei	AT$_1$-Blocker bei ACE-I-Intoleranz oder ACE-I + AT$_1$-Blocker bei β-Blocker-Intoleranz
NYHA III	+Diuretika +Herzglykoside; ggf. Nitrate/Hydralazin	ACE-I + β-Blocker + Spironolacton	AT$_1$-Blocker bei ACE-I-Intoleranz oder ACE-I + AT$_1$-Blocker bei β-Blocker-Intoleranz
NYHA IV	+Diuretika +Herzglykoside; ggf. Nitrate/Hydralazin	ACE-I + β-Blocker + Spironolacton	AT$_1$-Blocker bei ACE-I-Intoleranz oder ACE-I + AT$_1$-Blocker bei β-Blocker-intoleranz
	+kurzfristige Gabe von PDE-I oder Katecholaminen		

ACE-I Angiotensin-Konversionsenzym-Inhibitor; *AMI* akuter Myokardinfarkt; *PDE-I* Phosphodiesterase-Inhibitor; *Pat.* Patient

Weiterführende Literatur

Aaronson KD, Schwartz JS, Chen TM et al. (1997) Development and prospective validation of a clinical index to predict survival in ambulatory patients referred for cardiac transplant evaluation. Circulation 95:2660–2667

Abraham WT, Fisher WG, Smith AL et al. (2004) Cardiac resynchronization in chronic heart failure. N Engl. J Med: 346:1845–1853

AIRE investigators (1993) Acute infarction ramipril efficacy. Lancet 342:821

Auricchio A, Stellbrink C, Block M et al. (1999) Effect of pacing chamber and atrio-ventricular delay on acute systolic function of paced patients with congestive heart failure. The Pacing Therapies for Congestive Heart Failure Study Group. The Guidant Congestive Heart Failure Research Group. Circulation 99:2993–3001

Bansch D, Antz M, Boczor S et al. (2002) Primary prevention of sudden cardiac death in idiopathic dilated cardiomyopathy: the Cardiomyopathy Trial (CAT). Circulation 105:1453–1458

Bardy GH, Lee KL, Mark DB et al. (2005) Amiodarone or an implantable cardioverter-defibrillator for congestive heart failure. N Engl J Med 352: 225–237

Benatar D, Bondmass M, Ghitelman J, Avitall B (2003) Outcomes of chronic heart failure. Arch Intern Med 163:347–352

Bigger TJ (1997) Prophylactic use of implanted cardiac defibrillators in patients at high risk for ventricular arrhythmias after coronary-artery bypass graft surgery. Coronary Artery Bypass Graft (CABG) Patch Trial Investigators. N Engl J Med 337:1569–1575

Brendorp B, Pedersen OD, Elming H, Kober L, Torp-Pedersen C (2003) Can antiarrhythmic drugs save lives in patients with congestive heart failure? Expert Rev Cardiovasc Ther 1:191–202

Bristow MR, Saxon LA, Boehmer J et al. (2004) Cardiac-resynchronization therapy with or without an implantable defribrillator in advanced chronic heart failure. N Angl J Med 350:2140–2150

Burkhard-Meier C, Hoppe UC (2003) Primary prevention of sudden cardiac death. Dtsch Med Wochenschr 128:2547–2552

Cazeau S, Leclercq C, Lavergne T et al. (2001) Effects of multisite biventricular pacing in patients with heart failure and intraventricular conduction delay. N Angl J Med 344:873–880

Cairns JA, Connolly SJ, Roberts R et al. (1997) Randomised trial of outcome after myocardial infarction in patients with frequent or repetitve ventricular premature depolarisations: CAMIAT. Canadian Amiodarone Myokardial Infarction Trial Investigators. Lancet 349:675–682

CAPRICON investigators (2001) Carvedilol post-infarct survival control in lv dysfunction. Lancet 357:1385

Cleland JG, Erhardt L, Murray G, Hall AS, Ball SG (1997) Effect of ramipril on morbidity and mode of death among survivors of acute myocardial infarction with clinical evidence of heart failure. A report from the AIRE Study Investigators. Eur Heart J 18:41–51

Cleland JG, Chattopadhyay S, Khand A, Houghton T, Kaye GC (2002a) Prevalence and incidence of arrhythmias and sudden death in heart failure. Heart Fail Rev 7:229–242

Cleland JG, Cohen-Solal A, Aguilar JC et al. (2002b) Management of heart failure in primary care (the IMPROVEMENT of Heart Failure Programme): an international survey. Lancet 360:1631–1639

Cooklin M (2002) Devices for the management of ventricular arrhythmias in cardiac failure. Heart Fail Rev 7:301–310

Connolly SJ, Gent M, Roberts RS et al. (2000) Canadian implantable defibrillator study (CIDS): a randomized trial of the implantable cardioverter defibrillator against amiodarone. Circulation 101:1297–1302

CAST Investigators (1992) Effect of the antiarrhythmic agent moricizine on survival after myocardial infarction. The Cardiac Arrhythmia Suppression Trial II Investigators. N Engl J Med 327:227–33

Daoud EG, Kalbfleisch SJ, Hummel JD et al. (2002) Implantation techniques and chronic lead parameters of bivnetricular pacing dual-chamber defibrillators. J Cardiovasc Electrophysiol 13:964–970

Dargie HJ (2001) Effect of carvedilol on outcome after myocardial infarction in patients with left-ventricular dysfunction: the CAPRICORN randomised trial. Lancet 357:1385–1390

Doval HC Nul DR, Grancelli HO et al. (1994) Randomised trial of low-dose amiodarone in serve congestive heart failure. Grupo de Estudio de la Sobrevida en la Insuficiencia Cardiaca en Argentina. Lancet 344:493–498

Echt DS, Liebson PR, Mitchell LB et al. (1991) Mortality and morbidity in patients receiving encainide, flecainide, or placebo. The Cardiac Arrhythmia Suppression Trial. N Engl J Med 324:781–788

EPHESUS investigators (2003) Eplerenone post-acute myocardial infarction heart failure efficacy and survival study. N Engl J Med 348:1309

Epstein AE (2004) An update on implantable cardioverter-defibrillator guidelines. Curr Opin Cardiol 19:23–25

Fink C, Ergun S, Kralisch D, Remmers U, Weil J, Eschenhagen T (2000) Chronic stretch of engineered heart tissue induces hypertrophy and functional improvement. FASEB J 14:669–679

Fuster V, Ryden LE, Asinger RW et al. (2001) ACC/AHA/ESC Guidelines for the management of patients with atrial fibrillation: Executive summary. A report of the American College of Cardiology/American Heart Association Task Force on Practice Guidelines and the European Society of Cardiology Committee for Practice Guidelines and Policy Conferences Developed in Collaboration With the North American Society of Pacing and Electrophysiology. Circulation 104:2118–2150

Goldschlager N, Epstein AE, Naccarelli G, Olshansky B, Singh B (2000) Practical guidelines for clinicians who treat patients with amiodarone. Practice Guidelines Subcommittee, North American Society of Pacing and Electrophysiology. Arch Intern Med 160:1741–1748

Gregoratos G, Abrams J, Epstein AE et al. (2002) ACC/AHA/NASPE 2002 guideline update for implantation of cardiac pacemakers and antiarrhythmia devices: summary article. A report of the American College of Cardiology/American Heart Association Task Force on Practice Guidelines (ACC/AHA/NASPE Committee to Update the 1998 Pacemaker Guidelines). Circulation 106:2145–2161

Grimm W, Christ M, Bach J et al. (2003) Noninvasive arrhythmia risk stratification in idiopathic dilated cardiomyopathy: results of the Marburg Cardiomyopathy Study. Circulation 108: 2883–2891

Harjai KJ, Licata AA (1997) Effects of amiodarone on thyroid function. Ann Intern Med 126:63–73

Haywood GA, Rickenbacher PR, Trindade PT et al. (1996) Analysis of deaths in patients awaiting heart transplantation: impact on patient selection criteria. Heart 75:455–462

Hohnloser SH, Kuck KH, Dorian P et al. (2004) Prophylactic use of an implantable cardioverter-defribrillator after acute myocardial infarction. N Engl J Med 351:2481–2488

Hoppe U, Böhm M, Dietz R. et al. (2005) Leitlinien zur Therapie der chronischen Herzinsuffizienz. http://www.dgk.org/leitlinien/

Hosenpud JD, Bennett LE, Keck BM (1999) The Registry of the International Society for Heart and Lung Transplantation: sixteenth official report – 1999. J Heart Lung Transplant 18:611–626

Horwich TB, McLellan WR et al. (2004) Statin therapy is associated with improved survival in ischemic and non-ischemic heart failure. JACC 43: 642–648

Julian DG, Camm AJ, Frangin G et al. (1997) Randomised trial of effect of amiodarone on mortality in patients with left-ventricular dysfunction after recent myocardial infarction: EMIAT. European Myocardial Infarction Amiodarone Trial Investigators. Lancet 349:667–674

Kadish A, Dyer A, Daubert JP et al. (2004) Prophylactic defibrillators Implantation in patients with nonischemic dilated cardiomyopathy. N Engl J Med 350:2151–2158

Kober L, Torp-Pedersen C, Carlsen JE et al. (1995) A clinical trial of the angiotensin-converting-enzyme inhibitor trandolapril in patients with left ventricular dysfunction after myocardial infarction. Trandolapril Cardiac Evaluation (TRACE) Study Group. N Engl J Med 333:1670–1676

Kuck KH, Cappato R, Siebels J et al. (2000) Randomized comparison of antiarrhythmic drug therapy with implantable defibrillators in patients resuscitated from cardiac arrest. The Cardiac Arrest Study Hamburg. Circulation 102:748–754

Kuhl U, Pauschinger M, Schwimmbeck PL et al. (2003) Interferon-β treatment eliminates cardiotropic viruses and improves left ventricular function in patients with myocardial persistence of viral genomes and left ventricular dysfunction. Circulation 107:2793–2798

Lemke B, Nowak B, Pfeiffer D (2005) Leitlinien zur Herzschrittmachertherapie. Vorabversion. http://www.dgk.org/leitlinien/LLHerzschrittmacher.pdf

Lemke B, Ryback K, Wiegand U et al. (2003) A statement about guidelines on pacemaker therapy. Z Kardiol 92:200–206

Linde C (2004) Implantable cardioverter-defibrillator treatment and resynchronisation in heart failure. Heart 90:231–234

MERIT-HF study group (1999) Effect of metoprolol CR/XL randomised intervention trial in congestive heart failure (MERIT-HF). Lancet 353:2001–2007

Morady F (2004) Catheter ablation of supraventricular arrhythmias: state of the art. Pacing Clin Electrophysiol 27:125–142

Miller LW (1994) Optimal use of cyclosporine in cardiac transplantation. Transplant Proc. 26:2700–3

Moss AJ, Hall WJ, Cannom DS et al. (1996) Improved survival with an implanted defribillator in patients with coronary disease at high risk for ventricular arrhythmia. Multicenter Automatic Defibrillator Implantation Trial Investigators. N Engl J Med 335:1933–1940

Moss AJ, Zareba W, Hall WJ et al. (2002) Prophylactic implantation of a defibrillator in patients with myocardial infarction and reduced ejection fraction. N Engl J Med 346:877–883

Muntwyler J, Follath F (2000) Medical treatment of heart failure: an analysis of actual treatment practices in outpatients in Switzerland. The Swiss »IMPROVEMENT of HF« Group. Schweiz Med Wochenschr 130:1192–1198

MUSTIC-Study (2002) Long-term benefits of biventricular pacing in congestive heart failure: results from the MUltisite STimulation in cardiomyopathy (MUSTIC) study. J Am Coll Cardiol 40:111–118

Naccarelli GV, Hynes BJ, Wolbrette DL, Bhatta L, Khan M, Samii S, Luck JC (2003) Atrial fibrillation in heart failure: prognostic significance and management. J Cardiovasc Electrophysiol 14:S281–286

Packer M, Gheorghiade M, Young JB (1993) Withdrawal of digoxin from patients with chronic heart failure treated with angiotensin-converting-enzyme inhibitors. RADIANCE Study. N Engl J Med 329:1–7

Packer M, Coats AJ, Fowler MB et al. (2001) Effect of carvedilol on survival in severe chronic heart failure. N Engl J Med 344:1651–1658

Packer M, Califf RM, Konstam MA et al. (2002) Comparison of omapatrilat and enalapril in patients with chronic heart failure: the Omapatrilat Versus Enalapril Randomized Trial of Utility in Reducing Events (OVERTURE). Circulation 106:920–926

Pitt B, Zannad F, Remme WJ et al. (1999) The effect of spironolactone on morbidity and mortality in patients with severe heart failure. Randomized Aldactone Evaluation Study Investigators. N Engl J Med 341:709–717

Pitt B, Remme W, Zannad F et al. (2003) Eplerenone, a selective aldosterone blocker, in patients with left ventricular dysfunction after myocardial infarction. N Engl J Med 348:1309–1321

Poole-Wilson PA, Swedberg K, Cleland JGF et al. (2003) Comparison of carvedilol and metoprolol on clinical outcomes in patients with chronic heart failure in the Carvedilol or Metoprolol European Trial (COMET): randomised controll trial. Lancet 362:7–13

Priori SG, Aliot E, Blomstrom-Lundqvist C et al. (2001) Task Force on Sudden Cardiac Death of the European Society of Cardiology. Eur Heart J 22:1374–1450

Rathore SS, Curtis JP, Wang Y et al. (2003) Association of serum digoxin concentration and outcomes in patients with heart failure. JAMA 289:871–878

Rauchhaus M, Clark AL, Doehner W et al. (2003) The relationship between cholesterol and survival in patients with chronic heart failure. J Am Coll Cardiol 42:1933–1940

Remme WJ (2003) Pharmacological modulation of cardiovascular remodeling: a guide to heart failure therapy. Cardiovasc Drugs Ther 17:349–360

Remme WJ, Swedberg K (2002) Comprehensive guidelines for the diagnosis and treatment of chronic heart failure. Task force for the diagnosis and treatment of chronic heart failure of the European Society of Cardiology. Eur J Heart Fail 4:11–22

Remme WJ, Swedberg K (2001) Task force for the diagnosis and treatment of chronic heart failure. European Society of Cardiology. Guidelines for the diagnosis and treatment of chronic heart failure. Eur Heart J 22:1527–1560

Rodriguez ER (2003) The pathology of heart transplant biopsy specimens: revisiting the 1990 ISHLT working formulation. J Heart Lung Transplant 22:3

Schoeller R, Adresen D, Buttner P et al. (1993) First or second-degree atrioventricular block as a risk factor in idiopathic dilated cardiomyopathy. Am J Cardiol 71:720–726

Shamin W, Francis DP, Yousufuddin M et al. (1999) Intraventricular conduvtion delay: a prognostic marker in chronic heart failure. Int J Cardiol 70:171–178

Singh BN (2002) Significance and control of cardiac arrhythmias in patients with congestive cardiac failure. Heart Fail Rev 7:285–300

Singh SN, Fletcher RD, Fisher SG et al.(1995) Amiodarone in patients with congestive heart failure and asymptomatic ventricular arrhythmia. The Survival Trial of Antiarrhythmic Therapy in Congestive Heart Failure. N Engl J Med 333:77–82

Stellbrink C, Auricchio A, Lemke B et al. (2003) Policy paper to the cardiac re-synchronization therapy. Z Kardiol 92:96–103

Stewart S, Marley JE, Horowitz JD (1999) Effects of a multidisciplinary, home-based intervention on unplanned readmissions and survival among patients with chronic congestive heart failure: a randomised controlled study. Lancet 354:1077–1083

Strickberger SA, Hummel JD, Bartlett TG et al. (2003) Amiodarone versus implantable cardioverter-defibrillator randomized trial in patients with nonischemic dilated cardiomyoparthy and asymptomatic nonsustained ventricular tachycardia - AMIOVIRT. J Am Coll Cardiol 41:1707–1712

Swedberg K, Cleland J, Dargie H, et al.(2005) Task Froce for the Diagnosis and Treatment of Chronic Heart Failure of the European Society of Cardiology. Guidelines for the diagnosis and treatment of chronic heart failure: executive summary (update 2005): The Task Force for the Diagnosis and Treatment of Chronic Heart Failure of the European Society of Cardiology. Eur Heart J 26:1115–40

Szucs TD, Schwenkglenks M, Paschen B et al. (2000) Cost effectiveness of bisoprolol in treatment of heart failure in Germany. An analysis based on the CIBIS-II study. Med Klin (Munich) 95:663–671

The Acute Infarction Ramipril Efficacy (AIRE) Study Investigators (1993) Effect of ramipril on mortality and morbidity of survivors of acute myocardial infarction with clinical evidence of heart failure. Lancet 342:821–828

The Antiarrhythmics versus Implantable Defibrillators (AVID) Investigators (1997) A comparison of antiarrhythmic-drug therapy with implantable defibrillators in patients resuscitated from near-fatal ventricular arrhythmias. N Engl J Med 337:1576–1583

The Cardiac Arrhythmia Suppression Trial II Investigators (1992) CAST-Trial Effect of the antiarrhythmic agent moricizine on survival after myocardial Infarction. N Engl J Med 327:227–233

The Cardiac Insufficiency Bisoprolol Study II (CIBIS-II) (1999) a randomised trial. Lancet 353:9–13

The CONSENSUS Trial Study Group (1987) Effects of enalapril on mortality in serve congestive heart falilure. Results of the Cooperative Morth Scandinavian Enalapril Survival Study (CONSENSUS). N Engl J Med 344: 1651–1658

The Digitalis Investigation Group (1997) The effect of digoxin on mortality and morbidity in patients with heart failure. N Engl J Med 336:525

The SOLVD Investigators (1991) Effect of enalapril on survival in patients with reduced left ventricular ejection fractions and congestive heart failure. N Engl J Med 325:293–302

Torp-Petersen C, Moller M, Bloch-Thomsen PE et al. (1999) Dofetilide in patients with congestive heart failure and left ventricular dysfunction. Danish Investigations of Arrhythmia and Mortality on Dofetilide Study Group. N Engl J Med 341:857–865

Vorperian VR, Havighurst TC, Miller S et al. (1997) Adverse effects of low dose amiodarone: a meta-analysis. J Am Coll Cardiol 30:791–798

Waldo AL, Camm AJ, deRuyter H et al. (1996) Effect of oral d-sotalol on mortality in patients with left ventricular dysfunction after recent and remote myocardial infarction. The SWORD Investigators. Survival with oral d-Sotalol. Lancet 348:7–12

Weil J, Riegger G (2002) Therapy of ischemic and nonischemic heart failure. Current status and prospects. Internist (Berl) 43 (Suppl 1):S8, S11–18

Wiegand UK, Kurowski V, Katus HA (2001) First aid in cardiac arrest. Internist 42:1599–1604, 1606–1609

Wilkoff BL, Cook JR, Epstein AE et al. (2002) Dual-chamber pacing or ventricular backup pacing in patients with an implantable defibrillator: the Dual Chamber and VVI Implantable Defibrillator (DAVID) Trail. JAMA 288:3115–3123

Wikstrand J, Hjalmarson A, Waagstein F et al. (2002) Dose of metoprolol CR/XL and clinical outcomes in patients with heart failure: analysis of the experience in metoprolol CR/XL randomized intervention trial in chronic heart failure (MERIT-HF). J Am Coll Cardiol 40:491–498

Working Group on Cardiac Rehabilitation and Exercice Physiology and Working Group on Heart Failure of the European Society of Cardiology (2001) Recommendations for exercise training in chronic heart failure patients. Eur Heart J 22:125–135

Zeltsman D, Acker MA (2002) Surgical management of heart failure: an overview. Annu Rev Med 53:383–391

Perioperatives Management bei chronischer Herzinsuffizienz

Patienten mit eingeschränkter linksventrikulärer Pumpfunktion haben ein erhöhtes perioperatives Risiko bei allgemeinchirurgischen Eingriffen. Beispielsweise liegt bei Patienten mit klinisch manifester Herzinsuffizienz (3. Herzton oder Stauung der Jugularvenen) die perioperative Letalität bei viszeralen Eingriffen bei etwa 20%. Neben dem Grad der linksventrikulären Dysfunktion spielt auch die Ätiologie und damit die mögliche therapeutische Beeinflussung der Grunderkrankung (z. B. koronare Herzerkrankung, arterielle Hypertonie, Klappenvitien) bei der Beurteilung und Abschätzung des Risikos eine wichtige Rolle.

8.1 Risikoabschätzung

Die Abschätzung des perioperativen Risikos richtet sich zum einen nach der kardialen Grunderkrankung, zum anderen nach dem geplanten chirurgischen Eingriff. Vor einer Operation müssen daher alle kardialen Risikoprädiktoren (▶ folgende Übersicht) abgeklärt und die Therapie möglicher Begleiterkrankungen optimiert werden. Nach den Richtlinien der American Heart Association werden operative Eingriffe hinsichtlich ihres kardialen Risikos in drei Gruppen unterteilt (◘ Tabelle 8.1).

◘ **Tabelle 8.1.** Kardiales Risiko bei elektiven nichtkardialen Operationen. (Mod. nach Eagle et al. 2002)

Hoch (>5%)	Mittel (<5%)	Niedrig (<1%)
Aorta und große Gefäße	intrathorakale Eingriffe	Endoskopien
periphere Gefäße, Notfalloperation	intraabdominelle Eingriffe Carotis-OP	oberflächliche Eingriffe Katarakt-OP
Operation mit langer Dauer, Volumen- verschiebungen, möglicher Blutverlust	Hals-OP orthopädische Eingriffe offene Prostata-OP	transurethrale Eingriffe

Risikoprädiktoren des perioperativen kardialen Risikos gemäß American College of Cardiology/American Heart Association

■ **Prädiktoren eines stark erhöhten Risikos**
  - Akutes Koronarsyndrom
  - Akuter Myokardinfarkt (<30 Tage) mit Hinweisen für Rest-Ischämie
  - Instabile oder schwere Angina pectoris (CCS-Klassifikation III und IV)
  - Symptomatische Herzinsuffizienz
  - Symptomatische ventrikuläre Rhythmusstörungen
  - Hochgradiger AV-Block
  - Supraventrikuläre Tachyarrhythmien mit unkontrolliert hoher Herzfrequenz
  - Schwere Herzklappenerkrankungen

■ **Prädiktoren eines mäßig erhöhten Risikos**
  - Stabile Angina pectoris (CCS-Klassifikation I und II)
  - Zustand nach Myokardinfarkt (Anamnese oder Q-Welle im EKG)
  - Zustand nach symptomatischer Herzinsuffizienz
  - Diabetes mellitus

■ **Prädiktoren eines leicht erhöhten Risikos**
  - Fortgeschrittenes Alter
  - EKG-Veränderungen (LVH, LSB, Veränderungen der ST-Strecke)
  - Vorhofflimmern bzw. fehlender Sinusrhythmus
  - Eingeschränkte körperliche Leistungsfähigkeit
  - Zustand nach CVI/TIA
  - Schlecht kontrollierte arterielle Hypertonie

CCS Canadian Cardiovascular Society; *CVI* zerebrovaskulärer Insult; *LSB* Linksschenkelblock; *LVH* linksventrikuläre Hypertrophie; *TIA* transiente ischämische Attacke

Die koronare Herzkrankheit als eine der Hauptursachen der chronischen Herzinsuffizienz sollte bei der Abschätzung des perioperativen Risikos besonders berücksichtigt werden.

Weiterhin ist bei gesicherter symptomatischer Aortenklappenstenose (Zeichen der Linksherzinsuffizienz, Synkope, Angina pectoris) das perioperative Risiko um das 14fache erhöht.

Die Klassifikation nach Goldman (1977) oder Lee (1999) erlaubt eine semiquantitative Beurteilung des perioperativen kardialen Risikos anhand einer Punkteskala (■ Tabelle 8.2). In Abhängigkeit des erzielten Punktwertes steigt die Operationsletalität. Hieraus ist ersichtlich, dass vor einem elektiven Eingriff alle bislang unbekannten Risikofaktoren identifiziert und ggf. eine entsprechende rationale Diagnostik eingeleitet werden sollte. Das Risiko für perioperative Komplikationen bei Patienten mit Klappenvitien kann schwierig zu beurteilen sein und hängt neben dem Typ und dem Schweregrad des Vitiums von der linksventrikulären Pumpfunktion ab.

Daher sind elektive Eingriffe aufgrund der starken Gefährdung bei Patienten mit symptomatischer Aortenklappenstenose kontraindiziert. Ein operativer Aortenklappenersatz ist zuvor anzustreben. Bei dringlichen Eingriffen oder Kontraindikationen gegen einen operativen Klappenersatz kann im Einzelfall zur »Überbrückung« eine Valvuloplastie erwogen werden. Auch bei einer hochgradigen Mitralklappenstenose sollte ein operativer Klappenersatz oder eine Valvuloplastie vor elektiven Eingriffen durchgeführt werden, da eine größere Volumenbelastung und/oder eine Tachykardie zu einer schweren pulmonalen Stauung führen kann. Eine Insuffizienz der Aortenklappen bzw. der Mitralklappe kann im Allgemeinen medikamentös vor elektiven chirurgischen Eingriffen versorgt werden, wobei die Kenntnis über den Schweregrad einer Regurgitation perioperative Komplikationen (durch eine entsprechende Flüssigkeitsbilanzierung) zu vermeiden hilft. Aufgrund

❏ Tabelle 8.2. Klassifikation der perioperativen Risikobeurteilung

Goldman Kriterien	Punkte	Lee Kriterien	Punkt
Alter >70 Jahre	5	intraperitonealer, -thorakaler oder -inguinaler Gefäßeingriff	1
AMI <6 Monate	10	bekannte KHK	1
S3-Galopp, Jugularvenenstau	11	bekannte Herzinsuffizienz	1
relevante Aortenstenose	3	insulinpflichtiger Diabetes	1
Nicht-Sinusrhythmus	7	Serumkreatinin >2,0 mg/dl	1
>5 VES/min	7	bekannte zerebrovaskuläre Erkrankung	1
PO2 <60 oder PCO2 >50 mm Hg	3		
K+ <3 oder HCO3<20 mmol/l	3		
Harnstoff >50 oder Krea >3 mg/dl	3		
Erhöhung der Leberenzyme	3		
intraperitoneale oder -thorakale Operation, Aorten-OP	3		
Notfall-Operation	4		

Goldman 0–5 Punkte: niedriges Risiko, 6–12 Punkte: mittleres Risiko, >13 Punkte: hohes Risiko. Lee: 0–1 Punkte: niedriges Risiko, 2 Punkte: mittleres Risiko, >2 Punkte: hohes Risiko. *Krea* Kreatinin

des deutlich erhöhten Risikos für eine Endokarditis sollten alle Patienten mit einem Klappenvitium oder einer Klappenprothese (◘ Tabelle 8.3) bei chirurgischen Eingriffen, die mit einer signifikanten Bakteriämie einhergehen (▶ folgende Übersicht), entsprechend den gültigen Richtlinien eine präoperative Antibiotikaprophylaxe erhalten (◘ Tabelle 8.4).

Eingriffe, die mit einer signifikanten Bakteriämie einhergehen

▬ Respirationstrakt
- Zahnbehandlung
- Tonsillektomie
- Starre Bronchoskopie
- Operationen mit Beteiligung der Mukosa

▼

8

◘ Tabelle 8.3. Relatives Risiko für eine Endokarditis bei vorbestehender kardialer Erkrankung

Hohes Risiko	Mittleres Risiko	Niedriges Risiko
– künstliche Herzklappe – Endokarditis in der Vorgeschichte – kongenitale Herzerkrankung mit Zyanose – offener Ductus arteriosus – Aortenklappenvitium – Mitralklappenvitium – Ventrikelseptum-Defekt – chirurgisch angelegte systemisch-pulmonale Shunts	– Mitralklappenprolaps – Trikuspidalklappenvitium – Pulmonalklappenstenose – hypertroph-obstruktive Kardiomyopathie – bicuspide Aortenklappe – degenerative Klappenerkrankung des älteren Menschen	– Mitralklappenprolaps ohne Regurgitation – Regurgitation ohne strukturelle Klappenanomalie – Vorhofseptum-Defekt – Schrittmacher, implantierter Defibrillator – Z. n. aorto-koronarer Bypass-Chirurgie

◘ Tabelle 8.4. Empfehlung zur antibiotischen Prophylaxe bei Patienten mit mittlerem bis hohem Endokarditisrisiko

Mittleres Risiko(1)	Hohes Risiko (2)
– Amoxicillin 2 g p.o. oder i.v. 1 h vor dem Eingriff oder Ampicillin 2 g i.v. 0,5–1 h vor dem Eingriff – bei Penicillinallergie: Clindamycin 600 mg p.o. oder Azithromycin/Clarithromycin 500 mg 1 h vor dem Eingriff	– Ampicillin 2 g + Gentamicin 1,5 mg/kg innerhalb von 0,5–1 h vor dem Eingriff und Ampicillin 1 g i.v. oder Amoxicillin 1 g p.o. 6 h nach dem Eingriff – bei Penicillinallergie: Vancomycin 1 g i.v. + Gentamicin 1,5 mg/kg i.v. über 1–2 h vor dem Eingriff

modifiziert nach den Leitlinien der ESC Eur Heart J 25:267–76; 2004, (1) dentale, orale, respiratorische und ösophageale Eingriffe; (2) gastrointestinale und urogenitale Eingriffe

- **Gastrointestinaltrakt**
  - Sklerosierung von Ösophagusvarizen
  - Dilatation von Ösophagusstrikturen
  - Coloskopie
  - Endoskopische retrograde Cholangiographie
  - Gallenblasenoperationen
  - Operationen mit Beteiligung der intestinalen Mukosa
- **Urogenitaltrakt**
  - Prostataoperationen
  - Zystoskopie
  - Dilatation der Urethra

8.2 Perioperative Therapie

Kardiale Komplikationen vor, während oder unmittelbar nach einer Allgemeinanästhesie können durch die operations- und anästhesiebedingten Änderungen der Herz- und Kreislauffunktion auftreten. Bei Patienten mit eingeschränkter linksventrikulärer Funktion sind insbesondere Volumenschwankungen während der Operation und die negativ-inotrope und vasodilatatorische Wirkung der Inhalationsnarkotika zu beachten. Auch die häufig während der Einleitungsphase verwendeten zentralwirksamen Analgetika und Benzodiazepine haben kardio- und vasodepressive Eigenschaften. Die operationsbedingte Stresssituation und die damit verbundene Aktivierung des sympathischen Nervensystems kann bei Patienten mit einer signifikanten koronaren Herzkrankheit zu relevanten Myokardischämien führen. Derartige Ischämieperioden werden insbesondere in der postoperativen Phase gehäuft vorgefunden. Eine Optimierung der medikamentösen Therapie bzw. revaskularisierende Maßnahmen vor Beginn der Operation können dazu beitragen, die Komplikationshäufigkeit zu senken.

8.3 Perioperative Fortführung der Herzinsuffizienztherapie

Häufig können orale Arzneistoffe peri- und postoperativ aus technischen Gründen nicht fortgesetzt werden. Jede vorbestehende kardiale Medikation soll bis zur stationären Aufnahme unverändert weitergeführt werden. Mangels genügender wissenschaftlicher Daten gibt es aber bis heute keinen allgemeinen Konsens darüber, welche Medikamente auch am Operationstag eingenommen werden sollen und welche wegzulassen sind. Unbestritten ist einzig die Weiterführung der Therapie mit β-Blockern. Gegebenenfalls müssen die Arzneistoffe vorübergehend parenteral angewendet werden.

8.3.1 β-Adrenozeptorblocker

Durch die chronische Gabe von β-Adrenozeptorblockern kommt es nachweislich zu einer kompensatorischen Zunahme der entsprechenden Rezeptoren auf den Endorganen. Der plötzliche Entzug des Antagonisten führt nun dazu, dass der endogene Agonist (Adrenalin oder Noradrenalin) eine überschießende Reaktion (hypertensive Krise, Herzrhythmusstörungen, Reinfarkte) hervorruft. Dies ist besonders während der Stresssituation in der postoperativen Phase von Bedeutung. Liegen zum Zeitpunkt der Abklärung klinische Zeichen der Herzinsuffizienz vor, muss die entsprechende medikamentöse Therapie begonnen bzw. ausgebaut werden. Wenn es die chirurgische Grundkrankheit erlaubt, wird die Operation so lange verschoben, bis der bestmögliche Zustand erreicht ist. Findet sich eine schlecht kontrollierte arterielle Hypertonie (diastolischer Blutdruck über 110 mm Hg), wird das gleiche Vorgehen empfohlen. β-Rezeptorblocker haben heute in der Behandlung der akuten und chronischen KHK ihren festen Platz. Ihre Bedeutung für die Langzeitprognose gilt heute auch für chirurgische Patienten mit dokumentierter oder vermuteter KHK als erwiesen. Es wird deshalb empfohlen, unter Beachtung der üblichen Kontraindikationen allen chirurgischen Patienten mit koronarem Risiko vor mittleren oder größeren chirurgischen Eingriffen einen β-Blocker zu verschreiben. Die Therapie mit β-Blockern muss auch nach der Operation fortgesetzt werden. Bei kritischen Blutdruckabfällen oder Bradykardien kann eine Therapie mit Katecholaminen notwendig sein. Bei Patienten mit bekannter Neigung zu einer Hypotension oder Bradykardie kann die intravenöse Gabe eines kurzwirksamen und damit gut steuerbaren β-Adrenozeptorblockers sinnvoll sein.

8.3.2 ACE-Inhibitoren und Diuretika

Es ist nicht bekannt, ob eine kurzzeitige Unterbrechung der Therapie mit ACE-Inhibitoren im Rahmen eines elektiven operativen Eingriffes negative Auswirkungen hat. Da viele Patienten während der Operation hypovolämisch sind, kann es ratsam sein, eine Therapie mit Diuretika, ggf. auch mit ACE-Inhibitoren, kurzfristig auszusetzen, um eine ausgeprägte Hypotension perioperativ zu vermeiden.

8.3.3 Herzglykoside

Eine prophylaktische Digitalisierung der Patienten mit Herzinsuffizienz und Sinusrhythmus ist nicht indiziert, zumal dadurch ein postoperatives Vorhofflimmern nicht vermieden wird. Erhalten Patienten bereits vor der Operation eine Therapie mit Herzglykosiden, so kann diese auch in der perioperativen Phase fortgesetzt werden, allerdings werden intraoperativ häufiger Bradyarrhythmien beobachtet. Eine kurzfristige Unterbrechung der oralen Zufuhr von Herzglykosiden führt aufgrund der relativ langen Halbwertszeiten von Digoxin und Digitoxin zu keiner nennenswerten Reduktion des Plasmaspiegels.

FAZIT

Zusammenfassend lässt sich sagen, dass Patienten mit eingeschränkter linksventrikulärer Funktion ein deutlich erhöhtes Operationsrisiko aufweisen. Eine genaue Abklärung der Ursachen sowie eine Optimierung der Therapie können dieses Risiko senken. Herzinsuffiziente Patienten sind insbesondere durch die kardiodepressive Wirkung der Anästhetika und die Volumenschwankungen während der Operation gefährdet. Ischämieperioden in der postoperativen Phase können eine ventrikuläre Dysfunktion aggravieren. Eine abrupte Änderung einer primär erfolgreichen Herzinsuffizienztherapie sollte vermieden werden. Das Absetzen von β-Adrenozeptorblockern kann sogar gefährlich sein, wohingegen eine konsequente Einstellung kardiovaskulär gefährdeter Patienten auf β-Blocker das perioperative Risiko senkt.

Weiterführende Literatur

Bonow RO, Carabello B, Leon AC de et al. (1998) ACC/AHA Guidelines for the management of patients with valvular heart disease. Executive summary. A report of the American College of Cardiology/American Heart Association Task Force on Practice Guidelines (Committee on Management of Patients With Valvular Heart Disease). J Heart Valve Dis 7:672–707

Chassot PG, Delabays A, Spahn DR (2002) Preoperative evaluation of patients with, or at risk of, coronary artery disease undergoing non-cardiac surgery. Br J Anaesth 89:747–59

Eagle KA, Berger PB, Calkins H et al. (2002) ACC/AHA guideline update for perioperative cardiovascular evaluation for noncardiac surgery–executive summary. A report of the American College of Cardiology/American Heart Association Task Force on Practice Guidelines (Committee to Update the 1996 Guidelines on Perioperative Cardiovascular Evaluation for Noncardiac Surgery). Circulation 105:1257–1267

Goldman L, Caldera DL, Nussbaum SR et al. (1997) Multifactorial index of cardiac risk in noncardiac surgical procedures. N Engl J Med 297:845–850

Jeserich M, Just H (2001) Current status of endocarditis prevention. Z Kardiol 90:385–393

Karnath BM (2002) Preoperative cardiac risk assessment. Am Fam Physician 66:1889–1896

Lee TH (1999) Reducing cardiac risk in noncardiac surgery. N Engl J Med 341:1838–1840

Mangano DT, Layug EL, Wallace A, Tateo I (1996) Effect of atenolol on mortality and cardiovascular morbidity after noncardiac surgery. Multicenter Study of Perioperative Ischemia Research Group. N Engl J Med 335:1713–1720

Chronisches Cor pulmonale

Der Begriff chronisches Cor pulmonale bezeichnet die in Folge einer Lungenerkrankung oder Erkrankung der Lungengefäße auftretende pulmonale Hypertonie mit Rechtsherzbelastung bis hin zur Rechtsherzinsuffizienz. Erkrankungen, die sekundär zu einer Schädigung des rechten Ventrikels führen, wie z. B. eine Linksherzinsuffizienz, Klappenvitien oder kongenitale Vitien, sind per definitionem vom Cor pulmonale abzugrenzen. Die Häufigkeit des chronischen Cor pulmonale beträgt etwa 5–10% aller Herzerkrankungen. Anhand verschiedener Kriterien kann man zwischen einem latenten, manifesten und schweren Cor pulmonale unterscheiden (Tabelle 9.1). Bei der Behandlung des Cor pulmonale ergeben sich, im Vergleich zu Linksherz- und Globalinsuffizienz, einige Besonderheiten, die im Folgenden näher erläutert werden sollen.

9.1 Ätiologie

Ursache für ein chronisches Cor pulmonale ist eine pulmonale Druck- oder Volumenbelastung. Stärkster Stimulus für eine Vasokonstriktion im Gefäßbett der Lunge ist eine Hypoxie. Diese kann

 Tabelle 9.1 Schweregrade des Cor pulmonale

Schweregrad	PA-Mitteldruck in Ruhe	PA-Mitteldruck Belastung	HZV	RV-Hypertrophie
latent	<20 mm Hg	>30 mm Hg	normal	nein
manifest	>20 mm Hg	>>30 mm Hg	normal	ja
schwer	>20 mm Hg	>>30 mm Hg	erniedrigt	ja

HZV Herzzeitvolumen, *PA* Pulmonalarterie , *RV* rechter Ventrikel

durch eine alveoläre Hypoventilation (Euler-Liljestrand-Reflex), aber auch durch eine arterielle Hypoxämie hervorgerufen werden. Pathophysiologisch stellt dieses Phänomen einen sinnvollen Reflex dar, da die Durchblutung nicht oder schlecht ventilierter Lungenabschnitte gedrosselt wird. Damit soll das Ventilations-Perfusions-Verhältnis optimiert und damit der pulmonale Gasaustausch ökonomisiert werden. Bei der Regulation des pulmonalen Blutflusses spielen darüber hinaus viele vasokonstriktorische oder -dilatierende Mediatoren eine Rolle. Insbesondere Endothelin (Vasokonstriktion) und Stickstoffmonoxid (NO, Vasodilatation) scheinen eine Schlüsselrolle bei der hypoxievermittelten Vasokonstriktion zu spielen. Folge der chronischen Hypoxie im Gefäßbett der Lunge sind phänotypische Veränderungen der Gefäßwände (Hyperplasie der glatten Muskulatur, Zunahme des Bindegewebes), die auch als »remodelling« bezeichnet werden. Die strukturellen Veränderungen der Gefäßwand (Querschnittsverlust, verminderte Elastizität) begünstigen langfristig die Entstehung eines Cor pulmonale.

Die Ätiologie der pulmonalen Hypertonie lässt sich formal in pulmonale, vaskuläre und extrapulmonale Ursachen unterteilen (▶ folgende Übersicht). Die kapillär verursachte pulmonale Hypertonie spielt praktisch keine Rolle, da die Kapillaren nicht an der Regulation des pulmonalen Widerstandes teilnehmen. Nur eine massive Erhöhung des intraalveolären Druckes (z. B. bei der maschinellen Beatmung mit erhöhtem endexspiratorischem Druck, PEEP) kann zu einer Kompression der Kapillaren führen.

Extrakardiale Ursachen der pulmonalen Hypertonie

▬ **Pulmonal**
  – COPD
  – Asthma bronchiale
  – Emphysem
  – Bronchiektasen
  – Zystische Fibrose
  – Idiopathische Fibrose, Sklerodermie
  – Allergische Alveolitis
  – Kollagenosen (progressive Sklerose)
  – Medikamente (z. B. Amiodaron, Bleomycin, Busulfan)

▬ **Vaskulär**
  – Rezidivierende Lungenembolien
  – Vaskulitis (SLE, Periarteritis)
  – Primäre pulmonale Hypertonie
  – HIV-Infektion
  – Kongenitale intrapulmonale Shunts
  – Medikamente (Fenfluramin, Appetitzügler)

- **Extrapulmonal**
  - Schlafapnoesyndrom
  - Thoraxdeformität (Kyphoskoliose, Trichterbrust)
  - Neuromuskuläre Erkrankungen (Borreliose, Poliomyelitis, Muskeldystrophie, Myasthenia gravis, amylotrophe Lateralsklerose)
  - Thorakoplastik
  - Lungenresektion
  - Beidseitige Zwerchfellparalyse (iatrogen, nach Trauma)
  - Parasitäre Erkrankungen (Schistosomiasis, Sichelzellanämie)

9.1.1 Präkapilläre pulmonale Hypertonie

Chronisch obstruktive Lungenerkrankung

Die chronisch obstruktive Lungenerkrankung zählt zur häufigsten Ursache einer pulmonalen Hypertonie. Sie umfasst eine Reihe von ätiologischen Faktoren (chronische Bronchitis, Emphysem), die durch eine Bronchokonstriktion und eine chronische Entzündung der Bronchien gekennzeichnet sind. Neben der alveolären Hypoventilation trägt auch die chronische Inflammation der Bronchien, die langfristig auch auf die benachbarten Gefäße übergreift (Perivaskulitis), zur Entwicklung des Cor pulmonale bei. Die pulmonale Hypertonie entwickelt sich meist langsam, ist aber als ein prognostisch ungünstiges Zeichen zu werten. Bei Patienten mit einer chronisch obstruktiven Lungenerkrankung findet sich bei etwa der Hälfte aller Patienten autoptisch ein Cor pulmonale.

Interstitielle Lungenerkrankungen

Interstitielle Lungenerkrankungen repräsentieren eine heterogene Gruppe an Erkrankungen, die durch pathologische Veränderungen an den Alveolen, dem perialveolären Gewebe und den Lungengefäßen gekennzeichnet sind (▶ obige Übersicht). Die pulmonale Hypertonie ist auch hier Folge der alveolären Hypoventilation und inflammatorischer Prozesse im Lungengewebe.

Alveoläre Hypoventilation

Beispiele für eine primäre alveoläre Hypoventilation sind lange Aufenthalte in extremen Höhenlagen, primär neuromuskuläre Erkrankungen, die mit einer Schwäche der Atemmuskulatur einhergehen, oder ausgeprägte Deformitäten des Thorax. Selten kann auch eine bilaterale Paralyse des Diaphragmas (z. B. Trauma, Borreliose, chirurgische Eingriffe) zum Cor pulmonale führen.

Schlafapnoesyndrom

Das Schlafapnoesyndrom (▶ Kap. 10) ist charakterisiert durch wiederholte Apnoeepisoden während der Nacht und vermehrter Tagesmüdigkeit. Epidemiologische Untersuchungen lassen vermuten, dass etwa 2–4% der Erwachsenen im mittleren Alter betroffen sind. Es wird geschätzt, dass etwa 20% der Patienten mit einem relevanten Schlafapnoesyndrom ohne zusätzliche Lungenerkrankungen eine pulmonale Hypertonie entwickeln. In den meisten Fällen ist die Ausprägung der pulmonalen Hypertonie jedoch gering.

Thromboembolische Erkrankungen

Subklinische rezidivierende Lungenembolien (z. B. im Rahmen angeborener Gerinnungsstörungen) können über eine progressive Einengung des pulmonalen Gefäßquerschnitts und der Freisetzung von vasoaktiven Substanzen aus dem thrombotischen Material zur einer Erhöhung des pulmonalvaskulären Widerstandes führen (◘ Abb. 9.1).

Idiopathische pulmonale Hypertonie

Die idiopathische oder primäre pulmonale Hypertonie ist ein seltenes Krankheitsbild (2/1.000.000 Neuerkrankungen pro Jahr), eine familiäre Häufung ist beschrieben. Frauen erkranken etwas häufiger als Männer, das durchschnittliche Alter liegt bei 36 ± 15 Jahren. Histologisch ist die primäre pulmonale Hypertonie durch eine Proliferation der Intima und eine Mediahypertrophie der Pulmonalgefäße gekennzeichnet. Die Lebenserwartung beträgt bei manifester pulmonaler Hypertonie im Mittel 3 Jahre.

Appetitzügler

Die Einnahme von manchen Appetitzüglern ist mit einer erhöhten Inzidenz einer pulmonalen Hypertonie behaftet. Die genaue Ursache hierfür ist unbekannt, es wird jedoch angenommen, dass Amphetamine und Fenfluramin aufgrund ihrer strukturellen Ähnlichkeit zu

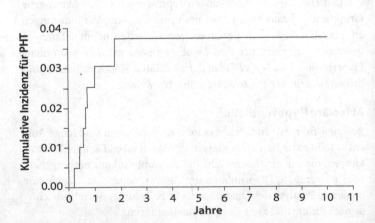

◘ **Abb. 9.1.** Kumulative Inzidenz einer pulmonalen Hypertonie *(PHT)* nach Lungenembolie. (Nach Pengo et al. 2004)

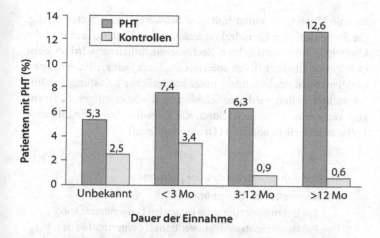

□ Abb. 9.2. Abhängigkeit der Einnahmedauer von Appetitzüglern bei Patienten mit einer pulmonalen Hypertonie (*PHT*, n = 95) im Vergleich zu adjustierten Kontrollpatienten (n = 325) ohne pulmonale Hypertonie. (Nach Abenhaim et al. 1996). *Mo* Monate

den Katecholaminen eine Vasokonstriktion auslösen können. Die Wahrscheinlichkeit, an einer pulmonalen Hypertonie zu erkranken, steigt mit der Dauer der Einnahme (□ Abb. 9.2). Das klinische Bild entspricht dem einer primären pulmonalen Hypertonie.

9.1.2 Postkapilläre pulmonale Hypertonie

Häufigste Ursache für eine postkapilläre pulmonale Hypertonie ist eine Erhöhung des linksatrialen oder des linksventrikulären enddiastolischen Druckes. Definitionsgemäß wird diese Druckerhöhung jedoch nicht Cor pulmonale, sondern globale Herzinsuffizienz genannt. Dagegen ist die venookklusive Erkrankung der Lungenvenen eine seltene Ursache für eine pulmonale Hypertonie unklarer Ätiologie. Die Diagnose wird histopathologisch gestellt und ist durch eine exzentrische Fibrose mit Okklusion der postkapillären Venen und Venolen charakterisiert. Im weiteren Verlauf kommt es auch zu Veränderungen an den Arteriolen (Intimafibrose, Mediahypertrophie). Die Erkrankung tritt bei Kindern oder jungen Erwachsenen auf und hat eine schlechte Prognose. Radiologisch findet sich häufig das Bild eines interstitiellen und alveolären Ödems ohne Nachweis einer Linksherzvergrößerung.

9.2   Klinische Symptomatik

Die klinische Symptomatik des chronischen Cor pulmonale ist initial sehr variabel und abhängig von der zugrunde liegenden Lungenerkrankung. Da die langsame Erhöhung des pulmonalarteriellen Widerstandes zunächst zu einer kompensatorischen Hypertrophie des rechten Ventrikels führt, weisen viele Patienten über einen langen Zeitraum keine kardialen Symptome auf. Erreicht die pulmonale Hypertonie einen mittleren Schweregrad, so treten i. Allg. die Symptome der Grunderkrankung in den Hintergrund und die klinische Symtomatik einer Rechtsherzinsuffizienz wird evident (▶folgende Übersicht). Im späteren Stadium werden Präsynkopen und Synkopen, insbesondere unter körperlicher Belastung, gehäuft beobachtet. Selten wird eine Schädigung des linksseitigen N. laryngeus recurrens (Heiserkeit) durch Kompression durch die dilatierte Pulmonalarterie beobachtet (Ortner-Syndrom).

Klinische Symptomatik des Cor pulmonale

▬ **Kompensiertes Cor pulmonale**
  – Symptome der zugrunde liegenden Lungenerkrankung
  – Palpabler rechtsventrikulärer Impuls (Hypertrophie des rechten Ventrikels)
  – Auskultation: Spaltung des 2. Herztons, Betonung des Pulmonalklappenschlusstons

▬ **Dekompensiertes Cor pulmonale**
  – Abnehmende Leistungsfähigkeit, Müdigkeit, Schwäche
  – Zunehmende Dyspnoe
  – Tachykardie
  – Husten
  – Halsvenenstau (prominente V-Welle bei Trikuspidalklappeninsuffizienz)
  – Hepatomegalie
  – Periphere Ödeme
  – Aszites
  – Epigastrische Schmerzen
  – Auskultation: zusätzlich Trikuspidalklappeninsuffizienz, diastolisches Strömungsgeräusch durch Pulmonalklappeninsuffizienz, rechtsventrikulärer S3-Galopp

---

9.3   Diagnostik

Die weiterführende Diagnostik dient zum einen der ätiologischen Klärung, zum anderen der Bestimmung des Schweregrades der pulmonalen Hypertonie. Hieraus leiten sich prognostische und therapeutische Implikationen ab.

9.3.1 EKG

Es gibt keine gute Korrelation zwischen EKG und Schweregrad der pulmonalen Hypertonie. Häufig wird ein Steil- bis Rechtslagetyp beobachtet (◘ Abb. 9.3). Weitere Kriterien, die für eine rechts-

EKG bei pulmonaler Hypertonie

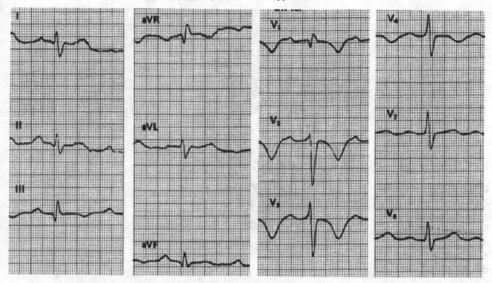

Abb. 9.3. EKG bei Lungenembolie. Sinustachykardie, Rechtsdrehung des Lagetyps, $S_I Q_{III}$-Typ. P-pulmonale. Verschiebung des R/S-Umschlages nach links, ST-Streckenveränderung in den rechtspräkordialen Ableitungen

ventrikuläre Hypertrophie sprechen, sind R in V_1>0,5 mV, R/S in V_6<1,0, P dextroatriale, kompletter oder inkompletter Rechtsschenkelblock. Tachyarrhythmien sind häufig (Vorhofflimmern, Vorhofflattern).

9.3.2 Röntgen

Typisches Zeichen einer pulmonalen Hypertonie ist eine Größenzunahme der rechten, absteigenden Pulmonalarterie (>18 mm) in Höhe des Zwischenbronchus, eine Vergrößerung des rechten Ventrikels und eine vermehrte vaskuläre Zeichnung der kranialen Lungenanteile. Pleuraergüsse sind als Zeichen einer kardialen Dekompensation zu werten. Amputierte Hili (■ Abb. 9.4) gelten als Zeichen einer großen Lungenembolie (Westermark-Zeichen).

9.3.3 Echokardiographie

Die Echokardiographie stellt eine wichtige Untersuchung in der Diagnostik der pulmonalen Hypertonie dar. Einzelheiten zum Verfahren siehe ▶ Abschn. 5.4.3. Die charakteristischen Veränderungen im Rahmen der pulmonalen Hypertonie sind in nachfolgender ▶ Übersicht zusammengefasst.

Westermark-Zeichen

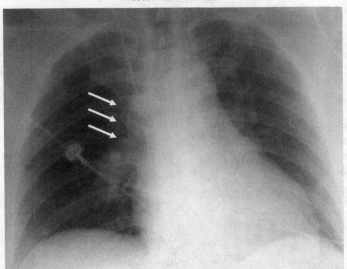

◘ Abb. 9.4. Radiologische Zeichen einer akuten Lungenembolie (Westermark-Zeichen = Kalibersprung der Gefäße mit peripherer Aufhellungszone nach dem Gefäßverschluss)

Echokardiographische Kriterien, die für ein Cor pulmonale sprechen

- Enddiastolische Durchmesser des rechten Ventrikels (RV; parasternal M-Mode) >30 mm
- Enddiastolische Dicke der freien Wand des RV >5 mm
- Eingeschränkte Funktion des rechten Ventrikels
- Abflachung des Septums in der Systole
- Paradoxe Septumbewegung (bis zur Kompression des linken Ventrikels)
- Trikuspidalklappeninsuffizienz
- Pulmonalklappeninsuffizienz
- Erhöhte Regurgitationsgeschwindigkeit über Trikuspidalklappe
- Abgeleiteter pulmonalarterieller Druck (PAP) >30 mm Hg höher als diastolischer RV-Druck

9.3.4 Lungenfunktionsprüfung

Spirometrie und Bodyplethysmographie geben Hinweise auf das Vorliegen einer restriktiven oder obstruktiven Lungenerkrankung. Zusätzliche Blutgasanalysen erlauben eine Differenzierung zwischen respiratorischer Partial- (PO_2 erniedrigt, PCO_2 normal oder erniedrigt) und Globalinsuffizienz (PO_2 erniedrigt, PCO_2 erhöht).

9.3.5 Rechtsherzkatheter

Die invasive Untersuchung der Drücke im kleinen Kreislauf mit einem Einschwemmkatheter (▶ Abschn. 5.8.2) stellt die einzige sichere Methode zur Unterscheidung einer primären (präkapillären) von einer sekundären (postkapillären) pulmonalen Hypertonie aufgrund eines erhöhten linksventrikulären enddiastolischen Druckes dar. Die Rechtsherzkatheteruntersuchung unter Belastung (Ergometrie) erlaubt darüber hinaus die Feststellung einer latenten pulmonalen Hypertonie (Anstieg des pulmonalarteriellen Mitteldruckes auf >30 mm Hg unter Belastung). Außerdem kann invasiv das Ansprechen auf eine inhalative oder orale Therapie mit Vasodilatanzien überprüft werden (▶ Abschn. 9.2). Zur weiteren Differenzierung, ob ein mögliches Shuntvitium vorliegt, kann die Sauerstoffsättigung in verschieden Gefäßabschnitten (Pulmonalarterie, rechter Ventrikel, rechter Vorhof, Vv. cava superior und inferior) bestimmt werden.

9.3.6 Belastungstest

Die Durchführung von symptomlimitierten Belastungstests (6-min-Gehtest, Ergospirometrie) kann zur Objektivierung der körperlichen Leistungsfähigkeit und der Evaluation einer Therapie herangezogen werden. Die Prognose der Erkrankung korreliert mit dem Schweregrad der Funktionseinschränkung. Auch kann die Rechtsherzkatheteruntersuchung mit einer Fahrradergometrie kombiniert werden.

9.3.7 Bildgebende Verfahren

Computertomographische Verfahren (High-resolution-CT, Spiral-CT) können zur weiteren ätiologischen Abklärung einer pulmonalen Hypertonie herangezogen werden. Insbesondere bei der Frage nach rezidivierenden thromboembolischen Verschlüssen der Pulmonalisstrombahn und interstitieller Lungenerkrankungen können diese Verfahren hilfreich sein.

9.3.8 Lungenbiopsie

Bei Verdacht auf eine interstitielle oder venookklusive Lungenerkrankung oder in Zweifelsfällen kann im Rahmen der Diagnostik eine Lungenbiopsie notwendig werden. Diese kann bronchoskopisch oder aber chirurgisch in Form einer offenen Lungenbiopsie erfolgen.

9.4   Therapie

Die Therapie des chronischen Cor pulmonale verfolgt eine Steigerung der Leistungsfähigkeit und der Lebensqualität sowie eine Verbesserung der Prognose. Im Vordergrund der therapeutischen Bemühungen sollte immer die Behandlung der Grunderkrankung stehen (z. B. Therapie der chronisch obstruktiven Lungenerkrankung [COPD]). Anders als bei der chronischen Herzinsuffizienz gibt es aber kaum Untersuchungen hinsichtlich des Einflusses einzelner Therapieregimes auf die Mortalität. Die therapeutischen Möglichkeiten sind in ■ Abb. 9.5 zusammengefasst.

9.4.1 Sauerstoff

Die chronische Therapie mit Sauerstoff hat das Ziel, eine Besserung der Hypoxämie und damit des Befindens und der Prognose des Patienten zu erreichen. Bislang konnte nur bei Patienten mit einer chronisch-obstruktiven Lungenerkrankung und Hypoxämie (PO_2 <50 mm Hg) ein Überlebensvorteil (Verbesserung der 4-Jahres- bzw. 2-Jahresüberlebenszeit von 50% auf 75% bzw. 25% auf 45%) unter Sauerstoffgabe festgestellt werden. Angestrebt wird ein PO_2 von >60 mm Hg. In Analogie zu diesen Befunden wird empfohlen, alle

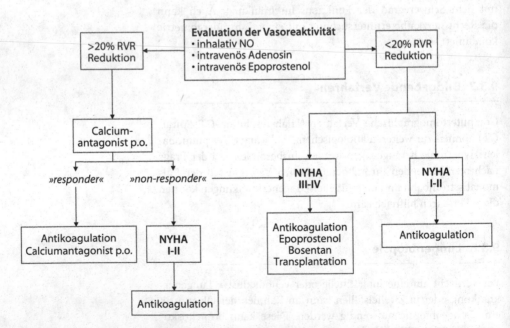

■ **Abb. 9.5.** Therapeutische Möglichkeiten bei der pulmonalen Hypertonie. RVR pulmonalvaskulärer Widerstand. (Mod. nach Rubin LJ 1997)

Patienten mit einer pulmonalen Hypertonie und Hypoxämie gemäß den Richtlinien (beide folgenden ► Übersichten) zu behandeln. Entsprechende Daten zur Behandlung der pulmonalen Hypertonie fehlen jedoch.

Empfehlungen zur Langzeittherapie mit Sauerstoff.
(Mod. nach den Empfehlungen der Deutschen Gesellschaft für Pneumologie)

- PO_2 <50–55 mm Hg trotz optimaler Therapie der Grunderkrankung
- Nachweis einer Anhebung des PO_2 unter O_2-Substitution
- Kooperationsfähigkeit des Patienten, die O_2-Therapie mindestens 16 h/Tag durchzuführen

Vorgehen bei Sauerstoff-Langzeittherapie

- Andere individuelle Dauerbehandlungsmöglichkeiten sind ausgeschöpft
- Kooperation des Patienten gegeben
- Mehrfache Lungenfunktionskontrollen (Nachweis der permanenten respiratorischen Insuffizienz (PaO_2 <55 mm Hg)
- Bei O_2-Testatmung kann kein bedrohlicher (nächtlicher) arterieller CO_2-Partialdruckanstieg gemessen werden (eine chronische Hyperkapnie ist per se keine Kontraindikation)
- Der PaO_2 sollte bei der O_2-Atmung mindestens um 10 mm Hg möglichst auf 75 ± 10 mm Hg ansteigen
- Die O_2-Testatmung ist jeweils bis 30 min lang mit ansteigenden Flüssen von 1,2 und 3 l/min durchzuführen
- Bei arterieller Hyperkapnie ist ein nächtliches Monitoring im pneumologischen Schlaflabor notwendig
- Eine Pulmonalisdruckmessung mittels Rechtsherzkatheter unter Raumluft- und O_2-Testatmung ist zur Abschätzung der Prognose bedeutsam
- Regelmäßige Kontrollen durch den Hausarzt, Kontrolle O_2-Langzeittherapie durch ein Fachzentrum

---

9.4.2 Medikamente

Vor Einleitung einer speziellen Therapie zur Senkung des pulmonalarteriellen Druckes kann eine Reversibilitätsprüfung im Akutversuch durchgeführt werden (invasive Messung des pulmonalarteriellen Druckes mit und ohne inhalatives Stickstoffmonoxid oder Adenosin). Kommt es unter der genannten Intervention zu einem Abfall des pulmonalarteriellen Mitteldruckes bzw. des pulmonalen Widerstandes um 20–25% des Ausgangswertes, ist die Ansprechbarkeit auf eine Behandlung mit einem Kalziumantagonisten als wahrscheinlich anzusehen. Ob dies auch für andere Substanzen gilt, die zur Behandlung der pulmonalen Hypertonie eingesetzt werden, ist bislang nicht erwiesen (◘ Abb. 9.5).

Vasodilatanzien

Ziel der Therapie mit Vasodilatanzien (▶ Abschn. 7.3.2, Unterabschnitt »Vasodilatanzien«) ist eine möglichst selektive Senkung des Druckes im kleinen Kreislauf mit geringem Einfluss am systemischen Gefäßsystem sowie einer langandauernden Wirkung.

Kalziumantagonisten

Untersuchungen an Patienten mit primärer pulmonaler Hypertonie haben gezeigt, dass nur etwa 1/4 der Patienten von einer hochdosierten Gabe von Kalziumantagonisten (▶ Abschn. 7.3.2, Unterabschn. »Kalziumantagonsiten«) mit einer signifikanten Senkung des pulmonalarteriellen Druckes und Widerstandes reagieren. Nur bei diesen Patienten wurde auch eine deutliche Verbesserung der Lebenserwartung beobachtet (◘ Abb. 9.6). Ein dauerhafter Effekt von Kalziumantagonisten auf hämodynamische Parameter oder die Letalität konnte bei Patienten mit COPD und pulmonaler Hypertonie nicht nachgewiesen werden. Nachteil einer hochdosierten Therapie mit Kalziumantagonisten ist die fehlende Gefäßselektivität (arterielle Hypotonie). Zusammenfassend scheint eine hochdosierte Therapie mit Kalziumantagonis-

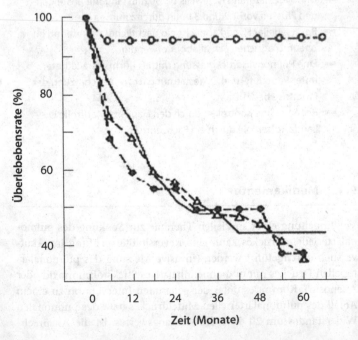

◘ **Abb. 9.6.** Prognoseverbesserung durch Kalziumantagonisten. Kaplan-Meier-Kurven. *offene Kreise* Responder (n = 17); *durchgezogene Linie* non-responder (n = 47); *ausgefüllte Kreise* Patienten des NIH registry, die an der University of Illinois behandelt wurden (n = 22); *Dreiecke* Patienten des NIH registry cohort (n = 166). (Mod. nach Rich et al. 1992)

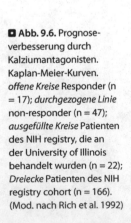

ten nur bei Patienten mit primärer pulmonaler Hypertonie und nachgewiesener Reversibilität im Akutversuch (invasive Messung des pulmonalarteriellen Druckes mit Abfall des Widerstandes um >–20%) indiziert. Dosierungsbereiche: Nifedipin: 30–120 mg/Tag Diltiazem: 120–600 mg/Tag.

Prostazyklin und Prostazyklinderivate

Prostazyklin PGI-II führt zu einer starken Vasodilatation im Bereich der Lungenstrombahn ohne wesentliche systemische Blutdrucksenkung oder negativ inotrope Wirkung. Eine randomisierte, prospektive Studie hat inzwischen den therapeutischen Nutzen (Reduktion der Sterblichkeit und Verbesserung der Lebensqualität) einer intravenösen Dauertherapie (implantierter Port) mit Prostazyklin gezeigt. Seit kurzem stehen sowohl inhalative als auch orale Prostazyklinderivate für die Therapie der pulmonalen Hypertonie zur Verfügung. Erste Erfahrungen zeigen günstige hämodynamische Effekte. Langzeiterfahrungen (Mortalitätsstudien) liegen jedoch noch nicht vor. Auf eine ununterbrochene Zufuhr ist zu achten, da eine Unterbrechung der Therapie von einer exzessiven Zunahme des pulmonalarteriellen Druckes begleitet sein kann. Die intravenöse Gabe von Prostazyklin kann als Überbrückungsmaßnahme bis zu einer Transplantation in Erwägung gezogen werden. Die Reversibilität im Akutversuch sollte vor Therapiebeginn dokumentiert werden. Dosierungsbereich: 2–24 ng/kg/min (evtl. Steigerung bis 50–100 ng/kg/min).

Basierend auf den Empfehlungen der Europäischen Gesellschaft für Kardiologie sind Prostazyklinderivate bzw. Endothelinantagonisten (► Abschn. 9.4.2, Unterabschn. »Endothelinantagonisten«) im NYHA-Stadium III–IV indiziert (◘ Abb. 9.5).

Phosphodiesterase-5-Inhibitoren

Prostazykline können, wie oben angegeben, Lebensqualität und Überlebensrate bei Patienten mit primär pulmonaler Hypertonie (PPH) deutlich verbessern. Als unterstützende Therapie ist der – zurzeit noch experimentelle – Einsatz von Phosphodiesterase-5-(PDE-5-)Hemmern (Sildenafil) sinnvoll. Hierdurch wird der Abbau von zyklischem Adenosin-Monophosphat (cAMP), einem der wichtigsten Intermediärprodukte von Prostazyklin und seinen Analoga, effektiv gehemmt und dadurch eine intensivere und längere Wirkung des Wirkstoffs erreicht. Im Rahmen einer kleinen Studie (30 Patienten) konnte vor kurzem gezeigt werden, dass bei Patienten, die Sildenafil (50 mg) erhielten, der pulmonale Gefäßwiderstand stärker gesunken ist als mit Stickstoffmonoxid. Wenn Iloprost eine Stunde nach Sildenafil verabreicht wurde, war die Reduktion am Lungengefäßwiderstand höher als die Summe der Wirkung beider Medikamente alleine (–44%). Die Wirkung an den Lungengefäßen war größer als am großen Kreislauf. Es traten keine schweren Nebenwirkungen auf. Der endgültige Beleg für einen therapeutischen Nutzen dieser Substanzgruppe muss jedoch noch in weiterführenden Studien an größeren Patientenzahlen bewiesen werden.

Endothelinantagonisten

Eine Beteiligung von Endothelin 1 am pathologischen Umbauprozess in der pulmonalen Gefäßwand bei pulmonaler Hypertonie wurde wiederholt dokumentiert. Diese Hypothese wird gestützt durch die Wirksamkeit des oralen Endothelin-1 A/B-Rezeptorblockers Bosentan. Eine große, placebokontrollierte Multicenterstudie (BREATHE-1) an 213 Patienten (m:f = 1:4) mit fortgeschrittener, primärer und kollagenosenassoziierter pulmonalarterieller Hypertonie (PAH) konnte den therapeutischen Nutzen von Bosentan belegen. Die Patienten wurden in drei Gruppen randomisiert und erhielten entweder Placebo oder eine Initialdosis von 2 × 62,5 mg/ Tag über die ersten 4 Wochen, gefolgt von 2 × 125 oder 2 × 250 mg/ Tag Bosentan über weitere 16 Wochen. Initial waren >90% der Patienten in WHO-Klasse III, die restlichen gar in Klasse IV. Der Anteil der Patienten mit primärer PAH lag bei 70%, der pulmonalarterielle Mitteldruck betrug zu Beginn der Studie 55 mm Hg. Die 6-min-Gehstrecke während der Behandlung mit Bosentan (beide Dosierungsgruppen zusammengenommen) nahm von 330 m um 36 m zu, in der Placebogruppe von 344 m um 8 m ab. Die Zeit bis zur klinischen Verschlechterung war in der Placebogruppe signifikant kürzer, der Borg-Dyspnoe-Index und die funktionelle WHO-Klasse wurden durch Bosentan im Vergleich zu Placebo signifikant verbessert. Der Nachweis eines Langzeiteffektes, insbesondere auf eine mögliche Verbesserung der Prognose, steht jedoch zum jetzigen Zeitpunkt aus.

Das Nebenwirkungsprofil ist insgesamt günstig. Einzig ein Anstieg der Transaminasenwerte war in der Bosentangruppe gehäuft, während in der Placebogruppe vor allem Symptome der progredienten pulmonalarterielle Hypertonie (Schwindel, Reizhusten und Dyspnoe) dominierten. Pharmakokinetische Untersuchungen konnten zeigen, dass Bosentan ein Induktor von Cytochrom P450 3A4 und 2C9 ist. Auf eine mögliche Interaktion mit Medikamenten, die ebenfalls über diesen Weg verstoffwechselt werden (z. B. Simvastatin), ist bei Therapiebeginn zu achten. Entsprechende Tabellen über mögliche Interaktionspartner können über das Internet bezogen werden (z. B. http://www.atforum.com/SiteRoot/pages/ addiction_resources/P450%20Drug%20Interactions.PDF).

Diuretika

Bei manifester Rechtsherzinsuffizienz mit Flüssigkeitsretention ist die vorsichtige Gabe eines Diuretikums (z. B. Thiazide und/oder Spironolacton) indiziert (▶ Abschn. 7.3.2, Unterabsch. »Diuretika«), da es zu einer nachweislichen Verbesserung der Symptomatik führt. Bei Patienten mit dekompensiertem Cor pulmonale ist eine intravenöse Therapie mit einem stark wirksamen Schleifendiuretikum (Furosemid, Torasemid) meist nicht zu vermeiden.

Herzglykoside

Beim Cor pulmonale mit begleitender Tachyarrhythmie (Vorhofflimmern, -flattern) ist die Gabe von Herzglykosiden (▶ Abschn. 7.3.3, Unterabschn. »Positiv-inotrope Substanzen«) zur Senkung der Kammerfrequenz meist indiziert. Bei isolierter Rechtsherzinsuffizienz konnte ein therapeutischer Vorteil für Herzglykoside bislang nicht eindeutig belegt werden. Bei gleichzeitig bestehender Linksherzinsuffizienz kann Digoxin oder Digitoxin die Befindlichkeit verbessern.

Antikoagulation

Eine dauerhafte Antikoagulation mit Phenprocoumon ist bei Patienten mit rezidivierenden Lungenembolien indiziert. Aufgrund des histologischen Nachweises von lokalen Thromben in der Pulmonalstrombahn bei der primären pulmonalen Hypertonie erscheint eine Antikoagulation dieser Patienten sinnvoll. Unkontrollierte, nichtrandomisierte Studien weisen auf eine Verbesserung der Prognose hin, so dass heute generell (mangels anderer effektiver Therapieoptionen) eine Antikoagulation bei diesen Patienten empfohlen wird (Ziel-INR 2,0–2,5). Es gibt bislang keine Untersuchungen, die zeigen, ob eine Thrombozytenaggregationshemmung mit z. B. Azetylsalizylsäure oder Clopidogrel von therapeutischem Nutzen bei der pulmonalen Hypertonie bzw. bei Cor pulmonale ist.

9.4.3 Operative Verfahren

Zur Behandlung des chronischen Cor pulmonale können drei chirurgische Verfahren nutzbringend zum Einsatz kommen.

Thrombendarteriektomie

Etwa 2% aller Patienten mit einer nicht vollständig lysierten Lungenembolie entwickeln chronisch eine schwere pulmonale Hypertonie. Zur Verbesserung der Prognose und der Befindlichkeit kann bei diesen Patienten eine elektive pulmonale Thrombendarteriektomie indiziert sein (▶ folgende Übersicht). Voraussetzung ist eine genaue Lokalisationsdiagnostik mittels bildgebender Verfahren. Auch bei höhergradig eingeschränkter Funktion beobachtet man nach Entlastung meist eine Erholung des rechten Ventrikels. Die perioperative Letalität ist allerdings mit 10–15% (an spezialisierten Zentren) hoch. Insbesondere Patienten, die nach Thrombendarteriektomie nicht mit einem siginifkanten Rückgang des pulmonalarteriellen Widerstandes reagieren oder bei denen es intraoperativ zu einer Fragmentierung des Thrombus kommt, haben eine schlechte Prognose. Eine lebenslange Antikoagulation nach dem operativen Eingriff ist zwingend notwendig.

Indikationen zur pulmonalen Thrombendarteriektomie

- Pulmonale Hypertonie und Cor pulmonale im Stadium NYHA III–IV
- Pulmonalarterieller Widerstand >400 dynes $\times$ s $\times$ cm^{-5}
- Nachweis einer nichtlysierten Thrombembolie im CT oder Spiral-CT
- Befall der zentralen Lungenstrombahn

Transplantation

Bei Patienten, die trotz optimaler Therapie eine Progredienz der pulmonalen Hypertonie zeigen, sollte eine Lungentransplantation in Erwägung gezogen werden (► folgende Übersicht). Patienten, die sich im Stadium NYHA III–IV befinden oder die unzureichend auf eine intravenöse Gabe von Prostazyklin reagieren, fallen ebenfalls hierunter. Eine wesentliche Schwierigkeit besteht darin, die rechtsventrikuläre Funktion abzuschätzen und die Fähigkeit zur postoperativen Erholung vorherzusehen. Eine kombinierte Herz-Lungen-Transplantation wurde daher von manchen Transplantationschirurgen bevorzugt. Die Ergebnisse der vergangenen Jahre haben aber gezeigt, dass der rechte Ventrikel eine große Fähigkeit zu Regeneration besitzt, so dass aus heutiger Sicht die Schwere der Funktionseinschränkung des rechten Ventrikels keine prinzipielle Kontraindikation gegen eine alleinige Lungentransplantation darstellt. Alle Transplantationsverfahren sind jedoch durch den Mangel an Spenderorganen limitiert. Dies hat dazu geführt, dass auch einseitige Lungentransplantationen, wenn auch mit etwas schlechteren Ergebnissen, durchgeführt werden. Dennoch wird die Prognose, selbst nach einseitiger Transplantation, verglichen mit dem natürlichen Verlauf der Erkrankung deutlich verbessert. Die durchschnittliche 1-Jahresüberlebenszeit liegt bei 70–75%, die 5-Jahresüberlebenszeit bei 40–45% (◘ Abb. 9.7). Eine lebenslange Immunsuppression ist unerlässlich. Zu den Hauptkomplikationen im weiteren Verlauf nach Transplantation gehört, neben der akuten Abstoßungsreaktion und opportunistischen Infektionen durch die Suppression des Immunsystems, die Bronchiolitis obliterans.

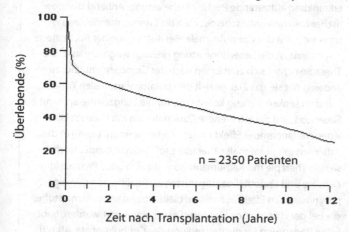

Überleben nach Herz-Lungentransplantation
(Registry International Society of Heart and Lung Transplantation)

n = 2350 Patienten

Zeit nach Transplantation (Jahre)

◻ Abb. 9.7. Prognose und Verlauf nach kombinierter Herz-Lungentransplantation. Daten des Registry International Society of Heart and Lung Transplantation (Mod. nach Hosenpud et al. 1999)

Indikationen für eine Lungentransplantation (LTX)

- Schwere Lungenerkrankung mit Zeichen der Progression und reduzierter Lebenserwartung (<2–3 Jahre)
- Versagen alternativer Therapieoptionen
- Ambulanter Patient (Möglichkeit der Rehabilitation)
- Alter: einseitige LTX <65 Jahre, beidseitige LTX <60 Jahre, Herz-LTX <55 Jahre
- Keine systemischen (koronare Herzkrankheit, terminale Niereninsuffizienz etc.) oder malignen Erkrankungen
- Keine akute Infektion
- Psychische Stabilität
- Keine Malnutrition (Körpergewicht >70% des Idealgewichtes)

9.5 Prognose

Die Prognose richtet sich nach der Grunderkrankung und ist im Einzelfall schwer vorherzusagen. Das Auftreten eines Cor pulmonale und die fehlende Ansprechbarkeit auf eine Sauerstoff- bzw. medikamentöse Therapie ist als prognostisch ungünstig zu werten. Die häufigste Todesursache bei Patienten mit primärer pulmonaler Hypertonie ist ein progredientes Rechtsherzversagen (47%) und der plötzliche Herztod (26%). Weitere häufige Todesursachen sind pulmonale Infektionen und Blutungen (unter Antikoagulation).

> **FAZIT**
>
> Das Cor pulmonale bezeichnet die infolge einer Lungen(gefäß)-erkrankung auftretende Rechtsherzbelastung. Anhand diagnostischer Kriterien unterscheidet man die latente, manifeste und schwere Form des Cor pulmonale. Bei Auftreten einer Rechtsherzinsuffizienz ist die Lebenserwartung deutlich eingeschränkt. Die Therapie richtet sich zum einen nach der Grunderkrankung, zum anderen hat sie das Ziel, gezielt den pulmonalarteriellen Widerstand zu senken. Bislang konnte nur für die Langzeittherapie mit Sauerstoff und die intravenöse Dauerinfusion mit Prostazyklin ein lebensverlängernder Effekt nachgewiesen werden. Etwa 1/4 der Patienten mit pulmonaler Therapie profitieren von einer hochdosierten Therapie mit Kalziumantagonisten. Ob orale Prostazyklinderivate und Endothelinantagonisten ebenfalls einen günstigen prognostischen Effekt aufweisen, bleibt abzuwarten. Arzneistoffe, die bei der chronischen Herzinsuffizienz eingesetzt werden, haben keine Bedeutung für die Behandlung des Cor pulmonale. Als ultima ratio besteht die Möglichkeit einer Lungen- oder Herz-Lungen-Transplantation.

Weiterführende Literatur

Abenhaim L, Moride Y, Brenot F et al. (1996) Appetite-suppressant drugs and the risk of primary pulmonary hypertension. International Primary Pulmonary Hypertension Study Group. N Engl J Med 335:609–616

Galie N, Manes A, Branzi A (2002) The new clinical trials on pharmacological treatment in pulmonary arterial hypertension. Eur Respir J 20:1037–1049

Hosenpud JD, Bennett LE, Keck BM et al. (1999) The registry of the International Society for Heart and Lung Transplantation: sixteenth official report. J Heart Lung Transpl 18:611

Orth M, Rasche K, Schultze-Werninghaus G (1999) Chronic pulmonary heart disease. Epidemiology, physiopathology and clinical aspects. Internist (Berl) 40:722–728

Pengo V, Lensing AW, Prins MH et al. (2004) Incidence of chronic thromboembolic pulmonary hypertension after pulmonary embolism. N Engl J Med 350:2257–2264

Perings C, Steiner S, Perings SM (1999) Diagnosis of chronic pulmonary heart disease. Internist (Berl) 40:729–738

Ricciardi MJ, Rubenfire M (1999) How to manage secondary pulmonary hypertension. Postgrad Med 105:183–190

Romano PM, Peterson S (2000) The management of cor pulmonale. Heart Dis 2:431–437

Rich S, Kaufmann E, Levy PS (1992) The effect of high doses of calcium-channel blockers on survival in primary pulmonary hypertension. N Engl J Med 327:76–81

Rubin LJ (1997) Primary pulmonary hypertension. N Engl J Med 336:111–117

Rubin LJ, Badesch DB, Barst RJ et al. (2002) Bosentan therapy for pulmonary arterial hypertension. N Engl J Med 346:896–903

Ghofrani HA, Wiedemann R, Rose F et al. (2002) Combination therapy with oral sildenafil and inhaled iloprost for severe pulmonary hypertension. Ann Intern Med 136:515–522

Zentrale Schlafapnoe bei Herzinsuffizienz

U. Wiegand

10.1 Pathophysiologie und klinische Symptomatik

Das zentrale Schlafapnoesyndrom kann als Folge einer Herzinsuffizienz auftreten. Bei diesen Patienten zeigt sich häufig das Bild einer Cheyne-Stokes-Atmung (◘ Abb. 4.13). Als wesentlicher pathophysiologischer Auslöser der zentralen Schlafapnoe beim herzinsuffizienten Patienten gilt eine nächtliche, lageabhängige pulmonale Stauung, die zu Hypoxämie und konsekutiver Hyperventilation führt. Nimmt hierdurch der Kohlendioxidpartialdruck unter einen für die Atemstimulation benötigten Schwellenwert ab, so kommt es zu einer Apnoephase des Patienten. Hierdurch steigt der Kohlendioxidpartialdruck wieder, der Sauerstoffpartialdruck fällt allerdings weiter ab. Diese beiden Veränderungen bedingen eine Erregung zentraler Chemorezeptoren, die eine (unterschwellige) Aufwachreaktion (»Arousal«) und eine Steigerung der Sympathikusaktivität triggern (◘ Abb. 10.1). Die hierdurch einsetzende Hyperventilation kann dann erneut eine Apnoephase des Patienten induzieren. Diese Apnoe-Arousal-Hyperventilation-Sequenz kann im Abstand von Minuten auftreten (◘ Abb. 4.13). Es ist derzeit allerdings noch unklar, ob die zentrale Schlafapnoe einen eigenständigen pathophysiologischen Aspekt bei herzinsuffizienten Patienten darstellt oder Ausdruck eines fortgeschrittenen Schweregrads der Herzinsuffizienz ist.

Tagesmüdigkeit und verminderte Leistungsfähigkeit sind Konsequenzen des zentralen Schlafapnoesyndroms, die insbesondere beim herzinsuffizienten Patienten die klinische Situation weiter verschlechtern können. Bedeutsamer ist aber die nächtliche Hypoxämie bei gleichzeitig erhöhtem kardialem Sauerstoffbedarf, der durch die sympathikusvermittelte Blutdruck- und Herzfrequenzsteigerung verursacht wird. Dieser Mechanismus kann zu einer progredienten Verschlechterung der kardialen Pumpfunktion und einer Steigerung des pulmonalarteriellen Drucks führen. Weiter-

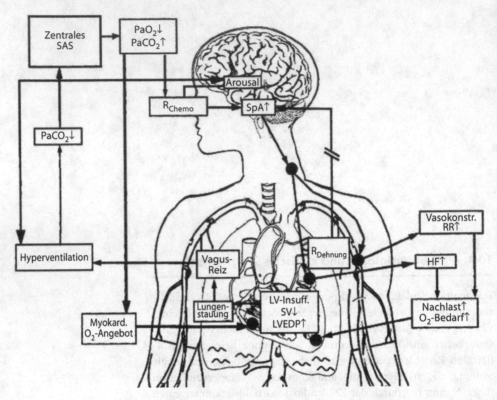

◘ Abb. 10.1. Pathophysiologie des zentralen Schlafapnoesyndroms. *SAS* Schlafapnoesyndrom; *PaO₂* Sauerstoffpartialdruck; *PaCO₂* Kohlendioxidpartialdruck; *R_{Chemo}* zentrale Chemorezeptoren; *SpA* Sympathikusaktivität; *R_{Dehnung}* pulmonale Dehnungsrezeptoren; *RR* arterieller Blutdruck; *HF* Herzfrequenz; *LV* linksventrikulär; *SV* Schlagvolumen; *LVEDP* linksventrikulärer enddiastolischer Druck. (Mod. nach Bradley et al. 2003)

hin kann es durch die dauerhafte Stimulation des sympathischen Nervensystems zum Auftreten von malignen Herzrhythmusstörungen kommen (▶ folgende Übersicht). Daher ist das zentrale Schlafapnoesyndrom – in einigen Studien auch unabhängig vom Schweregrad der Herzinsuffizienz – mit einer erhöhten Mortalität assoziiert.

Folgen der zentralen Schlafapnoe

- Tagesmüdigkeit
- Verminderte Leistungsfähigkeit
- Steigerung des pulmonalarteriellen Druckes
- Sympathikusaktivierung
- Tachykardie
- Hypertonie

Differenzialdiagnostisch ist das obstruktive Schlafapnoesyndrom abzugrenzen, das wesentlich durch einen Atemwegskollabs bedingt ist und überwiegend bei übergewichtigen Patienten beobachtet wird. Obwohl die pathophysiologischen Mechanismen dieser Apnoeformen vollständig unterschiedlich sind, sind ihre Auswirkungen auf die kardiale Belastung und den Sympathikotonus ähnlich. Daher sollte auch ein obstruktives Schlafapnoesyndrom beim herzinsuffizienten Patienten konsequent behandelt werden. Weiterhin werden auch Mischformen zwischen obstruktiver und zentraler Schlafapnoe bei herzinsuffizienten Patienten beobachtet.

10.2 Schlafapnoesyndrom bei chronischer Herzinsuffizienz

Bei Patienten mit schwerer Herzinsuffizienz liegt die Prävalenz des zentralen Schlafapnoesyndroms bei etwa 30–50%. Es gibt derzeit noch keine allgemein akzeptierten Leitlinien, bei welchen Patienten eine Schlafapnoediagnostik durchgeführt werden sollte. Als Prädiktoren für das Auftreten einer zentralen Schlafapnoe wurden in klinischen Studien ein Alter >60 Jahre, männliches Geschlecht, arterielle Hypokapnie <38 mm Hg auch im Wachzustand und Vorhofflimmern gefunden; Patienten, die einen oder mehr dieser Risikofaktoren aufweisen, sollten bevorzugt einem Schlafapnoescreening unterzogen werden.

Durch eine möglichst konsequente Herzinsuffizienztherapie kann bei den meisten Patienten auch eine zentrale Schlafapnoe behandelt werden. Indikationen für erweiterte Therapieoptionen wie eine zusätzliche kontinuierliche nächtliche Sauerstoffinhalation oder eine CPAP-(»continuous positive airway pressure«-) Beatmung sind noch nicht allgemein akzeptiert. Es konnte in mehreren prospektiv-randomisierten Studien ein günstiger Effekt einer CPAP-Therapie auf Sympathikotonus, Lebensqualität und die linksventrikuläre Ejektionsfraktion an allerdings kleinen Fallzahlen nachgewiesen werden. Eine kleinere Studie zeigte sogar eine Reduktion des kombinierten Endpunktes aus Mortalität und Notwendigkeit einer Herztransplantation (◘ Abb. 10.2). Allerdings kann die CPAP-Therapie eine Cheyne-Stokes-Atmung nur bei 40–60% tatsächlich unterdrücken und wird häufig schlecht toleriert. Bei Patienten mit schwerer Herzinsuffizienz und Vorhofflimmern besteht sogar das Risiko, durch die CPAP-Therapie das Schlagvolumen des Herzens zu reduzieren. Daher sollte derzeit eine CPAP-Therapie im Wesentlichen auf Patienten beschränkt sein, die auch bei optimaler Behandlung der Herzinsuffizienz weiterhin Zeichen eines relevanten Schlafapnoesyndroms aufweisen. In diesem Zusammenhang konnte an einer kleinen Studiengruppe eine Reduktion der Schlafapnoeepisoden durch Resynchronisati-

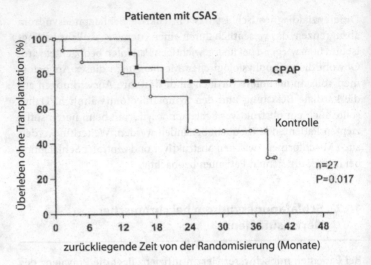

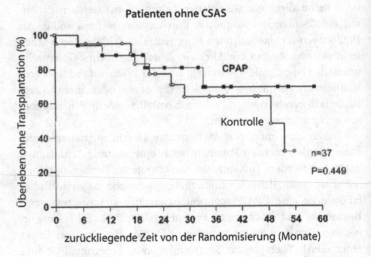

10

☐ **Abb. 10.2.** Auswirkungen der CPAP-Beatmung auf das herztransplantationsfreie Überleben von Patienten mit schwerer Herzinsuffizienz abhängig vom Nachweis eines zentralen Schlafapnoesyndroms. *CSAS* zentrales Schlafapnoesyndrom, *CPAP* »continuous positive airway pressure«. (Mod. nach Sin et al. 2000)

onstherapie mittels biventrikulärer Stimulation nachgewiesen werden. Die Effekte der Therapie sollten bei diesen Patienten sorgsam überwacht werden. Demgegenüber bedarf ein koinzident mit einer Herzinsuffizienz auftretendes obstruktives Schlafapnoesyndrom in jedem Falle einer konsequenten kausalen Therapie. Die Beobachtung, dass unter akzelerierter atrialer Schrittmacherstimulation sowohl Episoden von zentraler als auch von obstruktiver Schlafapnoe reduziert wurden, ist pathophysiologisch nicht schlüssig verstanden und bedarf der Bestätigung in größeren, kontrollierten Studien.

10.2.1 Diagnostische und therapeutische Schritte

Bei Patienten mit Herzinsuffizienz wird der Verdacht auf ein zentrales Schlafapnoesyndrom zumeist aufgrund einer typischen Eigen- (Schlafstörungen, Tagesmüdigkeit, Konzentrationsstörungen) und Fremdanamnese des Lebenspartners (nächtliche Atempausen) gestellt. Daher sollte jeder Patient mit einer fortgeschrittenen Herzinsuffizienz gezielt bzgl. dieser Symptome befragt werden. Ergibt sich der klinische Verdacht, so kann dieser mittels einer Polysomnographie (kontinuierliche Registrierung von O_2-Sättigung, Herzfrequenz, Atemexkursionen, ggf. auch Erfassung von Blutdruck, sympathischer Nervenaktivität und Elektroenzephalogramm) bestätigt und ggf. von einem koinzident zur Herzinsuffizienz vorliegenden obstruktiven Schlafapnoesyndrom abgegrenzt werden.

Der erste therapeutische Schritt zur Behandlung des zentralen Schlafapnoesyndroms ist die Optimierung der medikamentösen Herzinsuffizienzbehandlung. Da die chronische Hyperventilation durch nächtliche Lungenstauung bedeutsam für die Pathophysiologie des zentralen Schlafapnoesyndroms ist, sollte ein besonderes Augenmerk auf einer adäquaten diuretischen Therapie des Patienten liegen. Eine weitere Therapieoption ist die nächtliche Sauerstoffgabe. Sollten trotz optimaler medikamentöser Therapie der Herzinsuffizienz weiterhin Schlafapnoephasen auftreten, ist eine Behandlung des Patienten mit einer CPAP-Beatmung gerechtfertigt.

FAZIT

Als wesentlicher pathophysiologischer Auslöser der zentralen Schlafapnoe beim herzinsuffizienten Patienten gilt eine nächtliche, lageabhängige pulmonale Stauung, die zu Hypoxämie und konsekutiver Hyperventilation führt. Die nächtliche Hypoxämie bei gleichzeitig erhöhtem kardialem Sauerstoffbedarf (durch die sympathikus-vermittelte Blutdruck- und Herzfrequenzsteigerung) kann zu einer progredienten Verschlechterung der kardialen Pumpfunktion und einer Steigerung des pulmonalarteriellen Drucks führen. Weiterhin kann es durch die dauerhafte Stimulation des sympathischen Nervensystems zum Auftreten von malignen Herzrhythmusstörungen kommen. Durch eine möglichst konsequente Herzinsuffizienztherapie kann bei den meisten Patienten auch eine zentrale Schlafapnoe behandelt werden. Indikationen für erweiterte Therapieoptionen wie eine zusätzliche kontinuierliche nächtliche Sauerstoffinhalation oder eine CPAP-Beatmung sind noch nicht allgemein akzeptiert.

Weiterführende Literatur

Brack T (2003) Cheyne-Stokes respiration in patients with congestive heart failure. Swiss Med Wkly 133:605–610

Bradley TD, Floras JS (2003) Sleep apnea and heart failure: Part II: central sleep apnea. Circulation 107:1822–1826

Sin DD, Logan AG, Fitzgerald FS, Liu PP, Bradley TD (2000) Effects of continuous positive airway pressure on cardiovascular outcomes in heart failure patients with and without Cheyne-Stokes respiration. Circulation 102:61–66

Besonderheiten im fortgeschrittenen Lebensalter

Pro Jahr werden in Deutschland Arzneimittel im Wert von fast 20 Mrd. € verkauft. Ein über 60-Jähriger wird im Durchschnitt mit drei Arzneimitteln dauerhaft therapiert. Die über 60-Jährigen machen 22% der Bevölkerung aus, verbrauchen aber 54% der Arzneimittel. Diese Zahlen machen einerseits deutlich, welche Bedeutung der Arzneimitteltherapie im Alter zukommt, andererseits kann daraus indirekt geschlussfolgert werden, dass es gerade bei dieser Altersgruppe zu häufigen Arzneimittelinteraktionen kommt.

Im Verlauf des Alterungsprozesses kommt es physiologischerweise zu einem schrittweisen Rückgang der Organfunktion. Dieser Vorgang ist mit typischen morphologischen und funktionellen Veränderungen verbunden, die hinsichtlich der Therapie kardiovaskulärer Erkrankungen von klinischer Bedeutung sind. Darüber hinaus nimmt die Inzidenz kardiovaskulärer Erkrankungen und die damit verbundenen krankheitsassoziierten Komplikationen im Alter erheblich zu (Abb. 11.1 und Abb. 1.5).

Ältere Patienten können aufgrund einer Multimorbidität den behandelnden Arzt zu einer Polypharmakotherapie mit kaum vor-

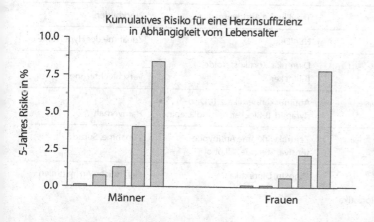

 Abb. 11.1. Wahrscheinlichkeit, an einer Herzinsuffizienz zu erkranken in Abhängigkeit vom Lebensalter und Geschlecht

hersagbaren Interaktionen veranlassen. Arzneimittelinduzierte Symptome sind oft für Krankenhauseinweisungen in der Geriatrie verantwortlich. Dies kann wiederum zu einer Ausweitung der bestehenden Medikation führen. Im Rahmen einer individualisierten Arzneimitteltherapie sollten nicht nur Lebensalter, Leber- und Nierenfunktionen, sondern auch individuelle Variabilitäten der hepatischen Metabolisierung und intestinalen Resorption auf der Basis genetischer Polymorphismen berücksichtigt werden. Gerade bei älteren Patienten ist es wichtig, eine bestehende oder neue Arzneimitteltherapie hinsichtlich des Risiko-Nutzen-Verhältnisses zu prüfen und ggf. bestimmte Medikationen um- oder gar ganz abzusetzen. Einige Beispiele für mögliche Interaktionen sind in ◨ Tabelle 11.1 aufgeführt.

11.1 Morphologische und funktionelle Veränderungen des Herzens

Mit zunehmendem Alter kommt es zu einer Abnahme der Anzahl kardialer Myozyten bei gleichzeitiger Zunahme der extrazellulären Matrix. Folge ist eine milde Hypertrophie mit interstitieller Fibrose, die wiederum eine Zunahme der Steifigkeit des Myokards bewirkt und wahrscheinlich verantwortlich für die im Alter häufig beobachtete diastolische Dysfunktion ist. Intensive sportliche Aktivität kann diesen Prozess gegebenenfalls verlangsamen. Außerdem kommt es zu einer Abnahme der Sensitivität des Herzens gegenüber Katecho-

11

◨ **Tabelle 11.1.** Beispiele für eine Interaktion zwischen Krankheit und Pharmakon im Alter

Zugrunde liegende Erkrankung	Pharmakon	Unerwünschte Wirkung
Demenz	Psychotrope Pharmaka: Levodopa, Antiepileptika	Verwirrtheit, Delirium
Chronische Niereninsuffizienz	Nichtsteroidale Antiphlogistika	Verschlechterung
Erregungsleitungsstörungen	Trizyklische Antidepressiva	Blockbilder
Bluthochdruck	NSAID	Zunahme der Hypertonie
Diabetes mellitus	Diuretika, Kortikosteroide, β-Blocker	Verschlechterung
Benigne Prostatahyperplasie	Antimuskarinergika, z. B. Disopyramid, β-Blocker, Benzodiazepine	Harnverhalt
Depression	Zentral wirksame Antihypertensiva, Steroide, Alkohol	Zunahme, Suizid
Hypokaliämie	Digoxin, Diuretika	Gefährliche Arrhythmien

NSAID nichtsteroidale Antiphlogistika

laminen (Abnahme der kardialen β-Adrenozeptoren) und gegenüber den Baro- und Chemorezeptoren. Eine Einschränkung der systolischen Funktion wird im Alter in aller Regel nicht beobachtet. Das Vorliegen einer solchen Funktionsstörung spricht für eine zusätzliche kardiale Erkrankung. Mit zunehmendem Alter kommt es weiterhin zu einer Abnahme der Kapillardichte, was möglicherweise zu einer Einschränkung der Myokarddurchblutung vor allem unter Belastung führt.

11.2 Metabolismus von Arzneistoffen

Beim alten Menschen findet sich einerseits eine herabgesetzte Eliminationsfähigkeit, andererseits eine geringe Regelbreite der Zielorgane, so dass relative Überdosierungen von Arzneimitteln häufig sind (◘ Abb. 11.2). Aufgrund der großen interindividuellen Variabilität lassen sich die Dosierungsempfehlungen für alte Menschen nicht schematisieren. Je enger die therapeutische Breite eines Arzneimittels, desto höher die Wahrscheinlichkeit für unerwünschte Wirkungen.

11.2.1 Veränderungen in der Pharmakokinetik

Absorption und Verteilung
Bezüglich der Resorption kommt es bei oraler Applikation von Arzneimitteln beim alten Menschen i. Allg. zu keinen größeren Variationen. Obgleich Arzneimittel, die einem aktiven Transport

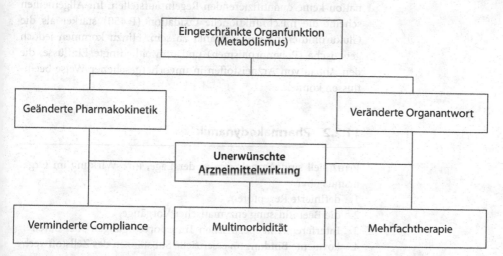

◘ **Abb. 11.2.** Mögliche Mechanismen für Interaktionen bei der Arzneimitteltherapie betagter Patienten

unterliegen, möglicherweise im Alter schlechter resorbiert werden, ist nicht die Unterdosierung, sondern, aufgrund der fast immer bestehenden Einschränkung der Elimination, die Überdosierung eine Hauptgefahr. Hierzu tragen auch Veränderungen in der Verteilung von Arzneimitteln bei. Prinzipiell kommt es im Alter zu einer Abnahme des Herzzeitvolumens, des Körperwassers und der Muskelmasse sowie zu einer Zunahme des Fettgewebes. Der Einfluss dieser Veränderungen auf die Plasmakonzentration eines Arzneistoffes ist jedoch komplex und lässt sich häufig im Einzelfall nicht vorhersagen.

Elimination

Die renale Elimination von körpereigenen und -fremden Stoffen sinkt altersabhängig regelhaft ab. Dies betrifft sowohl die glomeruläre Filtration als auch die aktive Sekretion im tubulären System der Niere. Da das Serumkreatinin u. a. von der Muskelmasse, die beim alten Menschen i. Allg. reduziert ist, abhängig ist, kann die Kreatininclearance auf 40% der ursprünglichen Leistung absinken, ohne dass es zu einer relevanten Veränderung des Serumkreatinins kommt (kreatininblinder Bereich). Zur Beurteilung der Nierenfunktion sollte daher die Kreatininclearance gemessen oder annähernd anhand der Crokoff-Formel

$$\text{Krea}_{Cl} = (140 - \text{Alter}) \times \text{Gewicht (kg) / 72} \times \text{Serumkreatinin (mg/dl)}$$

bestimmt werden. Arzneimittel, die einer renalen Elimination unterliegen, können so an die Nierenfunktion angepasst werden. Auch die hepatische Elimination ist im Betagten Organismus herabgesetzt, allerdings lassen sich im Gegensatz zur renalen Elimination keine quantifizierenden Regeln aufstellen. Im Allgemeinen scheint die mischfunktionelle Oxidation (P 450) stärker als die Glukuronidierung eingeschränkt zu sein. Hinzu kommen jedoch genetische (Polymorphismen) und umweltbedingte Einflüsse, die den Abbau von Arzneistoffen in unvorhergesehener Weise beeinflussen können.

11.2.2 Pharmakodynamik

Prinzipiell sind Arzneistoffe in der Lage, ihre Wirkung im Organismus über

1. definierte Rezeptoren,
2. die Beeinflussung enzymatischer Vorgänge,
3. Interferenz mit spezifischen Transportvorgängen oder durch
4. kovalente Bindung an essenzielle Substanzen des Zellstoffwechsels

zu entfalten. Über Veränderungen dieser Systeme im fortgeschrittenen Lebensalter ist bislang wenig bekannt. Es gibt Hinweise darauf, dass es mit zunehmendem Alter zu einer Veränderung von zellulären Rezeptoren kommt. Über die Abnahme der β-Adrenozeptoren bzw. des Glykosidrezeptors (Natrium-Kalium-ATPase) wird u. a. die erhöhte Empfindlichkeit alter Patienten gegenüber β-Adrenozeptorantagonisten und Herzgykosiden erklärt.

11.2.3 Besonderheiten bei der Therapie der Herzinsuffizienz

Aufgrund ihrer engen therapeutischen Breite ist bei der Verordnung von Herzglykosiden Vorsicht geboten. Die Dosis von Digoxin muss aufgrund der schlechteren renalen Elimination und des kleineren Verteilungsvolumens beim älteren Menschen reduziert werden. Demgegenüber bietet Digitoxin wegen seiner hepatischen Metabolisierung einen Vorteil. Zu bedenken ist jedoch die längere Halbwertszeit und damit die schlechtere Steuerbarkeit dieser Substanz gegenüber Digoxin. Für alle Herzglykoside gilt, dass mit abnehmender Kaliumkonzentration im Plasma die Empfindlichkeit des Organismus gegenüber den Herzglykosiden zunimmt. Im höheren Lebensalter kommt es, unabhängig von einer begleitenden diuretischen Therapie, zu einer Abnahme des Gesamtbestandes an Kalium.

Tierexperimentelle Daten konnten zeigen, dass es mit zunehmendem Lebensalter einerseits zu einer Abnahme der kardialen β-Adrenozeptoren, andererseits zu einer heterologen Desensitivierung der Adenylylcyclase kommt. Dies ist wahrscheinlich die Ursache für die verminderte Empfindlichkeit des Herzens älterer Patienten gegenüber Katecholaminen bzw. die erhöhte Empfindlichkeit gegenüber β-Adrenozeptorantagonisten. Über altersbedingte Veränderungen hinsichtlich pharmakokinetischer oder -dynamischer Parameter bei anderen in der chronischen Herzinsuffizienz eingesetzten Medikamenten ist bislang wenig bekannt. Die SENIORS-Studie sowie Metaanalysen der großen Beta-Blocker-Herzinsuffizienz-Studien dokumentieren jedoch bei herzinsuffizienten Patienten über 70 Jahre eine sichere Anwendbarkeit und prognostisch positive Wirksamkeit, ohne dass eine kardiodepressive Wirkung beobachtet wurde. Weitere Ergebnisse hinsichtlich einer Verbesserung der Lebensqualität werden erwartet.

Beim Einsatz von ACE-Inhibitoren ist insbesondere die eingeschränkte Nierenfunktion des Betagten Patienten zu berücksichtigen. Hier kann es nach höher dosierter Gabe zu einer Verschlechterung der Nierenfunktion kommen. Regelmäßige Kontrollen der Retentionswerte und des Serumkaliums sind deshalb indiziert. Auch hier sprechen Beobachtungsstudien für eine prognoseverbessernde Wirkung.

> **FAZIT**
>
> Aufgrund von Veränderungen der Organfunktion kommt es mit
> zunehmendem Lebensalter zu einer erheblichen Zunahme der
> unerwünschten Wirkungen und der Wechselwirkungen ver-
> schiedener Arzneimittel. Der Grund hierfür liegt einerseits in der
> herabgesetzten Eliminationsfähigkeit des älteren Organismus,
> andererseits in der geringen Regelbreite der Zielorgane. Dies
> kann zu einer relativen Überdosierung von Arzneimitteln führen.
> Aufgrund der großen interindividuellen Variabilität lassen sich
> jedoch die Dosierungsempfehlungen für alte Menschen nicht
> schematisieren. Berücksichtigt werden sollte jedoch die allge-
> meine Tatsache, dass je enger die therapeutische Breite eines Arz-
> neimittels, desto höher die Wahrscheinlichkeit für unerwünschte
> Wirkungen ist. Leitlinien für die Pharmakotherapie im Alter sind
> bislang nicht verfügbar.

Weiterführende Literatur

Flather MD, Shibata MC, Coats AJ et al. (2005) Randomized trial to determine the
    effect of nebivolol on mortality and cardiovascular hospital admission in
    elderly patients with heart failure (SENIORS). Eur Heart J 26:215–225
Lien CT, Gillespie ND, Struthers AD, McMurdo ME (2002) Heart failure in frail elderly
    patients: diagnostic difficulties, co-morbidities, polypharmacy and treatment
    dilemmas. Eur J Heart Fail 4:91–98
Lloyd-Jones DM, Larson MG, Leip EP et al. (2002) Lifetime risk for developing
    congestive heart failure: the Framingham Heart Study. Circulation 106:3068–
    3072
Scholz H (1996) Drug therapy in advanced age. Med Monatsschr Pharm 19:132–139
Tresch DD (2000) Clinical manifestations, diagnostic assessment, and etiology of
    heart failure in elderly patients. Clin Geriatr Med 16:445–456
Wehling M, Peiter A (2003) Arzneimitteltherapie im Alter aus der Sicht des klini-
    schen Pharmakologen. Internist 44:1003–1009

11

Therapie herzinsuffizienter Patienten mit Klappenvitien

Bezüglich der klinischen Symptomatik und Einzelheiten des diagnostischen Vorgehens bei den verschiedenen Klappenvitien sei auf eingängige Lehrbücher verwiesen. In den nachfolgenden Abschnitten soll nur auf einige Besonderheiten in der Therapie herzinsuffizienter Patienten mit Klappenvitien eingegangen werden.

12.1 Aortenklappenfehler

12.1.1 Aortenklappenstenose

Hinsichtlich der Ätiologie unterscheidet man zwischen valvulären, subvalvulären und supravalvulären Formen der Aortenklappenstenosen (◻ Tabelle 12.1). Patienten mit einer asymptomatischen gering- bis mittelgradigen Aortenklappenstenose bedürfen außer der obligatorischen Endokarditisprophylaxe (▶ Abschn. 8.1) meist keiner spezifischen medikamentösen Therapie. Derzeit wird untersucht, ob die Gabe von CSE-Inhibitoren die Progression der Stenosierung verzögern kann.

Stärkere körperliche Belastungen sollen vermieden werden. Kalziumantagonisten, ACE-Inhibitoren und Nitrate sind aufgrund ihrer ausgeprägten Nachlastsenkung (und damit Zunahme des Druckgradienten über die Klappe mit myokardialer Hyperfusion in der Diastole) mit Vorsicht anzuwenden und bei hochgradiger Stenose kontraindiziert. Bei Auftreten von symptomatischem Vorhofflimmern kann eine rasche Rhythmisierung (Kardioversion) notwendig sein. Gegebenenfalls können β-Adrenozeptorblocker und Diuretika vorsichtig dosiert zur Rhythmusstabilisierung und (hämodynamisch sinnvollen) Frequenz- bzw. Vorlastsenkung eingesetzt werden. Unter bestimmten Voraussetzungen kann bei instabilen Patienten eine Valvuloplastie durchgeführt werden, allerdings sind die Indikationen aufgrund der schlechten Langzeitverläufe limitiert (▶ folgende Übersicht).

Indikationen zur Valvuloplastie

- Minimierung des perioperativen Risikos bei dringlichen nichtkardialen Eingriffen
- Kardiogener Schock im Rahmen der Klappenerkrankung (»Überbrückung«) bei vorübergehender Inoperabilität
- Aortenklappenstenose mit therapierefraktärer Herzinsuffizienz, zur Verbesserung der Ausgangssituation vor Klappenersatz
- Schwangere mit kritischer Aortenklappenstenose (»Überbrückung«)
- Kinder und Jugendliche mit nichtkalzifizierten, kongenitalen Aortenklappenstenosen

Die Progression von einer asymptomatischen zur symptomatischen Aortenklappenstenose ist abhängig vom Stenosegrad (Tabelle 12.2), so dass bei mittel- und höhergradiger Einengung Kontrollen in halbjährlichem Abstand notwendig sind. Nach Angaben in der Literatur wiesen nach einem Jahr 14% der initial asymptomatischen Patienten, nach zwei Jahren 38% der Patienten klinische Symptome einer Aortenklappenstenose auf. Die durchschnittliche Überlebenszeit bei Patienten mit Aortenstenose und einer Herzinsuffizienzsymptomatik beträgt ohne Klappenersatz zwei Jahre. Liegen Stauungssymptome vor, so kommen medikamentös Diuretika zum Einsatz, wobei die kausale Therapie im Aortenklappenersatz zu sehen ist. Die Indikationen hierfür sind in Tabelle 12.3 zusam-

12

 Tabelle 12.1. Ätiologie der Aortenklappenerkrankungen

Aortenklappenstenose	Aortenklappeninsuffizienz
valvulär – kongenital (bicuspide, unicuspide, tricuspide mit partieller Fusion der Kommissuren) – rheumatisches Fieber – degenerativ supravalvulär – Hypoplasie der Aorta ascendens – membranöse Einengung subvalvulär – hypertroph-obstruktive Kardiomyopathie	rheumatisches Fieber infektiöse Endokarditis Syphilis kongenitale Klappenanomalien (bicuspide Aortenklappe) Bindegewebserkrankungen – Marfan-Syndrom – Ehlers-Danlos-Syndrom – Osteogenesis imperfecta traumatische Klappenveränderungen entzündliche Erkrankungen – rheumatoide Arthritis – Arteriitis – Lupus erythematodes – Morbus Reiter – Spondylitis ankylopectica degenerativ

mengefasst. Die Indikationen für einen bioprothetischen Klappenersatz sind in ◘ Tabelle 12.4 dargestellt.

Die Krankenhaus-Mortalität nach Aortenklappenersatz im Register (1994–1998) der Society of Thoracic Surgeons National Cardiac Surgery (32.968 Patienten mit Aortenklappenersatz und 32.538 Patienten mit Aortenklappenersatz und koronarer Bypassoperation) betrug zwischen 4–7%, wobei Patienten mit zusätzlicher Bypassoperation ein etwas höheres Komplikationsrisiko hatten. Die Prognose nach Operation wird vom Alter, der linksventrikulären Funktion und Erfahrung des Operateurs beeinflusst. Patienten mit einem Notfalleingriff, einem akuten oder subakuten Myokardinfarkt, chronischer Niereninsuffizienz oder einer Reoperation haben eine schlechtere Prognose. Die mittlere 10-Jahresüberlebenszeit nach Aortenklappenersatz beträgt etwa 85%.

◘ **Tabelle 12.2.** Graduierung des Schweregrades der Aortenklappenstenose

	Leicht	Mittel	Schwer
Klappenöffnungsfläche (cm²)	>1,5	1,0–1,5	>1,0
Invasiver Peak-to-peak-Gradient bei normalem HZV (mmHg)	>50	50–75	<75

HZV Herzzeitvolumen

◘ **Tabelle 12.3.** Indikationen zum operativen Aortenklappenersatz bei Patienten mit Aortenklappenstenose nach den Leitlinien der ACC/AHA. (Mod. nach Bonow et al. 1998)

Indikation	Klassifikation
Symptomatische Patienten mit hochgradiger Aortenklappenstenose	I
Patienten mit hochgradiger Aortenklappenstenose, bei denen die Indikation für eine koronare Bypassoperation besteht	I
Patienten mit hochgradiger Aortenklappenstenose, bei denen die Indikation für einen chirurgischen Eingriff an der Aorta oder einer anderen Herzklappe besteht	I
Patienten mit mittelgradiger Aortenklappenstenose, bei denen die Indikation für einen chirurgischen Eingriff an der Aorta, den Herzkranzgefäßen oder einer anderen Herzklappe besteht	IIa
Asymptomatische Patienten mit schwerer Aortenklappenstenose und	
– linksventrikulärer Dysfunktion	IIa
– abnormer Belastungsreaktion (z. B. Blutdruckabfall)	IIa
– ventrikulären Tachykardien	IIb
– ausgeprägte linksventrikuläre Hypertrophie	IIb
– Klappenöffnungsfläche <0,6 cm²	IIb
Vermeidung des plötzlichen Herztodes bei asymptomatischen Patienten	III

◘ Tabelle 12.4. Indikation zum chirurgischen Aortenklappenersatz mit einer Bioprothese nach den Leitlinien der ACC/AHA. (Mod. nach Bonow et al. 1998)

Indikation	Klassifikation
Patienten, die eine Antikoagulation mit Phenprocoumon ablehnen oder bei denen eine Kontraindikation besteht	I
Patienten ≥65 Jahre mit Indikation zum Klappenersatz, bei denen kein erhöhtes Thromboembolierisiko besteht	I
Patienten, bei denen eine mangelnde Compliance hinsichtlich der Antikoagulation zu erwarten ist	IIa
Klappenersatz nach Thrombosierung der mechanischen Aortenklappenprothese	IIb
Patienten <65 Jahre	IIb
Patienten mit chronischer Niereninsuffizienz und Hämodialyse, mit und ohne Hyperkalziämie	III
Adoleszente Patienten im Wachstum	III

◘ Tabelle 12.5. Indikation zur kardial-invasiven Diagnostik bei Aortenstenose. (Mod. nach Bonow et al. 1998)

Indikation	Klassifikation
Patienten mit einem Risiko für eine koronare Herzkrankheit	I
Beurteilung des Schweregrades der Aortenklappenstenose bei symptomatischen Patienten vor Aortenklappenersatz oder wenn nichtinvasive Untersuchungen eine deutliche Diskrepanz zu der klinischen Symptomatik aufweisen	I
Beurteilung des Schweregrades der Aortenklappenstenose vor Aortenklappenersatz, wenn die nichtinvasiven Untersuchungen concordant zur klinischen Symptomatik sind und eine Koronarangiographie nicht notwendig ist	IIb
Beurteilung des Schweregrades der Aortenklappenstenose und der linksventrikulären Funktion bei asymptomatischen Patienten, bei denen die nichtinvasiven Untersuchungen adäquat sind	III

Die Beobachtung, dass eine koronare Herzkrankheit einen signifikanten Risikofaktor für ein schlechtes Ergebnis nach Klappenersatz darstellt, macht es notwendig, die Koexistenz signifikanter Koronarstenosen bei Patienten mit einem entsprechenden Risikoprofil oder klinischen Symptomen einer Angina pectoris mittels invasiver Diagnostik auszuschließen. Die Indikationen für die Durchführung einer Herzkatheteruntersuchung sind in ◘ Tabelle 12.5 dargestellt.

Eine besondere Form des Aortenklappenersatzes ist die Ross-Operation dar. Dabei wird die Aortenklappe durch die Pulmonalklappe ersetzt (Autograft), während die Rekonstruktion der Pulmonalklappe durch einen Homograft (Aorten- oder Pulmonalklappe)

▣ **Tabelle 12.6.** Ross-Operation	
Vorteile	**Absolute Kontraindikationen**
– autologes Gewebe mit dokumentiertem Langzeitüberleben – optimale hämodynamische Rekonstruktion – mögliche Resistenz gegen Infektionen – niedrige Inzidenz an Klappendysfunktion und Reoperationen – keine Antikoagulation	– koronare 3-Gefäßerkrankung – andere, signifikante Herzklappen-erkrankung – reduzierte linksventrikuläre Funktion – Multiorganversagen – pathologisch veränderte Pulmonal-klappe – Marfan-Syndrom – Alter >65 Jahre

erfolgt. Die Vorteile und Kontraindikationen dieser Operationsmethode sind in ▣ Tabelle 12.6 zusammengefasst.

12.1.2 Chronische Aortenklappeninsuffizienz

Im Gegensatz zur Aortenklappenstenose wird die Aortenklappeninsuffizienz hämodynamisch vom linken Ventrikel über einen langen Zeitraum (Jahre) toleriert. Der Schweregrad der Aortenklappeninsuffizienz richtet sich nach hämodynamischen Parametern (▣ Tabelle 12.7), die teilweise echokardiographisch ermittelt werden können. Zeichen einer kardialen Dysfunktion stellen zumeist eine Indikation zum operativen Klappenersatz dar (▣ Tabelle 12.8 und ▣ Tabelle 12.4). Diese Patienten bedürfen somit einer engmaschigen klinischen Kontrolle (▣ Abb. 12.1). Im Vordergrund der therapeutischen Bemühungen stehen eine rigorose Senkung der Nachlast sowie die Vermeidung einer hämodynamisch ungünstigen Bradykardie (erhöhtes Regurgitationsvolumen bei verlängerter Diastole). Zum Einsatz kommen vor allem ACE-Inhibitoren und Kalziumantagonisten vom Dihydropyridintyp. Durch die damit erzielte Nachlastsenkung kann die Progression der kardialen Dysfunktion verzögert werden. Der therapeutische Nutzen ist am größten bei symptomatischen Patienten mit einer signifikanten Dilatation des linken Ventrikels. Bei asymptomatischen Patienten mit höhergradiger Aortenklappeninsuffizienz und linksventrikulärer Dilatation bei erhaltener systolischer Funktion können Vasodilatatoren die Progression der Erkrankung wahrscheinlich verzögern. Ob eine Therapie mit Vasodilatatoren auch bei asymptomatischen Patienten mit mittelgradiger oder geringer Regurgitation langfristig von Nutzen ist, ist bislang nicht durch entsprechende klinische Untersuchungen belegt. Entsprechend den Leitlinien der AHA ergeben sich derzeit die in ▣ Tabelle 12.9 zusammengestellten Indikationen für die Therapie mit Vasodilatatoren bei chronischer Aortenklappeninsuffizienz.

◘ Tabelle 12.7. Angiographische und echokardiographische Charakteristika der chronischen Aorten-klappeninsuffizienz

	Kompensiert	Zwischenstadium	Dekompensiert
Echokardiographie			
Enddiastolischer Diameter (mm)	<65	65–75	>75
Endystolischer Diameter (mm)	<45	45–50	>50
Verkürzungsfraktion (%)	>32	30	<29
Linksherzkatheter			
Enddiastolisches Volumen (ml/m²)	<120	130–160	>170
Endsystolisches Volumen (ml/m²)	<50	50–60	>60
Ejektionsfraktion (%)	>55	50–55	<50

◘ Tabelle 12.8 . Indikation zum chirurgischen Klappenersatz bei Aortenklappeninsuffizienz nach den Leitlinien der ACC/AHA(Mod. nach Bonow et al. 1998)

Indikation	Klassifikation
Patienten mit NYHA II–IV und normaler systolischer LV-Funktion in Ruhe (EF >50%)	I
Patienten mit NYHA II und normaler systolischer LV-Funktion in Ruhe (EF >50%), aber mit Progression der linksventrikulären Dilatation oder Verschlechterung der körperlichen Leistungsfähigkeit	I
Patienten mit Angina-Pectoris-Symptomatik (CCS ≥II) mit oder ohne begleitende koronare Herzkrankheit	I
Asymptomatische oder symptomatische Patienten mit geringer bis mittelgradiger Einschränkung der linksventrikulären Funktion in Ruhe (EF 25–49%)	I
Patienten, die aufgrund einer koronaren Herzkrankheit oder eines anderen kardialen Vitiums am Herzen operiert werden müssen	I
Patienten mit NYHA II mit einer normalen LV-Funktion in Ruhe (EF >50%) und stabilem klinischem Verlauf	IIa
Asymptomatische Patienten mit einer normalen LV-Funktion in Ruhe (EF >50%) und deutlicher Dilatation (LVEDD >75 mm oder LVEDS >55 mm)	IIa
Patienten mit hochgradig eingeschränkter LV-Funktion in Ruhe (EF <25%; hohes OP-Risiko)	IIb
Asymptomatische Patienten mit einer normalen LV-Funktion in Ruhe (EF >50%) mit Progression der linksventrikulären Dilatation (LVEDD 70–75 mm oder LVEDS 50–55 mm)	IIb
Asymptomatische Patienten mit einer normalen LV-Funktion in Ruhe (EF >50%) mit eingeschränkter linksventrikulärer Funktion unter Belastung (Radionukleotid-ventrikulographie, Stressechokardiographie)	III
Asymptomatische Patienten mit einer normalen LV-Funktion in Ruhe (EF >50%) mit deutlicher Dilatation (LVEDD <70 mm oder LVEDS <50 mm)	III

CCS Canadian Cardiovascular Society; *EF* Ejektionsfraktion; *LV* linksventrikulär; *LVEDD* linksventrikulärer enddiastolischer Diameter in mm; *LVEDS* linksventrikulärer endsystolischer Diameter in mm

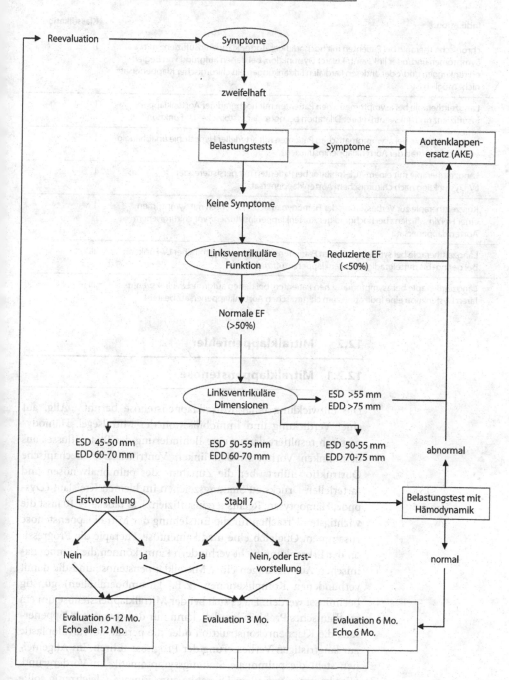

Abb. 12.1. Klinische Evaluation bei Patienten mit chronischer Aortenklappen-insuffizienz. *EF* Ejektionsfraktion; *EDD* enddiastolischer Diameter; *EDS* endsystoli-scher Diameter

◻ Tabelle 12.9. Indikationen zur Therapie mit Vasodilatatoren bei chronischer Aortenklappeninsuffizienz nach den Leitlinien der ACC/AHA. (Mod. nach Bonow et al. 1998)

Indikation	Klassifikation
chronische Therapie bei Patienten mit hochgradiger Aortenklappeninsuffizienz mit Symptomen und/oder linksventrikulärer Dysfunktion, bei denen aufgrund von Begleiterkrankungen und/oder anderen kardialen Erkrankungen ein chirurgischer Klappenersatz nicht möglich ist	I
Langzeittherapie bei asymptomatischen Patienten mit hochgradiger Aortenklappeninsuffizienz und linksventrikulärer Dilatation bei normaler systolischer LV-Funktion	I
Langzeittherapie bei asymptomatischen Patienten mit arterieller Hypertonie unabhängig vom Schweregrad der Aortenklappeninsuffizienz	I
Langzeittherapie mit einem ACE-Inhibitor bei Patienten mit persistierender LV-Dysfunktion nach chirurgischem Aortenklappenersatz	I
Kurzzeittherapie zur Verbesserung der Hämodynamik bei Patienten mit Symptomen einer Herzinsuffizienz bei hochgradiger Aortenklappeninsuffizienz vor chirurgischem Aortenklappenersatz	I
Langzeittherapie bei symptomatischen Patienten mit normaler systolischer LV-Funktion bei gering- bis mittelgradiger Aortenklappeninsuffizienz	III
Langzeittherapie bei asymptomatischen Patienten, bei denen aufgrund der linksventrikulären Dysfunktion eine Indikation zum chirurgischen Aortenklappenersatz besteht	III

12.2   Mitralklappenfehler

12.2.1 Mitralklappenstenose

Die Entwicklung einer Mitralklappenstenose beruht i. Allg. auf einer Verdickung und Immobilisation der Mitralsegel. Hämodynamisch resultiert daraus eine Behinderung des Bluteinflusses aus dem linken Vorhof in den linken Ventrikel. Die mechanische Obstruktion führt über die Zunahme des pulmonalvenösen und -arteriellen Drucks zu Stauungszeichen im kleinen Kreislauf (Dyspnoe, Hämoptysen, Rechtsherzinsuffizienz). ◻ Tabelle 12.10 fasst die wichtigsten Ursachen für die Entstehung der Mitralklappenstenose zusammen. Obgleich eine medikamentöse Therapie die Progression der Erkrankung nicht verhindern kann, können die hämodynamischen Auswirkungen einer Mitralklappenstenose und die damit verbundenen Komplikationen (z.B. Thromboembolien) günstig beeinflusst werden. Da es sich bei der Mitralklappenstenose um ein mechanisches Problem handelt, kann nur der operative Klappenersatz, die Klappenrekonstruktion oder die perkutane Valvuloplastie zur langfristigen Verbesserung der Prognose führen. Im Allgemeinen steht die pulmonale Stauungssymptomatik im Vordergrund. Hier kommen vor allem Diuretika zum Einsatz. Gleichzeitig sollte die Kochsalzzufuhr eingeschränkt werden (<3 g NaCl/Tag). Bei akuten Stauungszeichen werden Schleifendiuretika eingesetzt.

⬛ **Tabelle 12.10.** Ätiologie der Mitralklappenfehler

Mitralklappenstenose	Mitralklappeninsuffizienz
– rheumatisches Fieber – kongenital – malignes Karzinoid – systemischer Lupus erythematodes – linksatrialer Tumor mit Prolaps in die – Mitralklappenöffnung – Thrombose einer Mitralklappenprothese – degenerativ	– rheumatisches Fieber – Mitralklappenprolapssyndrom – Papillarmuskelinsuffizienz, -riss – infektiöse Endokarditis – systemischer Lupus erythematodes (Libman-Sachs) – Sklerodermie – myxomatöse Degeneration – Mitralringverkalkung – Marfan-Syndrom – Ehlers-Danlos-Syndrom – linksventrikuläre Dilatation (rel. Mitralklappen- insuffizienz) – paravalvuläres Leck bei Klappenprothese – kongenital (Fensterung, Endokardkissendefekt)

Patienten mit einer relevanten Mitralklappenstenose weisen insbesondere eine belastungsabhängige Dyspnoe auf. Durch die Zunahme der Herzfrequenz unter Belastung kommt es zu einer Reduktion der diastolischen Füllungszeit und damit zu einem signifikanten Anstieg des transmitralen Druckgradienten (z. B. Verdoppelung der Herzfrequenz führt zu einer Vervierfachung des Druckgradienten), der in einer Zunahme des pulmonalvenösen Drucks resultiert. Aus hämodynamischen Überlegungen ist somit eine Reduktion der Herzfrequenz (verlängerter Blutfluss über die Mitralklappe in der Diastole) für den Patienten günstig, dies gilt insbesondere bei Auftreten einer Tachyarrhythmia absoluta bei Vorhofflimmern. Zur Senkung der Ruhefrequenz sowie der Herzfrequenz unter Belastung kommen β-Adrenozeptorblocker zum Einsatz. Der therapeutische Nutzen dieser Substanzgruppe (Abnahme des transmitralen Druckgradienten, Senkung des pulmonalarteriellen Mitteldrucks) ist in klinischen Studien nachgewiesen. Lässt sich der Rhythmus bei intermittierendem oder chronischem Vorhofflimmern nicht dauerhaft stabilisieren, so können zur Senkung der Kammerfrequenz neben β-Adrenozeptorblockern Herzglykoside (Digoxin oder Digitoxin) oder Kalziumantagonisten (Verapamil) verordnet werden. Nach ausreichender Antikoagulation oder nach Ausschluss von intrakardialen Thromben mittels TEE kann ein elektrischer Kardioversionsversuch in Erwägung gezogen werden; bei Vorliegen einer erheblichen linksatrialen Dilatation ist allerdings ein längerfristiger Erhalt des Sinusrhythmus unwahrscheinlich. Eine effektive Antikoagulation sollte nach Konversion in den Sinusrhythmus mindestens für 4 Wochen fortgeführt werden. Allerdings ist grundsätzlich nach einer Episode mit Vorhofflimmern bei Mitralstenose eine dauerhafte Antikoagulation anzuraten. Zum Erhalt des Sinusrhythmus können zusätzlich Antiarrhythmika der Klasse IA (Disopyramid, Procainamid), IC (Flecainid) oder III (Amiodaron, Sotalol) verschrieben werden. Amiodaron ist Mittel erster Wahl, da es am effektivsten zum Erhalt des Sinusrhythmus beiträgt (Dosierung, Kontraindikationen und Kontrollen s. ◘ Tabelle 7.26, ◘ Tabelle 7.27). Dennoch ist es langfristig häufig nicht möglich, einen stabilen Sinusrhythmus zu erhalten. Das Auftreten eines Vorhofflimmerns kann als ein frühes Symptom für die hämodynamische Signifikanz einer Mitralklappenstenose gewertet werden. Ob zu diesem Zeitpunkt, bei einem ansonsten asymptomatischen Patienten mit moderater Mitralklappenstenose, eine Indikation zur perkutanen Valvuloplastie besteht, wird kontrovers diskutiert.

Ein thromboembolisches Ereignis stellt eine ernsthafte Komplikation der Mitralklappenstenose dar und wird bei 13–26% der Patienten beobachtet. Chiang et al. konnten an 534 konsekutiven Patienten mit Mitralklappenstenose (KÖF <2 cm²), davon 132 Patienten mit Sinusrhythmus und 402 mit Vorhofflimmern, die in ◘ Tabelle 12.11 aufgeführten Risikofaktoren identifizieren (prospektive Kohorten-Studie). Der mittlere Beobachtungszeitraum bei dieser Studie betrug 37 Monate. Neun Prozent der Patienten im Sinusrhythmus und 12% der Patienten mit begleitendem Vorhofflimmern wiesen während der Beobachtung ein thromboembolisches Ereignis auf.

Bislang fehlen randomisierte Studien, die den therapeutischen Nutzen einer Langzeit-Antikoagulation belegen. Lediglich anhand retrospektiver Analysen lässt sich vermuten, dass eine systemische Antikoagulation thromboembolische Ereignisse auch bei Sinusrhythmus verhindern kann. Die Empfehlungen der ACC/AHA für eine dauerhafte Antikoagulation sind in ◘ Tabelle 12.12 zusammengefasst.

Auf die Durchführung einer entsprechenden Endokarditisprophylaxe ist zu achten (▶ Abschn. 8.1). Allgemeine Maßnahmen umfassen die Vermeidung von hypo- oder hypervolämischen Zuständen (Anämie, Fieber, perioperative Infusionsbehandlung, Kochsalzbelastung) sowie die Vermeidung von schweren körperlichen Belastungen. Alle Maßnahmen, die zu einer Erhöhung des Herzzeitvolumens führen, erhöhen den Gradienten über der Mitralklappe und können so zu einer akuten oder chronischen Verschlechterung führen.

Die Indikation zur interventionellen Therapie im Sinne einer perkutanen Valvuloplastie oder chirurgischer Maßnahmen ergibt sich bei der Mitralklappenstenose aus dem klinischen Beschwerdebild des Patienten. Klinische Beschwerden der NYHA-Klasse III oder IV sowie eine KÖF unter 1,5 cm² bedürfen meist einer Intervention (◘ Abb. 12.2). Die klinische Evaluation einer asymptomatischen Mitralklappenstenose ist in ◘ Abb. 12.3 dargestellt. Wegen der hohen Rezidivgefahr sollten auch Patienten nach stattgehabter arterieller Embolie einer operativen Behandlung zugeführt werden (◘ Tabelle 12.13).

◨ **Tabelle 12.11.** Risikofaktoren für ein thromboembolisches Ereignis bei Patienten mit Mitralklappen-stenose. (Mod. nach Chiang CW et al. 1998)

Sinusrhythmus	Vorhofflimmern
Höheres Lebensalter	stattgehabtes thromboembolisches Ereignis
geringe Mitralklappenöffnungsfläche	Zustand nach Vavuloplastie
Nachweis eines intraartrialen Thrombus	
Aortenklappeninsuffizienz	

◨ **Tabelle 12.12.** Indikation zur Antikoagulation bei Patienten mit Mitralklappenstenose nach den Leitlinien der ACC/AHA. (Mod. nach Bonow et al. 1998)

Indikation	Klassifikation
Patienten mit paroxysmalem oder chronischem Vorhofflimmern	I
Patienten mit stattgehabtem thromboembolischem Ereignis	I
Patienten mit hochgradiger Mitralklappenstenose und Vergrößerung des linken Vorhofs auf >55 mm (echokardiographisch)	IIb
alle anderen Patienten mit Mitralklappenstenose	III

◨ **Tabelle 12.13.** Indikation zur perkutanen Valvuloplastie bei Patienten mit Mitralklappenstenose nach den Leitlinien der ACC/AHA. (Mod. nach Bonow et al. 1998)

Indikation	Klassifikation
Symptomatische Patienten (NYHA II-IV) mit mittel- bis hochgradiger Mitral-klappenstenose (KÖF <1,5 cm²) mit günstiger Klappenmorphologie (nicht-kalzifizierte Klappe) und Ausschluss einer mittel- bis höhergradigen Mitralklappen-insuffizienz bzw. eines atrialen Thrombus	I
Asymptomatische Patienten mit mittel- bis hochgradiger Mitralklappenstenose (KÖF <1,5 cm²) mit günstiger Klappenmorphologie und pulmonaler Hypertonie (PA-Druck in Ruhe >50 mm Hg, unter Belastung >60 mm Hg), bei Ausschluss einer mittel- bis höhergradigen Mitralklappeninsuffizienz bzw. eines atrialen Thrombus	IIa
Symptomatische Patienten (NYHA III–IV) mit mittel- bis hochgradiger Mitral-klappenstenose (KÖF <1,5 cm²) mit günstiger Klappenmorphologie, nach Ausschluss einer mittel- bis höhergradigen Mitralklappeninsuffizienz bzw. eines atrialen Thrombus, die ein hohes operatives Risiko haben	IIa
Asymptomatische Patienten mit mittel- bis hochgradiger Mitralklappenstenose (KÖF <1,5 cm²) mit günstiger Klappenmorphologie und neu aufgetretenem Vorhofflimmern, bei Ausschluss einer mittel- bis höhergradigen Mitralklappen-insuffizienz bzw. eines atrialen Thrombus	IIb
Symptomatische Patienten (NYHA III–IV) mit mittel- bis hochgradiger Mitral-klappenstenose (KÖF <1,5 cm²) mit günstiger Klappenmorphologie, nach Ausschluss einer mittel- bis höhergradigen Mitralklappeninsuffizienz bzw. eines atrialen Thrombus, die ein geringes operatives Risiko haben	IIb

KÖF Klappenöffnungsfläche

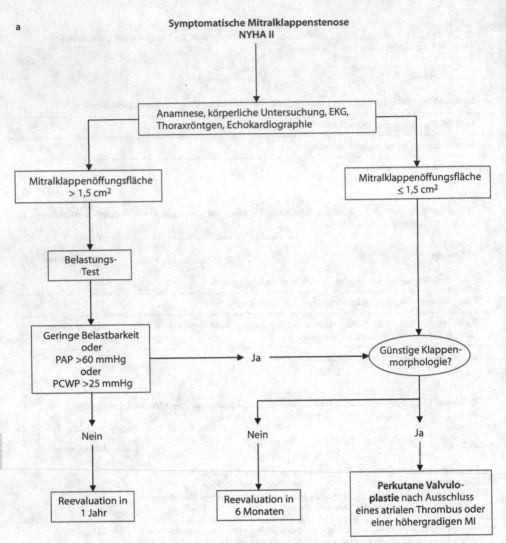

□ **Abb. 12.2a,b.** Klinische Evaluation bei Patienten mit symptomatischer Mitral-klappenstenose mit dem klinischen Schweregrad NYHA II (**a**) und III – IV (**b**). *PAP* pulmonalarterieller Druck; *PCWP* pulmonalarterieller Verschlussdruck

Die perkutane Ballonvalvuloplastie der Mitralklappenstenose nach transseptaler Punktion wurde erstmals 1984 von Inoue et al. beschrieben und ist heute die am weitesten verbreitete interventionelle Technik der Valvuloplastie (Hurst et al. 1984). Sie ist bei Patienten mit nicht oder nur gering verkalkter Klappe sowie fehlender signifikanter Mitralinsuffizienz indiziert. Eine Metaanalyse hinsichtlich der Akutkomplikationen bei über 3.000 Mitralklappen-Ballonvalvuloplastien ergab eine Mortalität von 0,4% bei einer Rate schwerer Mitralinsuffizienzen von 2,7% und einer Embolierate von 1,7%. Herzbeuteltamponaden traten in 1% der Fälle auf.

b

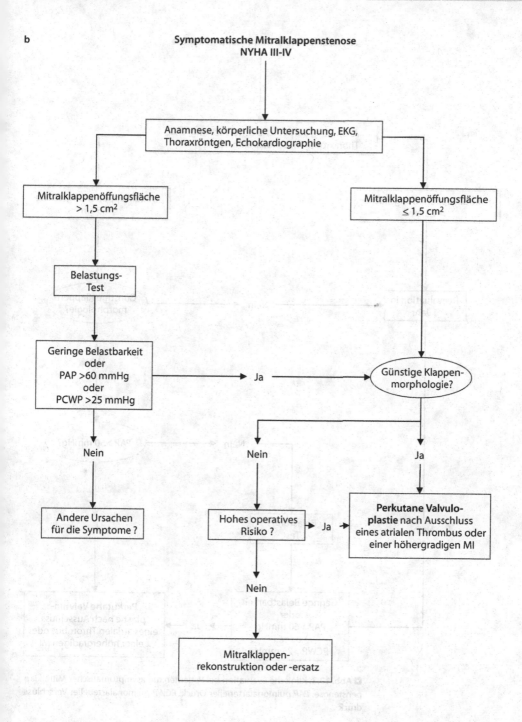

Symptomatische Mitralklappenstenose
NYHA III-IV

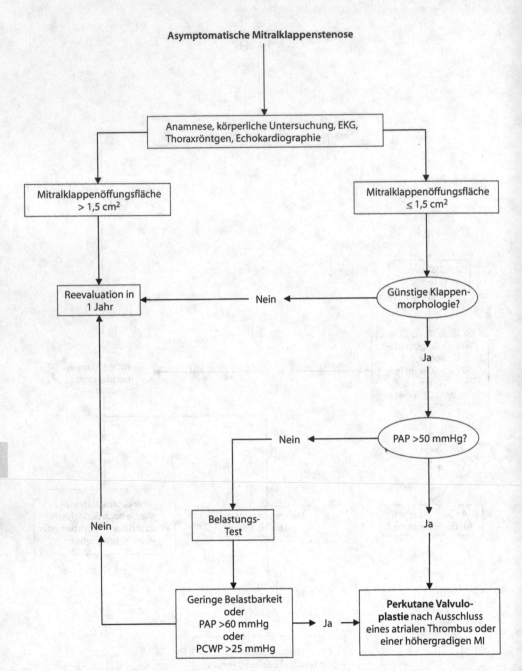

Asymptomatische Mitralklappenstenose

Anamnese, körperliche Untersuchung, EKG,
Thoraxröntgen, Echokardiographie

Mitralklappenöffnungsfläche
> 1,5 cm²

Mitralklappenöffnungsfläche
≤ 1,5 cm²

Reevaluation in
1 Jahr

Günstige Klappen-
morphologie?

Nein

Ja

PAP >50 mmHg?

Nein

Ja

Belastungs-
Test

Nein

Geringe Belastbarkeit
oder
PAP >60 mmHg
oder
PCWP >25 mmHg

Ja

**Perkutane Valvulo-
plastie** nach Ausschluss
eines atrialen Thrombus oder
einer höhergradigen MI

◨ **Abb. 12.3.** Klinische Evaluation bei Patienten mit asymptomatischer Mitralklappenstenose. *PAP* pulmonalarterieller Druck; *PCWP* pulmonalarterieller Verschlussdruck

Vorhofseptumdefekte mit messbarem Links-Rechts-Shunt nach transseptaler Punktion im Rahmen der Intervention wurden in 12% beobachtet, wobei sich diese meistens innerhalb von sechs Monaten spontan wieder verschlossen. Die morphologische Beschaffenheit der Klappe und der initiale Zugewinn an Klappenöffnungsfläche sind die Hauptdeterminanten für den Langzeitverlauf der Valvuloplastie (◘ Abb. 12.4). Die genaue echokardiographische Erfassung entscheidender Parameter wie Grad der Verkalkung, Verdickung der valvulären und subvalvulären Strukturen (Chordae) sowie die Mobilität der Mitralsegel ermöglicht heute eine bessere Selektion geeigneter Patienten und eine gute Abschätzung des mittel- und längerfristigen Erfolges der Valvuloplastie. Bei vorsichtiger Selektion der Patienten ergeben sich hämodynamische Langzeitresultate, die mit der offenen chirurgischen Kommissurotomie vergleichbar sind. Die 4-Jahresüberlebensrate nach Valvuloplastie beträgt 91%. Innerhalb dieses Zeitraumes wird bei 13% der Patienten ein operativer Klappenersatz notwendig, 17% klagen 4 Jahre nach dem Eingriff erneut über Beschwerden der NYHA-Klasse III oder IV. Eine Kontraindikation zur Valvuloplastie besteht bei Vorliegen von linksatrialen Thromben, die mittels transösophagealer Echokardiographie präinterventionell ausgeschlossen werden müssen.

Bei der offenen Mitralklappenkommissurotomie erfolgt unter Sicht eine Inzision der Kommissuren, gegebenenfalls eine Separation verklebter Chordaefäden und ein Debridement des Klappenkalkes (◘ Tabelle 12.14). Dieser Eingriff erfolgt an der Herz-Lungen-Maschine, ermöglicht eine direkte Inspektion der Klappe und des linken Vorhofes sowie die Ausräumung eventuell vorhandener Thromben (◘ Tabelle 12.14). Um eine potenzielle postoperative

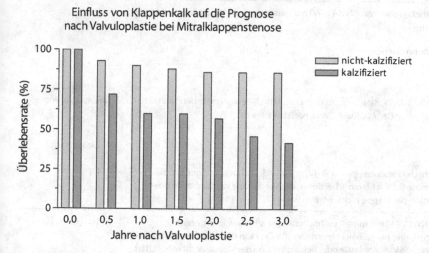

◘ Abb. 12.4. Einfluss von Klappenkalk auf die langfristige Prognose nach Valvuloplastie der Mitralklappe

Emboliequelle auszuschalten, wird gleichzeitig das linke Vorhofohr entfernt. Die Letalitätsrate des Eingriffes beträgt 1–3%, die 10-Jahresüberlebensrate bis zu 95%, die jährliche Restenoserate 1,7%.

Der mechanische und bioprothetische Mitralklappenersatz (◘ Tabelle 12.15) führt durch einen Kontinuitätsverlust zwischen Papillarmuskeln, Chordae tendineae und Mitralklappenring häufig zu einer Verschlechterung der Ventrikelfunktion, die den frühpostoperativen Verlauf komplizieren kann. Thrombembolien einerseits und antikoagulationsbedingte Blutungen andererseits können die Patienten nach mechanischem Klappenersatz gefährden. So

◘ **Tabelle 12.14.** Indikation zur chirurgischen Mitralklappenrekonstruktion bei Patienten mit Mitralklappenstenose nach den Leitlinien der ACC/AHA. (Mod. nach Bonow et al. 1998)

Indikation	Klassifikation
Symptomatische Patienten (NYHA III–IV) mit mittel- bis hochgradiger Mitralklappenstenose (KÖF <1,5 cm²) mit günstiger Klappenmorphologie (nicht kalzifizierte Klappe), bei denen eine Valvuloplastie nicht möglich ist	I
Symptomatische Patienten (NYHA III–IV) mit mittel- bis hochgradiger Mitralklappenstenose (KÖF <1,5 cm²) mit günstiger Klappenmorphologie, mit atrialem Thrombus trotz Antikoagulation	I
Symptomatische Patienten (NYHA III–IV) mit mittel- bis hochgradiger Mitralklappenstenose (KÖF <1,5 cm²) mit günstiger Klappenmorphologie, bei denen intraoperativ zwischen Mitralklappenersatz und -rekonstruktion entschieden wird	I
Asymptomatische Patienten (NYHA I) mit mittel- bis hochgradiger Mitralklappenstenose (KÖF <1,5 cm²) mit günstiger Klappenmorphologie und wiederholten thromboembolischen Ereignissen trotz adäquater Antikoagulation	IIb
Symptomatische Patienten (NYHA II–IV) mit geringgradiger Mitralklappenstenose (KÖF >1,5 cm²)	III

KÖF Klappenöffnungsfläche

◘ **Tabelle 12.15.** Indikation zum chirurgischen Mitralklappenersatz bei Patienten mit Mitralklappenstenose nach den Leitlinien der ACC/AHA. (Mod. nach Bonow et al. 1998)

Indikation	Klassifikation
Symptomatische Patienten (NYHA III–IV) mit mittel- bis hochgradiger Mitralklappenstenose (KÖF <1,5 cm²), bei denen eine perkutane Valvuloplastie oder Rekonstruktion der Klappe nicht möglich ist	I
Patienten (NYHA I–II) mit mittel- bis hochgradiger Mitralklappenstenose (KÖF <1,5 cm²) und pulmonaler Hypertonie (PA-Druck in Ruhe 60–80 mm Hg), bei denen perkutane Valvuloplastie oder Rekonstruktion der Klappe nicht möglich ist	I

KÖF Klappenöffnungsfläche

traten in einem Beobachtungszeitraum von 12 Jahren bei 17% der Patienten Blutungskomplikationen und bei 32% embolische Komplikationen auf. Beim Einsatz von Bioprothesen muss auf eine deutlich kürzere Haltbarkeit hingewiesen werden, insbesondere bei jüngeren Patienten. Das Endokarditisrisiko ist nach Mitralklappenersatz generell höher als bei nativen Klappen.

Die Akutmortalität des Klappenersatzes liegt zwischen 3 und 12%, die 5-Jahresüberlebensrate zwischen 70 und 80%, wobei die mittelfristige und die Langzeitprognose wesentlich vom Alter des Patienten und von der präoperativen NYHA-Klasse abhängen. Die Rate der Reoperationen betrug 12 Jahre nach einem Mitralklappenersatz in einer schwedischen Studie an 183 Patienten mit reiner Mitralklappenstenose nach primär mechanischem Klappenersatz 10%, nach primär bioprothetischem Klappenersatz 43%.

12.2.2 Chronische Mitralklappeninsuffizienz

Während bei der chronischen Mitralklappeninsuffizienz die klinischen Zeichen eines reduzierten Herzzeitvolumens im Vordergrund stehen, ist bei der akuten Mitralklappeninsuffizienz vornehmlich die pulmonale Kongestion das klinisch führende Zeichen. Asymptomatische Patienten werden zunächst konservativ behandelt und in Abhängigkeit des Schweregrades der Klappeninsuffizienz engmaschig kontrolliert. Grundsätzlich sollten Therapieentscheidungen immer in Kenntnis der Klinik und der Hämodynamik erfolgen (◘ Abb. 12.5). Bei Auftreten erster Symptome, Änderung der bisherigen Klinik oder bei Komplikationen ist die komplette Diagnostik (nichtinvasiv und invasiv) durchzuführen. Die systolische linksventrikuläre Funktion spielt bei der Mitralklappeninsuffizienz hinsichtlich Prognose und Operabilität eine entscheidende Rolle. Eine normale Ejektionsfraktion bzw. ein normales linksventrikuläres enddiastolisches Volumen (LV-Angiographie) kann bereits eine signifikante Beeinträchtigung der Funktion signalisieren. Die konservative Therapie umfasst insbesondere die konsequente Einstellung des arteriellen Blutdruckes auf normotensive Werte (erhöhte Nachlast = erhöhte Regurgitation über Mitralklappe). Hierbei kommen ACE-Inhibitoren, aber auch Hydralazin oder Nitroprussidnatrium (Akuttherapie) zum Einsatz. Zur Besserung der pulmonalen Stauung und der linksventrikulären Funktion werden Diuretika und Herzglykoside verordnet. Letztere werden insbesondere zur Kontrolle der Ventrikelfrequenz bei Vorhofflimmern eingesetzt. Die Embolierate bei Vorhofflimmern im Rahmen einer reinen Mitralklappeninsuffizienz ist vergleichsweise gering. ◘ Tabelle 12.16 fasst die wichtigsten Indikationen für eine orale Antikoagulation zusammen. Eine niedrig dosierte Antikoagulation mit einer Ziel-INR von 2–3 wird i. Allg. empfohlen. Bei wiederholt auftretenden

◖ Tabelle 12.16. Orale Antikoagulation bei Mitralklappeninsuffizienz

Indikation	Befund
gesichert	kombiniertes Mitralvitium und Vorhofflimmern Mitralklappeninsuffizienz, Vorhofflimmern und embolisches Ereignis Mitralklappeninsuffizienz, Sinusrhythmus und embolisches Ereignis
akzeptiert	Mitralklappeninsuffizienz, Vorhofflimmern und sehr großer linker Vorhof
nicht indiziert	Mitralklappeninsuffizienz oder kombiniertes Mitralvitium, Sinusrhythmus ohne embolisches Ereignis

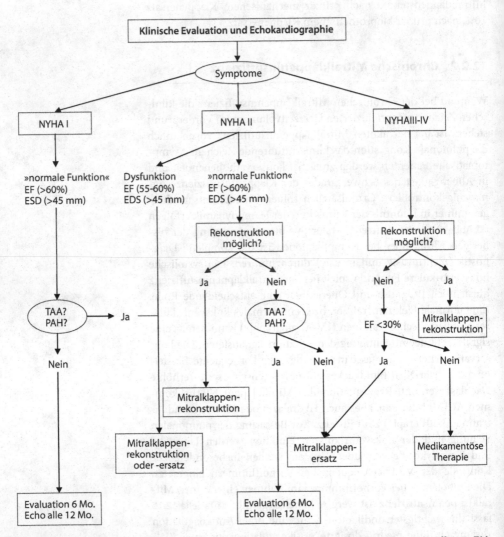

◖ Abb. 12.5. Klinische Evaluation bei Patienten mit Mitralklappeninsuffizienz. *TAA* Tachyarrhythmia absoluta; *PAH* pulmonal arterielle Hypertonie

Thromboembolien kann die Ziel-INR auf 3,0–3,5 angehoben oder zusätzlich Azetylsalizylsäure verordnet werden. Hierbei muss eine sorgfältige Risiko-Nutzen-Abwägung vorgenommen werden. Auf die Durchführung einer entsprechenden Endokarditisprophylaxe ist zu achten (▶ Abschn. 8.1).

Im kompensierten Stadium der Mitralklappeninsuffizienz ist aufgrund des natürlichen Verlaufs der Erkrankung die Prognose günstig. Zugrunde gelegt werden hierbei im Wesentlichen echokardiographische Befunde sowie die Ergebnisse der Herzkatheteruntersuchung (◘ Tabelle 12.17).

Der natürliche Verlauf bei Erreichen des Zwischenstadiums ist nicht genau bekannt. Anhand der vorliegenden Daten kann man davon ausgehen, dass eine chirurgische Intervention zu diesem Zeitpunkt mit einer guten Prognose verbunden ist. Demgegenüber weisen Patienten im dekompensierten Stadium eine vergleichsweise schlechte Prognose nach Klappenersatz auf. Obgleich sich aufgrund dieser Angaben keine sicheren Aussagen über den optimalen Operationszeitpunkt treffen lassen, besteht die generelle Empfehlung, den Mitralklappenersatz beim Übergang vom kompensierten in den dekompensierten Zustand durchzuführen. Die frühe Identifikation einer Progression der linksventrikulären Dysfunktion ist also eine wichtige Voraussetzung für ein optimales Operationsergebnis. Patienten mit einer chronischen Mitralklappeninsuffizienz und einer Ejektionsfraktion unter 40% haben ein sehr hohes Risiko, so dass sie meist nicht von einem Klappenersatz zu profitieren.

Zusammenfassend lässt sich sagen, dass bei der chronischen Mitralklappeninsuffizienz die chirurgische Versorgung (Klappenersatz oder Rekonstruktion) indiziert ist, wenn klinische Symptome

◘ **Tabelle 12.17.** Angiographische und echokardiographische Charakteristika der chronischen Mitralklappeninsuffizienz

	Kompensiert	Zwischenstadium	Dekompensiert
Echokardiographie			
Enddiastolischer Diameter (mm)	≤64	65–69	≥70
Endsystolischer Diameter (mm)	≤45	46–49	≥50
Verkürzungsfraktion (%)	≥33	31–32	≤30
Linksherzkatheter			
Enddiastolisches Volumen (ml/m²)	<120	120–159	>160
Endsystolisches Volumen (ml/m²)	<45	45–59	>60
Ejektionsfraktion (%)	>60	51–59	<50

(NYHA III–IV) und angiographisch eine schwere Mitralklappeninsuffizienz (Regurgitationsfraktion >50%) bestehen. Bei Patienten ohne wesentliche Symptome (NYHA I–II) mit schwerer Mitralklappeninsuffizienz sollte eine operative Korrektur spätestens dann angestrebt werden, wenn die Ejektionsfraktion unter 60% fällt oder der linksventrikuläre Durchmesser endsystolisch 45 mm überschreitet. Eine Studie an 478 Patienten mit einer Mitralklappeninsuffizienz, die zwischen 1984 und 1991 einen Mitralklappenersatz erhielten, konnte zeigen, dass Patienten, die in einem NYHA-Stadium I–II operiert werden, eine deutlich bessere Langzeitprognose aufweisen als Patienten im NYHA-Stadium III–IV (10-Jahresüberlebenszeit 76% vs. 48%). Wenn möglich sollte eine mitralklappenerhaltende Korrektur angestrebt werden. Klinische Studien haben gezeigt, dass die langfristige Prognose nach mitralklappenerhaltender Operation besser als nach Klappenersatz ist. ◘ Tabelle 12.18 fasst die Empfehlungen anhand der Leitlinien der ACC/AHA zusammen.

◘ Tabelle 12.18. Indikation zur chirurgischen Mitralklappenrevision nach den Leitlinien der ACC/AHA. (Mod. nach Bonow et al. 1998)

Indikation	Klassifikation
akute, symptomatische Mitralklappeninsuffizienz, bei der eine mitralklappenerhaltende Korrektur technisch machbar ist	I
Patienten im NYHA-Stadium II, III oder IV mit normaler LV-Funktion (EF >60%) und endsystolischem Diameter (<45 mm)	I
Symptomatische und asymptomatische Patienten mit geringer LV-Dysfunktion, EF 30–60% und einem endsystolischen Diameter von 50–55 mm	I
Asymptomatische Patienten mit normaler LV-Funktion und Vorhofflimmern	IIa
Asymptomatische Patienten mit normaler LV-Funktion und pulmonaler Hypertonie (systol. pulmonalarterieller Druck in Ruhe >50 mm Hg oder unter Belastung >60 mm Hg)	IIa
Asymptomatische Patienten mit geringer LV-Dysfunktion (EF 50–60%) und einem endsystolischen Diameter (<45 mm) oder asymptomatische Patienten mit normaler LV-Funktion (EF >60%) und einem endsystolischen Diameter (45–55 mm)	IIa
Patienten mit schwerer LV-Dysfunktion (EF <30%) und/oder einem endsystolischen Diameter (>55 mm), bei dem eine Erhaltung des subvalvulären Halteapparates wahrscheinlich ist	IIa
Patienten mit chronischer Mitralklappeninsuffizienz und normaler LV-Funktion, bei denen eine Mitralklappen-erhaltende Korrektur technisch machbar ist	IIa
Patienten mit Mitralklappenprolaps und normaler LV-Funktion, bei denen trotz medikamentöser Therapie wiederholt ventrikuläre Arrhythmien auftreten	IIb
Asymptomatische Patienten mit normaler LV-Funktion, bei denen Zweifel für die Durchführbarkeit einer Operation bestehen	III

FAZIT

Aufgrund der hämodynamischen Besonderheiten verschiedener Herzklappenvitien gestaltet sich die medikamentöse Therapie bei gleichzeitig bestehenden Zeichen einer chronischen Herzinsuffizienz in vielen Fällen abweichend von der üblichen Kombinationstherapie bei Herzinsuffizienz. Wichtig ist bei allen Vitien eine adäquate Endokarditisprophylaxe sowie insbesondere die Entscheidung, wann der optimale Zeitpunkt für eine operative Intervention erreicht ist.

Weiterführende Literatur

Abascal VM, Wilkins GT, O'Shea JP et al. (1990) Prediction of successful outcome in 130 patients undergoing percutaneous balloon mitral valvotomy. Circulation 82:448–456

Bloomfield P, Wheatley DJ, Prescott RJ, Miller HC (1991) Twelve-year comparison of a Bjork-Shiley mechanical heart valve with porcine bioprostheses. N Engl J Med 324:573–579

Boon NA, Bloomfield P (2002) The medical management of valvar heart disease. Heart 87:395–400

Bonow RO, Carabello B, Leon AC de Jr et al. (1998) Guidelines for the management of patients with valvular heart disease: executive summary. A report of the American College of Cardiology/American Heart Association Task Force Practice Guidelines. Committee on Management of Patients with Valvular Heart Disease. Circulation 98:1949–1984

Cannan CR, Nishimura RA, Reeder GS, Ilstrup DR, Larson DR, Holmes DR, Tajik AJ (1997) Echocardiographic assessment of commissural calcium: a simple predictor of outcome after percutaneous mitral balloon valvotomy. J Am Coll Cardiol 29:175–180

Carabello BA (2002) Clinical practice. Aortic stenosis. N Engl J Med 346:677–682

Chiang CW et al. (1998) Predictors of systemic embolism in patients with mitral stenosis. Ann Intern Med 128:885

Goldsmith I, Turpie AG, Lip GY (2002) Valvular heart disease and prosthetic heart valves. BMJ 325:1228–1231

Hurst FP, Caravalho J Jr, Wisenbaugh TW (2004) Prosthetic mitral valvuloplasty. Catheter Cardiovasc Interv 63:503–506

Kvidal P, Bergstrom R, Horte LG, Stahle E (2000) Observed and relative survival after aortic valve replacement. J Am Coll Cardiol 35:747–756

Maron BJ (2002) Hypertrophic cardiomyopathy: a systematic review. JAMA 287:1308–1320

Palacios IF, Block PC, Wilkins GT, Weyman AE (1989) Follow-up of patients undergoing percutaneous mitral balloon valvotomy. Analysis of factors determining restenosis. Circulation 79:573–579

Palacios IF, Tuzcu ME, Weyman AE, Newell JB, Block PC (1995) Clinical follow-up of patients undergoing percutaneous mitral balloon valvotomy. Circulation 91(3):671–676

Reyes VP, Raju BS, Wynne J et al. (1994) Percutaneous balloon valvuloplasty compared with open surgical commissurotomy for mitral stenosis. N Engl J Med 331:961–967

Ross D, Jackson M, Davies J (1992) The pulmonary autograft – a permanent aortic valve. Eur J Cardiothorac Surg 6:113–116

Tribouilloy CM, Enriquez-Sarano M, Schaff HV, Orszulak TA, Bailey KR, Tajik AJ, Frye RL (1999) Impact of preoperative symptoms on survival after surgical correction of organic regurgitation: rationale for optimizing surgical indications. Circulation 99:400–405

Vongpatanasin W, Hillis LD, Lange RA (1996) Prosthetic heart valves. N Engl J Med 335:407–416

12

Stichwortverzeichnis

B

C

D

E

L

M